JN249018

監修 ● 田尻 久雄／五十嵐正広
編集 ● 藤城 光弘／山本 頼正

ESD 手技ダイジェスト

MJC 日本メディカルセンター

● 監 修

田尻　久雄　東京慈恵会医科大学先進内視鏡治療研究講座　教授

五十嵐正広　がん研有明病院消化器センター下部消化管内科　顧問

● 編 集

藤城　光弘　東京大学医学部附属病院光学医療診療部　部長/同　消化器内科　准教授

山本　頼正　昭和大学藤が丘病院消化器内科　准教授

● 執筆者（執筆順）

鈴木　悠悟	虎の門病院消化器内科	
飯塚　敏郎	虎の門病院消化器内科　医長	
菊池　大輔	虎の門病院消化器内科	
布袋屋　修	虎の門病院消化器内科　部長	
山口　太輔	国立病院機構嬉野医療センター消化器内科/佐賀大学医学部消化器内科	
藤城　光弘	東京大学医学部附属病院光学医療診療部　部長/同　消化器内科　准教授	
辻　陽介	東京大学医学部附属病院消化器内科　助教	
吉田俊太郎	東京大学医学部附属病院光学医療診療部　助教	
藤本　一眞	佐賀大学医学部内科学　教授	
小池　和彦	東京大学医学部附属病院消化器内科　教授	
堀田　欣一	静岡県立静岡がんセンター内視鏡科　医長	
皆月ちひろ	東京大学医学部附属病院消化器内科/同　感染制御部　助教	
五味　邦代	昭和大学藤が丘病院消化器内科　講師	
山本　頼正	昭和大学藤が丘病院消化器内科　准教授	
花村祥太郎	昭和大学藤が丘病院消化器内科　助教	
林　将史	昭和大学藤が丘病院消化器内科　助教	
東畑美幸子	昭和大学藤が丘病院消化器内科　助教	
長濱　正亞	昭和大学藤が丘病院消化器内科　准教授	
山下　聡	虎の門病院消化器内科	
貝瀬　満	日本医科大学消化器・肝臓内科　教授 兼 内視鏡センター　室長	
平澤　大	仙台厚生病院消化器センター消化器内科　部長	

前田　有紀	仙台厚生病院消化器センター消化器内科　医長	
山岡　肇	仙台厚生病院消化器センター消化器内科　医長	
鈴木憲次郎	仙台厚生病院消化器センター消化器内科　医長	
松田　知己	仙台厚生病院消化器センター消化器内科　部長 兼 消化器内視鏡センター長	
長南　明道	仙台厚生病院　診療管理者/同　消化器センター消化器内科　部長	
野中　哲	国立がん研究センター中央病院内視鏡科	
小田　一郎	国立がん研究センター中央病院内視鏡科　病棟医長	
阿部清一郎	国立がん研究センター中央病院内視鏡科	
鈴木　晴久	国立がん研究センター中央病院内視鏡科	
吉永　繁高	国立がん研究センター中央病院内視鏡科　外来医長	
斎藤　豊	国立がん研究センター中央病院内視鏡センター　センター長/同　内視鏡科　科長	
前畑　忠輝	慶應義塾大学医学部腫瘍センター低侵襲療法研究開発部門　助教	
落合　康利	慶應義塾大学医学部腫瘍センター低侵襲療法研究開発部門　助教	
佐々木　基	慶應義塾大学医学部腫瘍センター低侵襲療法研究開発部門　技師	
木口　賀之	慶應義塾大学医学部腫瘍センター低侵襲療法研究開発部門	
光永　豊	慶應義塾大学医学部腫瘍センター低侵襲療法研究開発部門	
飽本　哲兵	慶應義塾大学医学部腫瘍センター低侵襲療法研究開発部門　助教	
藤本　愛	慶應義塾大学医学部腫瘍センター低侵襲療法研究開発部門　助教	
後藤　修	慶應義塾大学医学部腫瘍センター低侵襲療法研究開発部門　専任講師	
西澤　俊宏	慶應義塾大学医学部腫瘍センター消化器内科　専任講師	
矢作　直久	慶應義塾大学医学部腫瘍センター低侵襲療法研究開発部門　教授	

小原　佳子	神戸大学医学部附属病院光学医療診療部	
豊永　高史	神戸大学医学部附属病院光学医療診療部部長/岸和田徳洲会病院消化器内科	
田中　心和	神戸大学大学院医学研究科内科学講座消化器内科学分野　特命助教	
石田　　司	神戸大学大学院医学研究科内科学講座消化器内科学分野　助教	
森田　圭紀	神戸大学大学院医学研究科内科学講座消化器内科学分野　講師	
梅垣　英次	神戸大学大学院医学研究科内科学講座消化器内科学分野　特命教授	
林　　芳和	自治医科大学内科学講座消化器内科学部門　講師	
山本　博徳	自治医科大学内科学講座消化器内科学部門　主任教授	
山口　直之	長崎大学病院光学医療診療部　病院講師	
大仁田　賢	長崎大学病院光学医療診療部　准教授	
中尾　一彦	長崎大学病院光学医療診療部　教授	
江口　　晋	長崎大学病院移植・消化器外科　教授	
磯本　　一	鳥取大学医学部附属病院第二内科　教授	
金井　信雄	東京女子医科大学先端生命医科学研究所特任講師	
大木　岳志	東京女子医科大学先端生命医科学研究所/同　消化器外科　講師	
大和　雅之	東京女子医科大学先端生命医科学研究所教授	
岩井　朋洋	静岡県立静岡がんセンター内視鏡科/豊川市民病院消化器内科　副医長	
滝沢　耕平	静岡県立静岡がんセンター内視鏡科医長	
角嶋　直美	静岡県立静岡がんセンター内視鏡科医長	
田中　雅樹	静岡県立静岡がんセンター内視鏡科医長	
川田　　登	静岡県立静岡がんセンター内視鏡科医長	
小野　裕之	静岡県立静岡がんセンター　副院長/同　内視鏡科　部長	
高丸　博之	国立がん研究センター中央病院内視鏡科/同　検診センター	
山田　真善	国立がん研究センター中央病院内視鏡科	
坂本　　琢	国立がん研究センター中央病院内視鏡科	
中島　　健	国立がん研究センター中央病院内視鏡科	
松田　尚久	国立がん研究センター中央病院内視鏡科/同　検診センター　センター長	
由雄　敏之	がん研有明病院上部消化管内科　医長	
深瀬　和利	山形県立河北病院　副院長/同　内科　救急総合診療部長	
岡　　志郎	広島大学病院消化器・代謝内科　講師	
田中　信治	広島大学病院内視鏡診療科　教授	
茶山　一彰	広島大学病院消化器・代謝内科　教授	
大圃　　研	NTT東日本関東病院内視鏡部　部長	
千葉　秀幸	大森赤十字病院消化器内科　副部長　兼内視鏡室室長	
野中　康一	埼玉医科大学国際医療センター消化器内科　准教授	
村元　　喬	NTT東日本関東病院消化器内科	
大谷　友彦	東京慈恵会医科大学内視鏡科　診療医長	
小山　恒男	佐久医療センター内視鏡内科　部長	
高橋亜紀子	佐久医療センター内視鏡内科　副部長	
依光　展和	佐久医療センター内視鏡内科　医長	
田島　知明	埼玉医科大学国際医療センター消化器内科　助教	
本間　清明	日本海総合病院治療内視鏡科/ほんま内科胃腸科医院	
名和田義高	日本海総合病院治療内視鏡科/仙台厚生病院消化器センター消化器内科	
三浦　友来	日本海総合病院治療内視鏡科/米沢市立病院消化器内科　医長	
小林　　真	市立四日市病院消化器内科　副部長	
土田　知宏	がん研有明病院上部消化管内科　医長/同　健診センター　センター長	
平山　慈子	調布東山病院消化器内科	
小田島慎也	東京大学医学部附属病院消化器内科助教	
山道　信毅	東京大学医学部附属病院消化器内科助教	
山崎　泰史	大阪国際がんセンター消化管内科/岡山大学病院消化器内科	
竹内　洋司	大阪国際がんセンター消化管内科　副部長	
上堂　文也	大阪国際がんセンター消化管内科　副部長	
石原　　立	大阪国際がんセンター消化管内科　主任部長	
飯石　浩康	大阪国際がんセンター消化管内科/市立伊丹病院　病院長　兼　消化器内科	
南出　竜典	国立がん研究センター東病院消化管内視鏡科	
矢野　友規	国立がん研究センター東病院消化管内視鏡科　科長	

表紙写真・図提供

①：平澤　大，他(60 頁)
②：林　芳和，他(101 頁)
③：野中　哲，他(76 頁)
④：菊池大輔，他(68 頁)
⑤：前畑忠輝，他(87 頁)
⑥：飽本哲兵，他(204 頁)

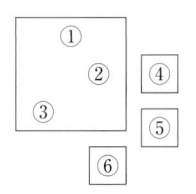

本書は，『臨牀消化器内科』Vol. 32 No. 4，No. 6(2017 年)を中心に，過去の特集の中から ESD の手技に関する内容を集約し加筆・修正していただき，必要に応じて新しい原稿を加え，書籍化したものです．

序　文

　田尻久雄先生，五十嵐正広先生監修のもと，山本頼正先生と編集に携わった「ESD 手技ダイジェスト」をここにお届けする．本書は，私も編集委員を務める月刊誌「臨牀消化器内科」に掲載された論文のうち，2017 年 4 月号「ESD 手技の標準化に向けて」（田尻久雄先生担当），6 月号「高齢者・超高齢者消化管癌の内視鏡治療」（五十嵐正広先生担当）を中心に，ESD にまつわる選りすぐりの論文を再編集し，書籍化したものである．書籍化の趣旨に賛同いただき，すでに出版されている素晴らしい論文に統一感をもたせるという理由で，ご多忙を極めるなか無理を言って加筆・修正していただいた諸先生方には，この場を借りて心より御礼申し上げます．

　本書の序文を記載するにあたって，初心に返るつもりで，私もかつて執筆を担当した 2003 年発刊の「消化管内視鏡的粘膜切除術 切開・剝離法導入マニュアル」（以下，「切開・剝離法マニュアル」）を久しぶりに手に取ってみた（図）．日本メディカルセンターが世界に先がけて刊行した ESD 関連書籍である．「切開・剝離法マニュアル」は，当時の ESD バイブル書として，現在 ESD を指導する立場にある多くの先生方に愛読されたに違いない．真っ赤な表紙が，いかにも，当時，最大の問題となっていた "術中出血で血塗れ" の状態を連想させる（笑）．国立がんセンター中央病院のレジデント時代に，小野裕之先生の繰り出す IT ナイフに，出血しないか冷や冷やしながら，すぐ後ろでクリップを構えていたことを思い出す．東京大学に戻ってからは，矢作直久先生のもと，細径スネアの先端長が変わらないように神経を集中させながら，10 時間を超える ESD や 2 日にわたる ESD の介助も経験した．私自身，術者として，海外ライブで 8 時間くらい ESD をしてしまった苦い経験もある．

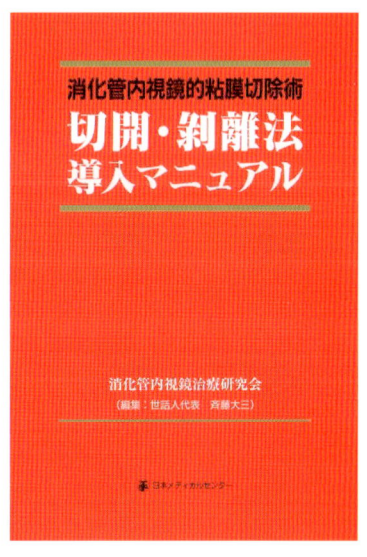

図　「消化管内視鏡的粘膜切除術 切開・剝離法導入マニュアル」の表紙

ページをめくりながら，そんな思いが当時の映像とともに脳裏を駆け巡った．

「切開・剥離法マニュアル」の序文に，斉藤大三先生が"語彙，説明に統一がない"，"切開・剥離法による EMR 技術が開発中，試行錯誤中"と記載しているように，1990 年代後半から 2000 年初頭にかけて，さまざまな処置具の開発・改良とともに発展してきた ESD は，施設ごとにさまざまに呼称され発表・報告されていた．それを消化管内視鏡治療研究会（代表世話人：斉藤大三先生）において，EMR の一亜型として"切開・剥離法"と名称統一し，「切開・剥離法マニュアル」を発刊した．その後，保険収載を見据えて，2004 年，EMR と独立したまったく新しい手技として"内視鏡的粘膜下層剥離術（ESD）"に名称変更された．その甲斐あって，2006 年の胃・十二指腸癌を皮切りに，2008 年に食道癌，2012 年に大腸癌と，相次いで保険適用され，今日に至っている．今回，編集作業を行う過程で，"語彙，説明にある程度統一がみられ"，"ESD が完成形に近づいてきている"ように感じられた．"荒削りのティーンエージャー"から"成熟した大人"への脱皮とでもいえようか，これも 15 年近くという歳月がなせる業であろう．これからESD はどう進化を遂げていくのか，私を含めて，次世代に託された大命題である．

　本書の構成として，臓器別の ESD における，適応と根治度基準，周術期管理，各処置具による手技の実際，術後フォローアップ方法を中心に据えたが，それに止まらず，超高齢社会を迎え，問題となっている抗血栓薬服用者や基礎疾患を有する患者さんへの対応や教育プログラムなどにも言及した内容となっている．本書が，これから ESD を始めようという先生方，ESD で壁にぶち当たっている先生方，ESD が楽しくてしょうがない先生方，また，「切開・剥離法マニュアル」世代の先生方にも，現時点での ESD 実践書として広く読まれ，成熟した ESD の魅力を心ゆくまで堪能していただき，一人でも多くの患者さんを救っていただけるのなら，編集者としてこのうえない幸せである．

2017 年 10 月

東京大学医学部附属病院光学医療診療部

藤城　光弘

Contents

第8章　食道・胃・大腸 ESD の教育プログラム

Topic

咽頭 ESD

十二指腸 ESD

SB ナイフを用いた ESD

第1章　ESDの適応と根治度基準

■ 食　道

Summary

　わが国における食道癌治療は食道癌治療アルゴリズムに則って治療方針が決定されている．Stage 0に対する治療はESDが中核を担っている．一方Stage Iにおいては，深達度やcN0の術前診断の難しさがあり，他の治療法における侵襲の程度の差から，診断的意味合いを含めESDが施行されるケースがある．エビデンスの高い試験が限られており，cT1a-MMやcTb-SM1の症例に対するESDの適応や根治性の評価，追加治療については個々の症例ごとに検討することが重要である．

　2017年に改訂された「食道癌診療ガイドライン」をもとに，食道表在癌cStage 0～Iの治療方針について総説する．

Key words：食道ESD，食道表在癌，ガイドライン

はじめに

　現在，わが国における食道癌治療は「食道癌診療ガイドライン2017年版」に進行度別の食道癌治療アルゴリズムが示されており[1]，内視鏡治療，外科治療に加えて化学療法や放射線療法，対症療法を組み合わせて施行される．内視鏡機器の技術革新とそれに伴う診断精度の向上により早期に食道癌を発見する機会が増え，治療用デバイスの発展，普及と相まって食道表在癌に対する内視鏡的粘膜下層剝離術（ESD）を行うことが一般的となりつつある．ESDは外科治療と比較して治療に伴う侵襲度が低く，耐術能が低い患者に対しても治療の選択肢となりうる．一方，食道は内腔の狭い管腔臓器であり，粘膜下層が菲薄であることから狭窄，穿孔のリスクが比較的高い．また扁平上皮癌であれば化学放射線療法（または放射線療法）などの他の治療の奏効率も高い[2]ことから，ESDの適応については病変因子や患者背景を踏まえて個々に慎重に判断する必要がある．

　本章では，食道癌に対するESDの適応やその根治度について，「食道癌診療ガイドライン2017年版」（以下，ガイドライン）をもとに総説する．

I 適応について

1. 病変の評価

「食道癌取扱い規約(第11版)」(2015)と TNM (UICC)第8版(2017)とでは Stage 分類に若干の相違があるものの、cStage 0 または I の病変が ESD の適応となりうる。**図1**に cStage 0, I 食道癌治療のアルゴリズムを呈示する。進行度は壁深達度、リンパ節転移の有無をもとに決定されるが、その評価については各々の機器の診断精度が異なることを認識することが重要である。

cStage 0, I は cN0 であるため、リンパ節転移の有無の評価について、問診および視・触診に加えて頸部および腹部超音波検査、CT, MRI 検査、EUS, FDG-PET 検査などを複数用いて総合的に診断することが重要である。当院(虎

の門病院消化器内科)のデータによると、EUS で cT1b と診断した症例のうち、前治療なく手術を施行し病理組織学的に評価が行えた食道扁平上皮癌症例を対象として転移リンパ節を検討したところ、転移陽性リンパ節の平均長径は 6.6 mm(3〜12 mm)であった。つまりサイズに反映されない転移リンパ節が存在することを念頭におく必要がある。したがって、とくに cN0 が治療方針に大きく影響してくる病変の場合は、CT や PET のみの診断にとどめず、EUS や場合によっては MRI も駆使して総合的に診断することが必要である。

一方で、表在癌の壁深達度評価においては内視鏡検査が有用で、CT, MRI 検査や FDG-PET は深達度診断にほぼ寄与しない。とくに T1a-LPM までの病変については、白色光観察、画像強調内視鏡検査、拡大内視鏡検査でおおむね診

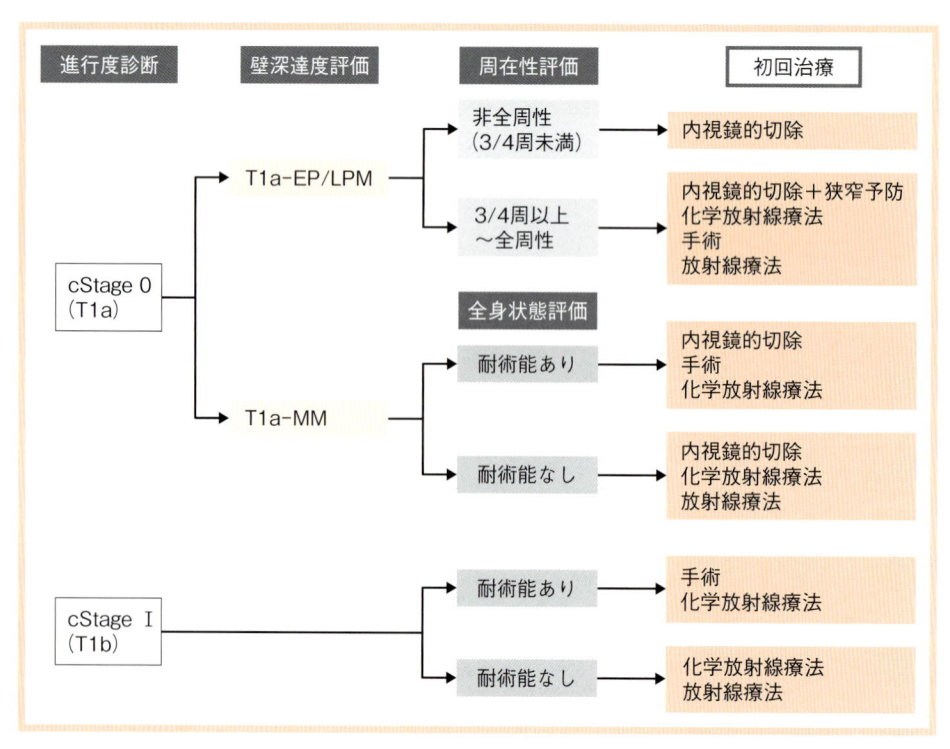

図1 cStage 0, I 食道癌治療アルゴリズム
〔食道癌診療ガイドライン 2017 年版[1]. p.16 より引用・改変〕

断が可能であり，確信度が高い場合はEUSを省略する場合もある[3]．またIshiharaらが行ったメタ解析[4]では，拡大内視鏡は感度が高く陰性尤度比が低く，EUSは特異度が高く陽性尤度比が高かったと報告している．つまり拡大観察はEP/LPMの所見が得られなかったときには高い確率でそれより深部浸潤であることを確信でき，EUSでは浅いと診断できれば高い確率で浅い病変であると確信できる．課題としては，T1a-MM/SM1の診断精度が挙げられる．白色光観察との診断が一致しない場合や，確信度が低い場合はEUSが診断の一助となることが多いため積極的にEUSを行うべきである．

T1a-EP/LPMとT1a-MMとの鑑別について，ガイドラインでは「超音波内視鏡もしくは拡大内視鏡による精査を弱く推奨する」とされている（エビデンスの強さC）．定性的・定量的システマティックレビューで非拡大内視鏡と比較してEUSや拡大内視鏡の診断精度が高かったことがその根拠となっているが，後方視的研究が中心であることやEUSや拡大内視鏡の併用による上乗せ効果を評価できる試験がないため弱い推奨にとどまっている．

T1a-MとT1b-SMとの鑑別については，ガイドラインで「超音波内視鏡もしくは拡大内視鏡による精査を弱く推奨する」とされている（エビデンスの強さC）．本邦での報告の多くは，T1b-SM1以浅癌とT1b-SM2以深癌を鑑別する報告が多く，これがT1a-MとT1b-SMとの鑑別とほぼ同義という観点からと，EUSと拡大内視鏡が非拡大内視鏡検査より高い診断精度を有していたことを考慮し，本推奨文となっている．

周在性の広い病変，とくに粘膜切除が3/4周以上に及ぶ病変に対するESDは術後狭窄のリスク比が30.93〔95%信頼区間（CI）18.85〜50.76，p値<0.001〕であることから[5]〜[7]，ガイドラインでは「壁深達度が内視鏡治療適応と考えられる食道癌に対しては治療前に周在性の評価を行うことを強く推奨する」とされている（エビデンスの強さA）．

2．絶対適応病変

リンパ節転移がきわめてまれであり，十分な根治性が期待できることから「壁深達度がT1a-EP/LPMに留まり切除範囲が3/4周を超えない病変」はESDの絶対適応とされる．おもな偶発症については，切除に伴う出血（0.2%），食道穿孔（1.9%），切除後の瘢痕性の狭窄（6.0〜16.7%）と報告されており[8]，その予防，対策，治療について患者への十分な説明が必要である．また，食道癌には同時性・異時性多発病変が多く[9]，前治療の影響が治療選択に影響を与えることがまれではない．前治療による瘢痕部近傍の異時性多発・再発病変，出血傾向のある症例など内視鏡的切除が困難である症例については，光線力学的療法（photodynamic therapy；PDT）[10]，アルゴンプラズマ凝固法（argon plasma coagulation；APC）[11]などの他の治療方法を選択肢として考慮する．

【症例1】（図2）

切歯より28〜31 cmの胸部中部食道，右側後壁側のcT1a-LPMの病変である．

squamous cell carcinoma, 35×28 mm, LPM, ly0, v0, pHM0, pVM0であった．

3．相対適応病変

「壁深達度がT1a-EP/LPMに留まるが切除範囲が3/4周を超える病変」については狭窄のリスクが高く，また，治療において高度な技術を要する．そのため，治療方針の決定には慎重な判断を要する．個々の症例において手術や化学放射線療法も選択肢として考慮する必要があ

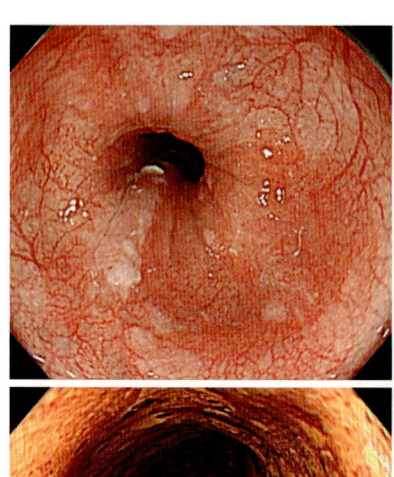
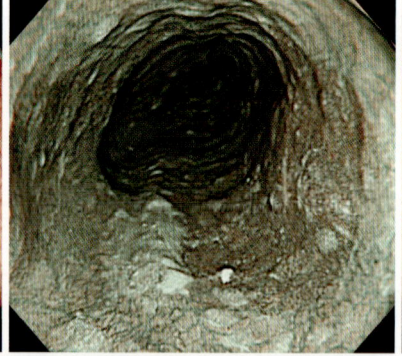
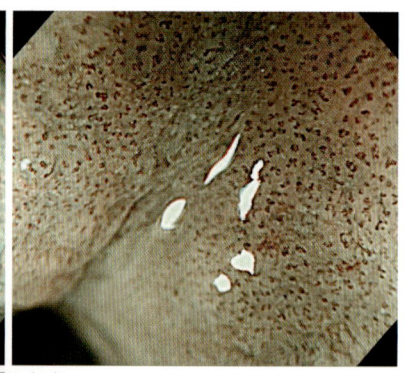
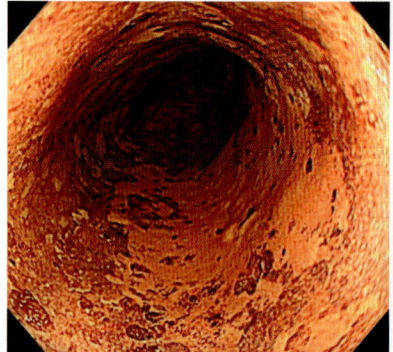
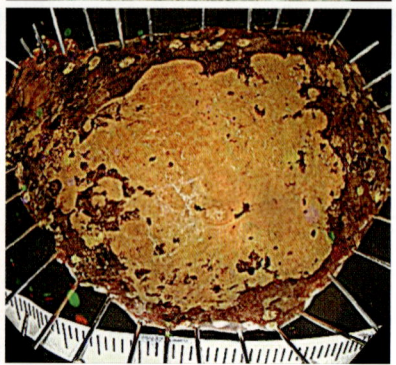

2a	2b	2c
2d	2e	
2f		

図2　絶対適応病変
a：白色光観察
b：NBI 観察
c：NBI 拡大観察．B1 血管のみが
　　存在している．
d：ヨード散布像
e：切除検体のヨード散布画像
f：病変のマッピング画像

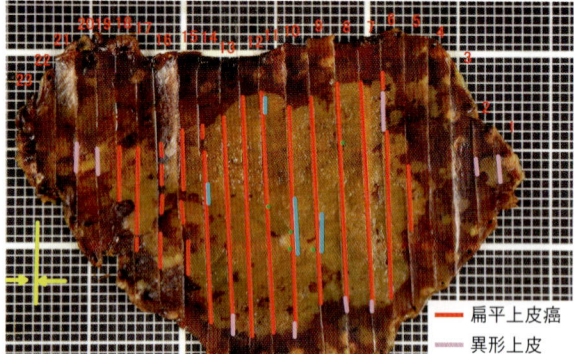

■ 扁平上皮癌
■ 異形上皮
■ T1a-LPM

る．結果的に広範囲切除をきたした場合，ガイドラインでは「狭窄予防として，予防的バルーン拡張術，ステロイド局注，ステロイド内服のいずれかを行うことを強く推奨する」とされている．と同時に，予防的バルーン拡張術では術中穿孔，ステロイド局注では晩期穿孔，ステロイド内服では全身性感染症の危険性があることを十分説明する必要があることも記載されている．

「壁深達度が粘膜筋板に達したもの，または

粘膜下層にわずかに浸潤するもの(SM1：浸潤距離 200 μm 未満)」については，リンパ節転移の可能性があり相対的な適応となる[12)〜14)]．しかし術前診断の精度がそれほど高くない現状においては，診断的な ESD は許容される．過侵襲を避けることができ，正確な診断のもと追加治療を検討することが可能となる．しかし，内視鏡治療をするとそれだけで満足してしまう患者がいるので，十分な説明が必要である．

粘膜下層(T1b)のうち，深部浸潤をきたした病変(SM2 以深：浸潤距離 200 μm 以深)では，リンパ節転移率が 50％程度であり[7)]，内視鏡治療の適応外とされ，表在癌であっても進行癌に準じて治療方針を決定する必要がある．

【症例2】(図3)
切歯より 33〜39 cm の胸部中下部食道，約 4/5 周性の cT1a-LPM の病変．切除範囲は 11/12 周

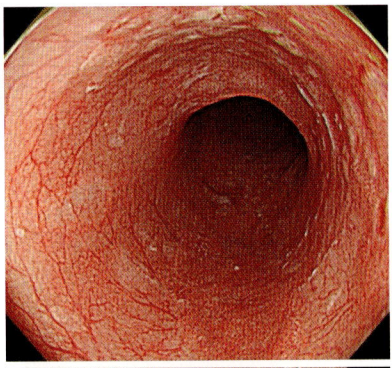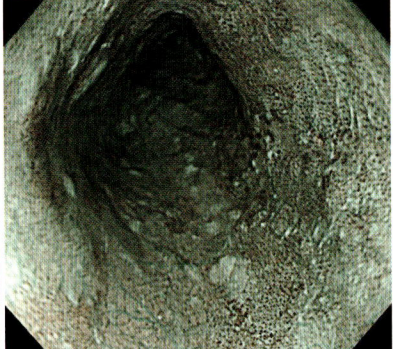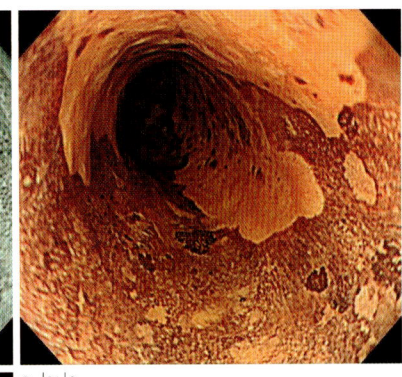

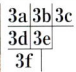

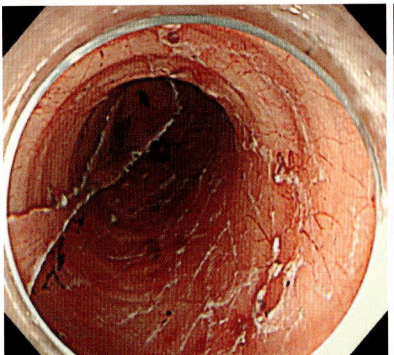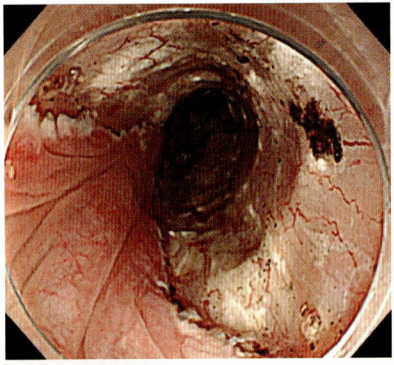

3a	3b	3c
3d	3e	
3f		

図3　相対適応病変
　　　（広範囲切除症例）
a：白色光観察
b：NBI 観察
c：ヨード散布像
d：切除後の状態．残存粘膜が1/12
　　周程度．
e：ステロイド局注療法を施行した．
f：病変のマッピング画像

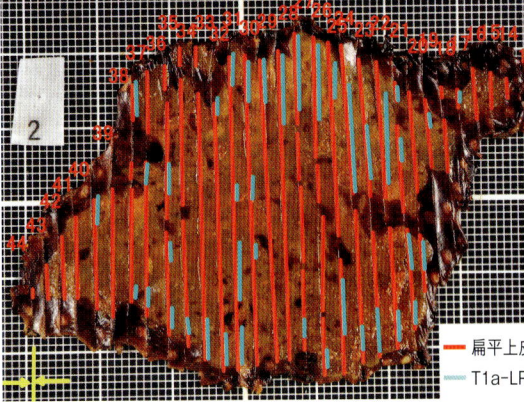

　　　　　　　　　━ 扁平上皮癌
　　　　　　　　　━ T1a-LPM

となり，狭窄予防としてステロイドの局注を
行った．

　squamous cell carcinoma, 75×45 mm,
LPM, ly0, v0, pHM0, pVM0 であった．

【症例3】（図4）

　切歯より 29〜31 cm の胸部中部食道，右側壁
を主体とした cT1a-MM の病変．NBI 拡大観察，
EUS から深達度 cT1 a-MM と診断した．

　squamous cell carcinoma, 35×23 mm, MM,

ly0, v0, pHM0, pVM0 であった．

この項のまとめ
▶ 病変の評価方法，ESD の絶対適応・相対適応につ
　いて正しく理解し，治療方針を決定することが重
　要である．

Ⅱ　根治性の評価について

1．治癒切除

　表在型食道癌については EP/LPM 癌におい
ても非常にまれではあるがリンパ節転移をきた
す場合があり，内視鏡治療において厳密に完全
な治癒切除を定義することは難しい．内視鏡的
切除例における異時性転移リスク因子の検討で
は，pT1a-EP/LPM の病変ではリンパ節転移率
が 0.36％（1/280）であると報告されている[15]．

　また，pT1a の症例においてリンパ管侵襲陽
性例のほうが，陰性例と比較しリンパ節転移の

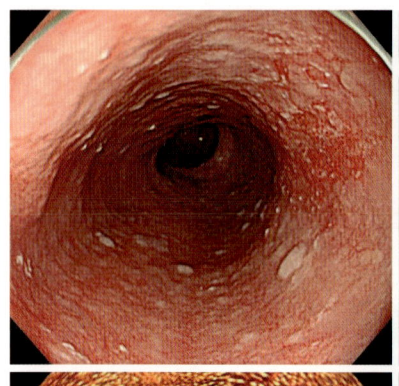
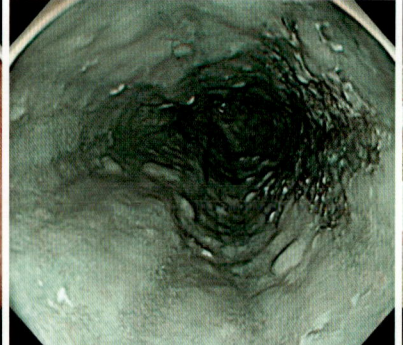
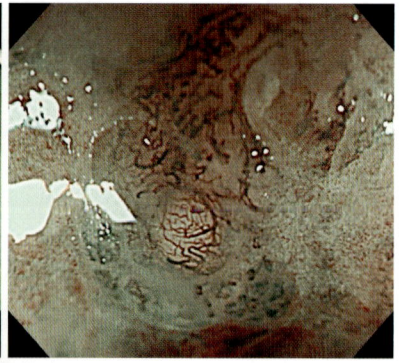
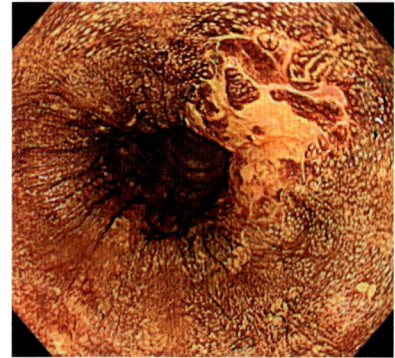
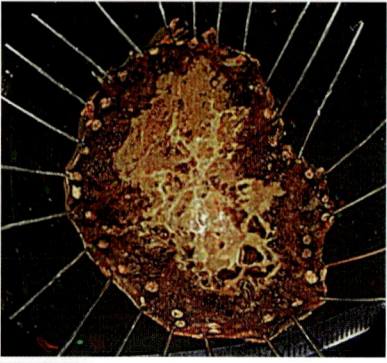
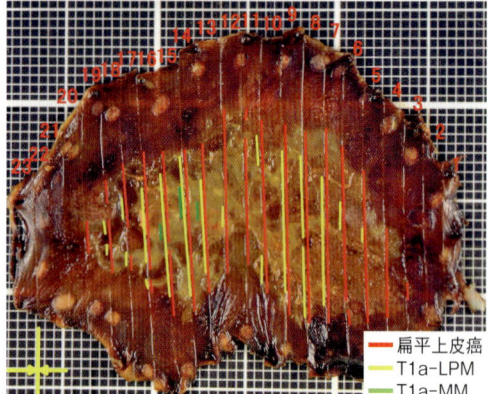

| 扁平上皮癌 |
| T1a-LPM |
| T1a-MM |

4a	4b	4c
4d	4e	
4f		

図4 相対適応病変
（T1a-MM 切除症例）
a：白色光観察
b：NBI 観察
c：NBI 拡大観察．B2 血管が存在
　　している．
d：ヨード散布像
e：切除検体のヨード散布像
f：病変のマッピング画像

累積発生率が有意に高いと報告されている（46.7% vs. 0.7%, p 値＜0.0001）[15]．以上のことを踏まえ，「切除断端陰性で脈管侵襲を伴わない深達度 pT1a-EP/LPM」の症例を治癒切除と判断し，実臨床では追加治療を行わず慎重に経過観察が行われている．

　経過観察においては，一定の観察法は確立していない．局所再発に関しては長期に経過観察をする必要がある．リンパ節再発・臓器再発も2〜3 年が過ぎて発見されることもあり，定期的かつ長期的な経過観察が必要である．ガイドラインにおいて，具体的にいつまでどのくらいの間隔で行うことを推奨するかに関しては，記載されていない．

2．非治癒切除

　pT1a-MM に対する追加治療の有用性を明らかにしたランダム化比較試験や症例対照研究はない．内視鏡的切除後に pT1a-MM と診断された症例におけるリンパ節転移再発率は，扁平上皮癌で 0〜4.2%，集計で 5/223（2.24%, 95% CI 0.73〜5.15）[13),15),16)]，腺癌では 0% であり[17]，pT1a-EP/LPM に対して pT1a-MM のリンパ節転移のハザード比は 13.1（95% CI 1.3〜133.7, p 値＝0.03）と報告されている[15]．また，pT1a-MM においてリンパ管侵襲の有無で比較しても，陽性例は陰性例と比較し有意にリンパ節転

移率が高いとされている〔陰性：4/38（10.5％），陽性：5/12（41.7％）〕[18]．さらに，pT1b-SM1における異時性転移率は11.8％（2/17），pT1b-SM2では25.7％（9/35）と深達度が深くなるにつれ転移率が高率となっている[15]．いずれの検討も後方視的な検討であり評価が難しいが，pT1a-MMはpT1a-EP/LPMと比較しリンパ節転移率が高く，リスク因子としてリンパ管侵襲が挙げられる．以上のことから「脈管侵襲を認めるpT1a-EP/LPM」の症例に加えて「pT1a-MM以深」の症例が実臨床では非治癒切除と判断され，ガイドラインでは「pT1a-MMかつ脈管侵襲陽性である場合，追加治療を行うことを強く推奨する」とされている（エビデンスの強さD）．

　追加治療としては，外科的切除，化学放射線療法が考慮される．T1aの症例に対する外科的切除の成績は，5年疾患特異生存割合98〜100％，全生存割合82〜100％と報告されている[16),19),20)]．術後合併症での死亡は0.2〜3.6％と報告されている．また，cT1b症例が多く含まれている検討であるが，cStage I（cT1N0M0）に対する化学放射線療法の治療成績は，5年疾患特異生存割合76.8％（cT1a症例では85.2％），全生存率66.4％と報告されている[21),22)]．一方，化学放射線療法に関しては，少数例の検討ではあるが内視鏡治療後pT1a-MMおよびT1b-SM1の症例に対する追加化学放射線療法では，5年疾患特異生存割合，全生存割合がともに100％と報告されている[13]．このようにcT1a-MMまでの病変に対する外科的切除と化学放射線療法ともに良好な成績が得られているが，いずれも後方視的な検討でありエビデンスの高い検討はなされていない．そのため非治癒切除例については追加治療が標準的とされる一方で，日常臨床においては病変因子のみならず全身状態，年齢などの患者背景を踏まえ，個々の症例ごと

に治療方針を決定することが重要である．

> **この項のまとめ**
> ▶ESD後検体の病理組織学的検討をもとに治癒切除，非治癒切除について正しく理解したうえで，経過観察または適切な追加治療の方針を判断することが重要である．

おわりに

　ガイドラインにおける食道癌に対するESDの適応病変，根治性の評価について述べた．表在型食道癌に対するESDの治療成績は良好であり，ガイドラインを遵守し治療選択を行うことが望まれるが，エビデンスが十分であるとはいえない状況である．日常臨床では個々の症例ごとに，患者背景，病変因子，施設環境等を総合的に判断して治療方針を決定することが重要である．

文　献

1) 日本食道学会 編：食道癌診療ガイドライン2017年版．14-40，金原出版，東京，2017
2) Yamada, K., Murakami, M., Okamoto, Y., et al.：Treatment results of chemoradiotherapy for clinical stage I（T1N0M0）esophageal carcinoma. Int. J. Radiat. Oncol. Biol. Phys. 64；1106-1111, 2006
3) Murata, Y., Suzuki, S., Ohta, M., et al.：Small ultrasonic probes for determination of the depth of superficial esophageal cancer. Gastrointest. Endosc. 44；23-28, 1996
4) Ishihara, R., Matsuura, N., Hanaoka, N., et al.：Endoscopic imaging modalities for diagnosing invasion depth of superficial esophageal squamous cell carcinoma：a systemic review and meta-analysis. BMC Gastroenterol. 17；24, 2017
5) Katada, C., Muto, M., Manabe, T., et al.：Esophageal stenosis after endoscopic mucosal resection of superficial esophageal lesions. Gastrointest. Endosc. 57；165-169, 2003
6) Ono, S., Fujishiro, M., Niimi, K., et al.：Predictors

of postoperative stricture after esophageal endo-scopic submucosal dissection for superficial squamous cell neoplasms. Endoscopy 41；661-665, 2009

7) Shi, Q., Ju, H., Yao, L. Q., et al.：Risk factors for postoperative stricture after endoscopic submu-cosal dissection for superficial esophageal carci-noma. Endoscopy 46；640-644, 2014

8) Tachimori, Y., Ozawa, S., Numasaki, H., et al.；Registration Committee for Esophageal Cancer of the Japan Esophageal Society：Comprehen-sive registry of esophageal cancer in Japan, 2009. Esophagus 13；110-137, 2016

9) Kuwano, H., Ohno, S., Matsuda, H., et al.：Serial histologic evaluation of multiple primary squa-mous cell carcinomas of the esophagus. Cancer 61；1635-1638, 1988

10) Yano, T., Muto, M., Minashi, K., et al.：Photody-namic therapy as salvage treatment for local failures after definitive chemo-radiotherapy for esophageal cancer. Gastrointest. Endosc. 62；31-36, 2005

11) 田辺 聡, 北村 匡, 西元寺克禮：アルゴンプラズマ凝固（APC）による焼灼治療の現状と展望. Gastroenterol. Endosc. 46；2391-2398, 2004

12) 小山恒男, 宮田佳典, 島谷茂樹, 他：第46回食道色素研究会アンケート調査報告 転移のあった m3・sm1 食道癌の特徴. 胃と腸 37；71-74, 2002

13) Katada, C., Muto, M., Momma, K., et al.：Clinical outcome after endoscopic mucosal resection for esophageal squamous cell carcinoma invading the muscularis mucosae—a multicenter retro-spective cohort study. Endoscopy 39；779-783, 2007

14) Shimizu, Y., Tsukagoshi, H., Fujita, M., et al.：Long-term outcome after endoscopic mucosal resection in patients with esophageal squamous cell carcinoma invading the muscularis mucosae or deeper. Gastrointest. Endosc. 56；387-390, 2002

15) Yamashita, K., Ishihara, R., Nagai, K., et al.：Long term outcome and metastatic risk after endo-scopic resection of superficial esophageal squa-mous cell carcinoma. Am. J. Gastroenterol. 108；544-551, 2013

16) Akutsu, Y., Uesato, M., Shuto, K., et al.：The over-all prevalence of metastasis in T1 esophageal squamous cell carcinoma. Ann. Surg. 257；1032-1038, 2013

17) Alvarez Herrero, L., Pouw, R. E., van Vilsteren, F. G., et al.：Risk of lymph node metastasis associ-ated with deeper invasion by early adenocarci-noma of the esophagus and cardia：study based on endoscopic resection specimens. Endoscopy 42；1030-1036, 2010

18) Eguchi, T., Nakanishi, Y., Shimoda, T., et al.：Histological criteria for additional treatment after endoscopic mucosal resection for esopha-geal cancer. Analysis of 464 surgically resected cases. Mod. Pathol. 19；475-480, 2006

19) Tanaka, T., Matono, S., Mori, N., et al.：T1 squa-mous cell carcinoma of the esophagus：long-term outcomes and prognostic factors after esophagectomy. Ann. Surg. Oncol. 21；932-938, 2014

20) Leers, J. M., DeMeester, S. R., Oezcelik, A., et al.：The prevalence of lymph node metastasis in patients with T1 esophageal adenocarcinoma. A retrospective review of esophagectomy speci-mens. Ann. Surg. 253；271-278, 2011

21) Yamada, K., Murakami, M., Okamoto, Y., et al.：Treatment results of chemoradiotherapy for clinical stage I（T1N0M0）esophageal carcinoma. Int. J. Rad. Oncol. Biol. Phys. 64；1106-1111, 2006

22) Kato, H., Sato, A., Fukuda, H., et al.：A phase II trial of chemoradiotherapy for stage I esopha-geal squamous cell carcinoma. Japan Clinical Oncology Group Study（JCOG9708）. Jpn. J. Clin. Oncol. 39；638-643, 2009

（鈴木　悠悟, 飯塚　敏郎,
菊池　大輔, 布袋屋　修）

（本稿初出）

② 胃

Summary

　胃癌に対するEMR/ESDの絶対適応病変は，「2 cm以下の肉眼的粘膜内癌（cT1a）と診断される分化型癌．肉眼型は問わないが，UL（−）に限る」である．従来よりESDの適応拡大病変とされてきた「①2 cmを超えるUL（−）のcT1a，分化型癌，②3 cm以下のUL（＋）のcT1a，分化型癌，③2 cm以下のUL（−）のcT1a，未分化型癌」のうち，①および②は，JCOG0607の臨床試験成績を受け，今後改訂される「胃癌治療ガイドライン」第5版より，ESDの絶対適応病変となる予定である．根治性は，局所の切除度とリンパ節転移リスクで評価される．日常診療においてはガイドラインによる，EMR/ESDの治療適応および根治度基準を正しく理解したうえで，患者背景や病変因子を踏まえた個々の状況に応じた治療方針を決定し，患者管理を行うことが重要である．

Key words : 胃ESD，胃EMR，絶対適応病変，適応拡大病変，相対適応病変

はじめに

　日本消化器内視鏡学会の「胃癌に対するESD/EMRガイドライン」では早期胃癌と診断された時点で，内視鏡治療もしくは外科治療を行う（evidence level IVa，推奨度B）ことが推奨されている[1]．日常臨床においても早期胃癌に対して内視鏡治療を行うことは一般的となり，広く内視鏡治療が行われている．近年は高齢者人口の増加に伴い，高齢者の内視鏡治療も増加しており，なかには適応を超えると考えられても生命予後や生活の質（QOL）の改善のために内視鏡治療が行われるケースや，全身状態などから外科治療より内視鏡治療が優先されるケースもみられる．

　さらには，抗血栓薬内服患者に対する内視鏡治療も増加しており，2012年7月には「抗血栓薬服用者に対する消化器内視鏡診療ガイドライン」[2]も発行され，ハイリスクな患者に対する内視鏡治療も考慮される現状となっている．

　患者に対する治療方針は，絶対適応病変，適応拡大病変，相対適応病変を正しく理解したうえで，患者背景や病変因子など個々に応じて決

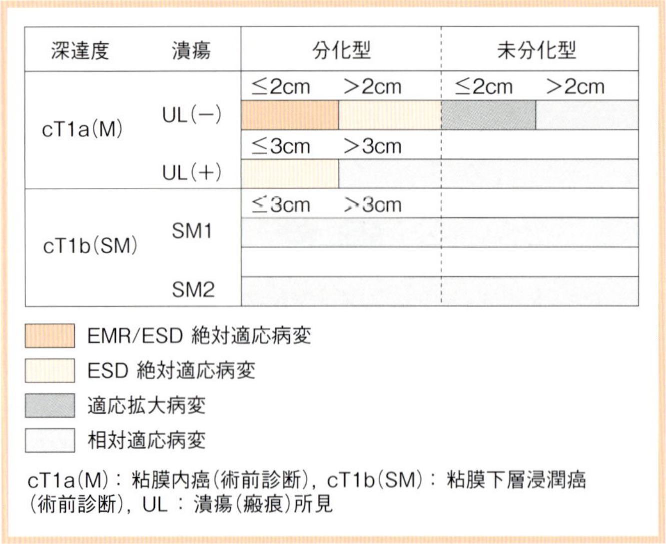

深達度	潰瘍	分化型		未分化型	
cT1a(M)	UL(−)	≤2cm	>2cm	≤2cm	>2cm
		≤3cm	>3cm		
	UL(＋)				
cT1b(SM)	SM1	≤3cm	>3cm		
	SM2				

- ▨ EMR/ESD 絶対適応病変
- ▧ ESD 絶対適応病変
- ▨ 適応拡大病変
- ▢ 相対適応病変

cT1a(M)：粘膜内癌(術前診断)，cT1b(SM)：粘膜下層浸潤癌
(術前診断)，UL ： 潰瘍(瘢痕)所見

図1　腫瘍因子による適応の分類
〔小野裕之，他：胃癌に対する ESD/EMR ガイドライン．
Gastroenterol. Endosc.　56；310-323，2014[1)] より引用・改変〕

定すべきである．本稿では，2017年に予定されている「胃癌治療ガイドライン」第5版(日本胃癌学会編)の改訂内容も踏まえて概説する[3)]．

 適応について

腫瘍因子による適応は，日本消化器内視鏡学会の「胃癌に対する ESD/EMR ガイドライン」では絶対適応病変，適応拡大病変，適応外病変に分類されていた[1)]が，第5版の「胃癌治療ガイドライン」では，絶対適応病変，適応拡大病変が再定義され，適応外病変は設定せず，相対適応病変が新たに定義される予定である(**図1**)．

1．絶対適応病変

絶対適応病変は，「胃癌に対する ESD/EMR ガイドライン」においては「2 cm 以下の肉眼的粘膜内癌(cT1a)と診断される分化型癌．肉眼型は問わないが，UL(−)に限る」とする．絶対適応病変はリンパ節転移の可能性がきわめて低

く，手技的に EMR/ESD にて一括切除が可能である．「胃癌治療ガイドライン」第5版では「リンパ節転移の確率が<1%(95%信頼区間；CI)で，リンパ節郭清を伴う胃切除術と同程度の長期予後が得られている場合」と定義される予定である．

【症例1】50歳，女性(図2)
　2 cm 以下の cT1a，分化型癌．
　前庭部小弯 0-Ⅱc，8×5 mm，tub1>tub2，pT1a(M)，UL(−)，ly0，v0，pHM0，pVM0

2．適応拡大病変

適応拡大病変は，「胃癌に対する ESD/EMR ガイドライン」においては「①2 cm を超える UL(−)の cT1a，分化型癌，②3 cm 以下の UL(＋)の cT1a，分化型癌，③2 cm 以下の UL(−)の cT1a，未分化型癌」とする．これらについては脈管侵襲(v)がない場合にはリンパ節転移の危険性がきわめて低い．また初回の ESD/EMR

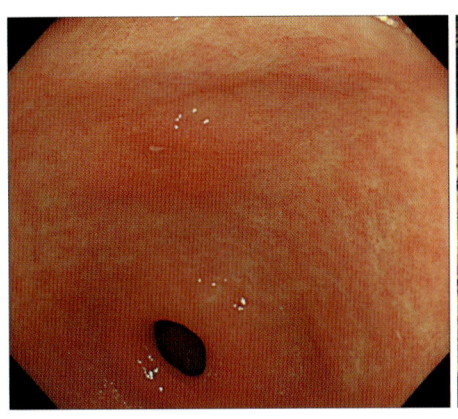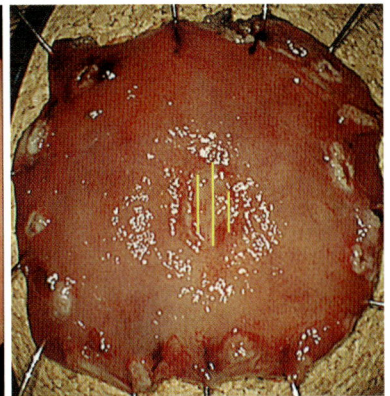

2a|2b

図2　症例1：2 cm 以下の cT1a, 分化型癌（絶対適応病変）
　　a：内視鏡画像
　　b：切除標本（黄色線：M 癌）

時の病変が適応内病変で，その後に粘膜内癌で局所再発した病変であれば，適応拡大病変として取り扱うことが可能（evidence level V，推奨度 C1）と推奨されている[1]．

　これは「リンパ節転移の可能性が極めて低く，病巣が一括切除できる大きさと部位にある場合は，原則，内視鏡治療を行う」（evidence level V，推奨度 C1）といった治療方針に基づいており[1]，絶対適応病変，適応拡大病変においては内視鏡治療は外科治療よりも胃が温存されるため，治療後の QOL の高い内視鏡治療が優先されている．

　また一般的に ESD は EMR より良好な一括切除率が得られることがメタ解析で示されており[4]，腫瘍サイズが 1 cm を超えると EMR における一括切除率が ESD に比し有意に低下することも報告されている[5]~[7]．適応拡大病変は EMR では不完全切除となる可能性が高いことから，EMR ではなく，ESD を行うべき（evidence level V，推奨度 C1）と推奨されている[1]．

　「胃癌治療ガイドライン」第5版では「リンパ節転移の確率が<1%（95%CI）で，リンパ節郭清を伴う胃切除術と同程度の長期予後に関するデータが不十分の場合」と定義され，JCOG0607

試験[8]の結果を受け，「2 cm を超える UL（-）の分化型 cT1a」および「3 cm 以下の UL（+）の分化型 cT1a」は ESD の絶対適応病変となる予定である．「2 cm 以下の UL（-）の cT1a，未分化型癌」については，未だに長期予後に関するエビデンスが乏しいため，JCOG1009/1010 試験などの結果が出るまでは適応拡大病変として扱う．

【症例2】 74 歳，男性（図3）
2 cm を超える UL（-）の cT1a，分化型癌．
胃体中部小弯 0-IIa．22×19 mm, tub1, pT1a（M），UL（-），ly0, v0, pHM0, pVM0

【症例3】 64 歳，男性（図4）
3 cm 以下の UL（+）の cT1a，分化型癌．
幽門部小弯 0-IIc．23×18 mm, tub1, pT1a（M），UL（+），ly0, v0, pHM0, pVM0

【症例4】 63 歳，男性（図5）
2 cm 以下の UL（-）の cT1a，未分化型癌．
胃体下部小弯 0-IIc．20×6 mm, sig, pT1a（M），UL（-），ly0, v0, pHM0, pVM0

　※「胃癌治療ガイドライン」第5版では，症例2，3 は ESD の絶対適応病変となり，症例4

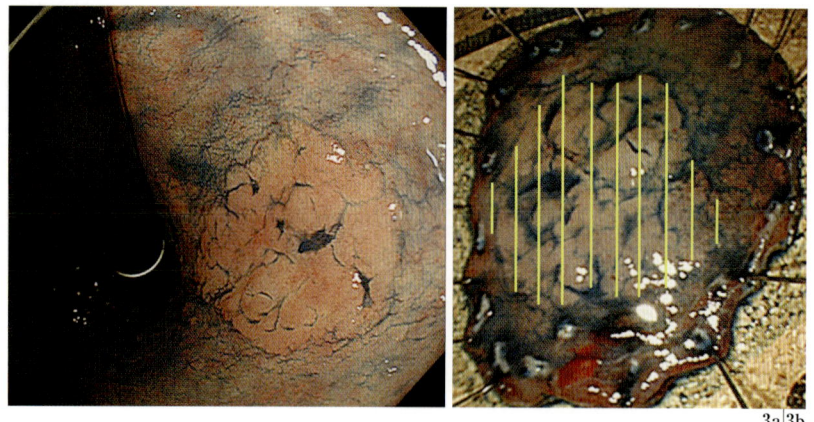

3a|3b

図3　症例2：2 cm を超える UL（−）の cT1a，分化型癌（適応拡大病変）
　　a：内視鏡画像，b：切除標本（黄色線：M 癌）

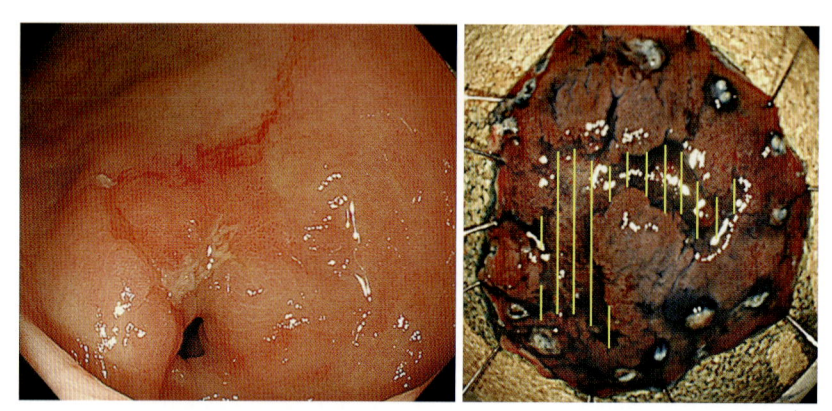

4a|4b

図4　症例3：3 cm 以下の UL（＋）の cT1a，分化型癌（適応拡大病変）
　　a：内視鏡画像，b：切除標本（黄色線：M 癌）

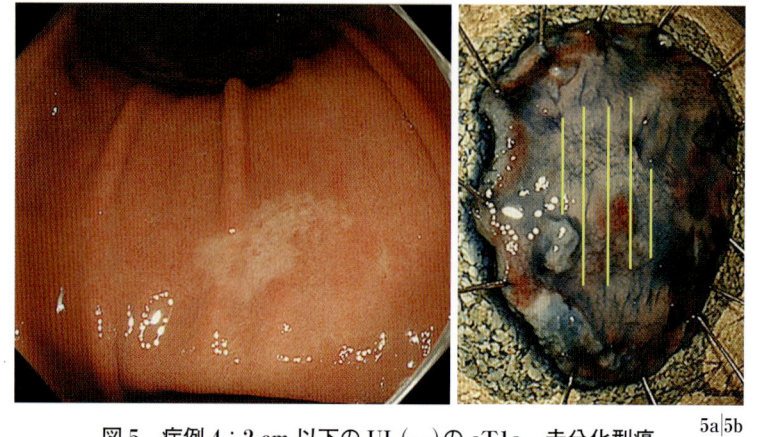

5a|5b

図5　症例4：2 cm 以下の UL（−）の cT1a，未分化型癌
　　　　（適応拡大病変）
　　a：内視鏡画像，b：切除標本（黄色線：M 癌）

のみが適応拡大病変となる予定である.

3. 相対適応病変

術前診断は原則,内視鏡的鉗子生検による病理組織診断を参照して癌の組織型の診断を行う.通常の内視鏡観察法により計測した大きさには誤差があることが指摘されており[9),10)],一部の分化型癌や未分化型癌の範囲診断は,内視鏡観察のみでは困難なことがある[11)].最終的には切除標本の組織学的所見が判明した後に大きさの判定をするという前提で診断,治療を行う.また早期胃癌の壁深達度診断は内視鏡観察により行い[12)~14)],時にはインジゴカルミン色素散布法やequipment-based image enhanced endoscopy(IEE)を用いた拡大内視鏡,超音波内視鏡を併用し,診断を行う[11),12),15)]が,深達度も最終的には切除標本の組織学的所見にて判定を行う.潰瘍合併例や一部の未分化型癌のpT1bの正診率は十分ではなく[16)],2010年4月から2013年3月まで東京大学医学部附属病院での胃癌治療例639症例においても,粘膜内癌と術前診断し治療を行ったESD症例のうち,病理組織診断にて結果的にSM 500 μmを超えていた症例が49例(7.7%)認められ,その一方でSM 500 μm以深と術前診断し,外科的切除を行った症例のうち,病理組織診断にて結果的に粘膜内癌からSM 500 μmまでの深達度であった症例が36例(5.6%)認められた.

このように術前診断にて適応拡大病変と判断することが悩ましい症例では,診断的意味合いを加味して治療適応が決定される場合もある(evidence level V,推奨度C1)[1)].このような場合には,原則として本人から胃癌の内視鏡治療についてのインフォームドコンセントを取得し治療を行うが,結果的に追加切除が必要となってしまうことも十分に説明すべきである.

「胃癌治療ガイドライン」第5版では適応外病変は設定せず,相対適応病変が新たに定義される予定である.

> 【症例5】85歳,女性(図6)
> 2 cm以上のUL(−)のcT1a,未分化型癌.
> 前庭部前壁0-Ⅱc.32×18 mm,sig,pT1a(M),UL(−),ly0,v0,pHM0,pVM0

> 【症例6】72歳,男性(図7)
> 2 cm以下のUL(−)のcT1a,SM2癌.
> 胃体上部後壁大弯寄り0-Ⅱc.8×7 mm,tub1,pT1b2(SM2 1,500 μm),UL(−),ly0,v0,pHM0,pVM0

> **この項のまとめ**
> ▶ ESD/EMRの絶対適応病変,適応拡大病変,相対適応病変を正しく理解し治療適応を判定することが重要である.

根治性の評価について

根治性は,局所因子とリンパ節転移リスクの因子で評価される(evidence level V,推奨度C1)[1)].腫瘍因子による根治性の評価について(図8),「胃癌治療ガイドライン」第5版ではJCOG0607試験[8)]の結果を受け,「2 cmを超えるUL(−)の分化型pT1a」および「3 cm以下のUL(+)の分化型pT1a」(図8)は治癒切除に含める予定である.

1. 治癒切除

「胃癌治療ガイドライン」第5版でも「胃癌に対するESD/EMRガイドライン」と同様に治癒切除と判定されるのは,腫瘍が一括切除され,2 cm以下,分化型,pT1a,UL(−),ly(−),v(−),切除断端陰性の症例である.治癒切除症例は追加治療を行わず経過観察とする.

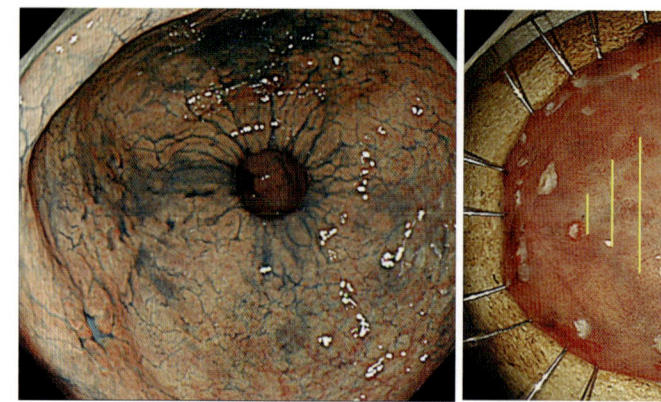

図6　症例5：2 cm 以上の UL(−)の cT1a，未分化型癌(適応外病変)
　　　a：内視鏡画像
　　　b：切除標本(黄色線：M 癌)

6a|6b

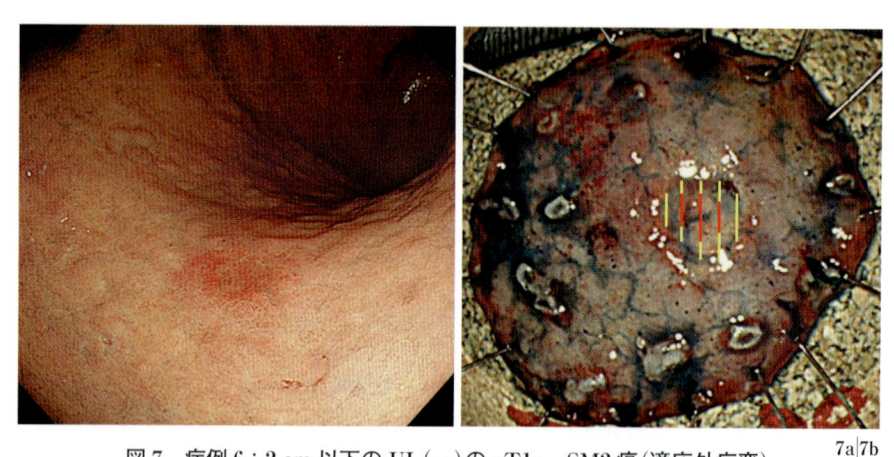

図7　症例6：2 cm 以下の UL(−)の cT1a，SM2 癌(適応外病変)
　　　a：内視鏡画像
　　　b：切除標本(黄色線：M 癌，赤色線：SM 癌)

7a|7b

2．適応拡大治癒切除

　リンパ節転移のリスクが pT1a で 1％未満，pT1b で約3％であれば，外科切除した場合の予後とほぼ同等の成績が得られると考えられるため[17]，「胃癌に対する ESD/EMR ガイドライン」では腫瘍が一括切除され，①2 cm 以上，分化型，pT1a，UL(−)，②3 cm 以下，分化型，pT1a，UL(＋)，③2 cm 以下，未分化型，pT1a，UL(−)，④3 cm 以下，分化型，pT1b (SM1)のいずれかで，ly(−)，v(−)，切除断端陰性の場合を適応拡大治癒切除としている．ただし，未分化型成分が混在する分化型癌症例に関してのエビデンスは未だ十分ではない．上記②の3 cm 以下，pT1a，UL(＋)で，分化型優位であれば未分化型成分を有していても転移の可能性が1％未満と考えられ[18]，適応拡大治癒切除とする(evidence level Ⅴ，推奨度 C1)ことが規定されている[1]．しかしながら上記①の2 cm 以上，pT1a，UL(−)で分化型優位であっても，未分化型成分が長径で2 cm を超えるもの，

（SM1）で 2.6%（2/78），③2 cm 超，未分化型，pT1a，UL（−）で 2.8%（6/214），④未分化型，pT1a，UL（+）で 5.1%（52/1,014），⑤未分化型，pT1b（SM1）で 10.6%（9/85）と報告されており，リンパ節転移再発の可能性がある[17),19),20)]。

さらに適応拡大病変に対する ESD 症例のうち，①3 cm 以下，分化型，pT1a，UL（+），②3 cm 以下，分化型，pT1b（SM1）の場合は，内視鏡にて再検し遺残と標本内の大きさの合計が 3 cm を超える場合，または，SM 浸潤部で分割切除あるいは断端陽性になった場合には，追加外科切除を選択する。

しかしながら，分化型癌の一括切除で側方断端陽性，または分割切除のみが治癒切除，適応拡大治癒切除条件を満たさない場合には，施設の方針により患者へのインフォームドコンセントの後に，再 ESD や焼灼法（レーザーやアルゴンプラズマ焼灼法），切除時の焼灼効果（burn effect）に期待した無治療経過観察も選択肢となりうる[17)]が，慎重な経過観察が必要である。

なお，「胃癌治療ガイドライン」第 5 版では，

また上記④の 3 cm 以下，pT1b（SM1）のいずれかで分化型優位であっても，SM 浸潤部に未分化型成分があるものは，追加外科切除を考慮する[17),19),20)]ことが規定されている。

「胃癌治療ガイドライン」第 5 版では JCOG0607 試験[8)]の結果を受け，「2 cm を超える UL（−）の分化型 cT1a」および「3 cm 以下の UL（+）の分化型 cT1a」は治癒切除に含める予定である（図 8）。

3. 治癒切除，適応拡大治癒切除以外

「胃癌に対する ESD/EMR ガイドライン」による治癒切除，適応拡大治癒切除条件に当てはまらない場合の ESD/EMR 後の治療方針アルゴリズムを図 9 に示す[1)]。

これらの多くは，明らかなリンパ節転移のリスクを伴うため追加外科切除の対象となる（evidence level V，推奨度 C1）ことが規定されている[1)]。脈管侵襲がみられない場合，リンパ節転移頻度は，①3 cm 超，分化型，pT1a，UL（+）で 3.0%（7/230），②3 cm 超，分化型，pT1b

深達度	潰瘍	分化型優位				未分化型優位	
		≤2cm	>2cm	≤3cm	>3cm	≤2cm	>2cm
pT1a(M)	UL(−)						
	UL(+)						
pT1b(SM)	SM1						
	SM2						

■ 一括切除　■ 適応拡大治癒切除**　□ その他
■ 治癒切除

*一括切除 かつ HMO, VMO, ly(−), v(−) の場合に限る
**例外規定あり

pT1a(M)：粘膜内癌（病理診断），pT1b(SM)：粘膜下層浸潤癌（病理診断），UL：潰瘍（瘢痕）所見

図 8　腫瘍因子による根治性の評価*

［小野裕之，他：胃癌に対する ESD/EMR ガイドライン．Gastroenterol. Endosc.　56；310-323, 2014[1)]より引用・改変］

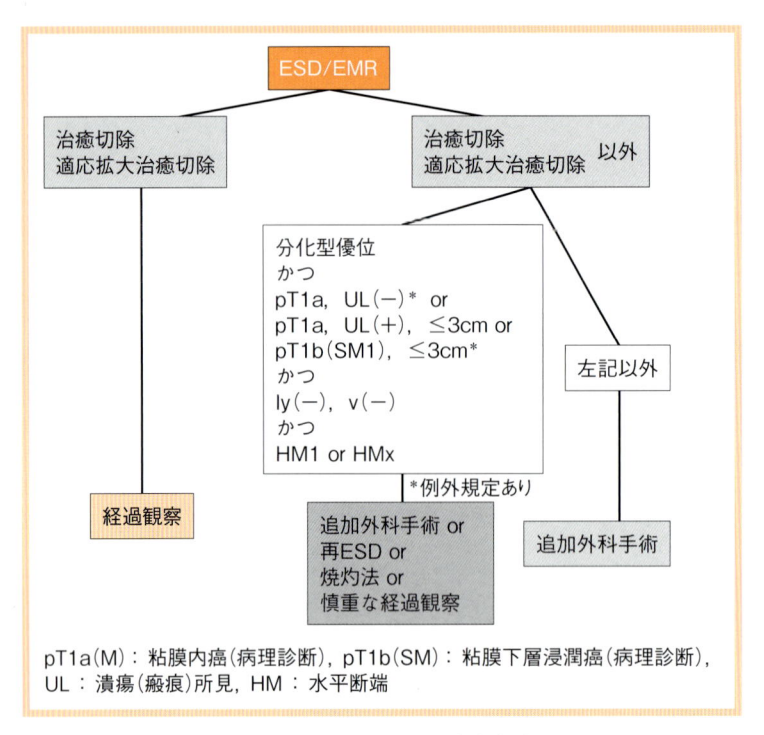

図9 ESD/EMR 後の治療方針
〔小野裕之, 他：胃癌に対する ESD/EMR ガイドライン.
Gastroenterol. Endosc. 56；310-323, 2014[1]より引用・改変〕

第4版の治癒切除, 適応拡大治癒切除, 非治癒切除という用語はそれぞれ, 内視鏡的根治度A, 内視鏡的根治度B, 内視鏡的根治度C, に改められる予定である.

> **この項のまとめ**
> ▶ESD/EMR 後の根治性の評価法を正しく理解し, 経過観察, 追加治療の方針を決定することが重要である.

おわりに

ガイドラインにおける ESD/EMR の適応病変・根治性の評価について今後の改訂が見込まれる内容も含めて記載した. ガイドラインはもちろん遵守されるべきであるが, 日常診療における治療方針については患者個々の背景因子や病変因子などを総合的に判断して, 最善と思わ

れる治療を適切に決定すべきである.

文 献

1) 小野裕之, 八尾建史, 藤城光弘, 他：胃癌に対する ESD/EMR ガイドライン. Gastroenterol. Endosc. 56；310-323, 2014
2) 藤本一眞, 藤城光弘, 加藤元嗣, 他：抗血栓薬服用者に対する消化器内視鏡診療ガイドライン. Gastroenterol. Endosc. 54；2075-2102, 2012
3) 藤城光弘：新・胃癌治療ガイドラインにおける, 内視鏡治療領域の改訂点. NEWS FLASH 第89回日本胃癌学会総会 http://www.oncoinsight.jp/jgcax2017/
4) Park, Y. M., Cho, E., Kang, H. Y., et al.：The effectiveness and safety of endoscopic submucosal dissection compared with endoscopic mucosal resection for early gastric cancer：a systematic review and metaanalysis. Surg. Endosc. 25；2666-2677, 2011
5) Nakamoto, S., Sakai, Y., Kasanuki, J., et al.：Indications for the use of endoscopic mucosal resec-

tion for early gastric cancer in Japan：a comparative study with endoscopic submucosal dissection. Endoscopy　41；746-750, 2009

6) Shimura, T., Sasaki, M., Kataoka, H., et al.：Advantages of endoscopic submucosal dissection over conventional endoscopic mucosal resection. J. Gastroenterol. Hepatol.　22；821-826, 2007

7) Watanabe, K., Ogata, S., Kawazoe, S., et al.：Clinical outcomes of EMR for gastric tumors：historical pilot evaluation between endoscopic submucosal dissection and conventional mucosal resection. Gastrointest. Endosc.　63；776-782, 2006

8) Hirasawa, T., Gotoda, T., Miyata, S., et al.：A non-randomized confirmatory trial of an expanded indication for endoscopic submucosal dissection for intestinal-type gastric cancer(cT1a)：the Japan Clinical Oncology Group study(JCOG-0607). Gastric Cancer　2017, doi：10.1007/s10120-017-0704-y

9) Vakil, N., Smith, W., Bourgeois, K., et al.：Endoscopic measurement of lesion size：improved accuracy with image processing. Gastrointest. Endosc.　40；178-183, 1994

10) Yao, K., Matsui, T., Furukawa, H., et al.：A new stereoscopic endoscopy system：accurate 3-dimensional measurement in vitro and in vivo with distortion-correction function. Gastrointest. Endosc.　55；412-420, 2002

11) Nagahama, T., Yao, K., Maki, S., et al.：Usefulness of magnifying endoscopy with narrow-band imaging for determining the horizontal extent of early gastric cancer when there is an unclear margin by chromoendoscopy(with video). Gastrointest. Endosc.　74；1259-1267, 2011

12) Sano, T., Okuyama, Y., Kobori, O., et al.：Early gastric cancer. Endoscopic diagnosis of depth of invasion. Dig. Dis. Sci.　35；1340-1344, 1990

13) Choi, J., Kim, S. G., Im, J. P., et al.：Endoscopic prediction of tumor invasion depth in early gastric cancer. Gastrointest. Endosc.　73；917-927, 2011

14) Abe, S., Oda, I., Shimazu, T., et al.：Depth-predicting score for differentiated early gastric cancer. Gastric Cancer　14；35-40, 2011

15) Yanai, H., Tada, M., Karita, M., et al.：Diagnostic utility of 20-megahertz linear endoscopic ultrasonography in early gastric cancer. Gastrointest. Endosc.　44；29-33, 1996

16) 小野裕之，吉田茂昭：胃癌の深達度診断内視鏡像からみた深達度診断．胃と腸　36；334-340, 2001

17) 日本胃癌学会 編：胃癌治療ガイドライン医師用（第4版）．金原出版，東京，2014

18) 滝沢耕平，川田 登，田中雅樹，他：組織混在パターン別粘膜内胃癌の臨床病理学的特徴．胃と腸　48；1567-1579, 2013

19) Gotoda, T., Yanagisawa, A., Sasako, M., et al.：Incidence of lymph node metastasis from early gastric cancer：estimation with a large number of cases at two large centers. Gastric Cancer　3；219-225, 2000

20) Hirasawa, T., Gotoda, T., Miyata, S., et al.：Incidence of lymph node metastasis and the feasibility of endoscopic resection for undifferentiated-type early gastric cancer. Gastric Cancer　12；148-152, 2009

（山口　太輔，藤城　光弘，辻　　陽介，
吉田俊太郎，藤本　一眞，小池　和彦）

（臨牀消化器内科 Vol. 30 No. 6, 647-655, 2015　改訂）

③ 大　腸

Summary

　大腸ESDは2012年4月に保険適用となった．本稿では大腸ESDの適応と
根治性の評価について日本消化器内視鏡学会から2014年4月に発刊された「大
腸ESD/EMRガイドライン」に基づいて解説した．根治性評価については「大
腸癌治療ガイドライン」の関連する項目も含めて言及した．それに加えて，大腸
ESDの主要な適応である側方発育型腫瘍(laterally spreading tumor；LST)
の亜分類別の担癌割合，粘膜下層浸潤割合，粘膜下層浸潤様式についても詳細
に解説した．

Key words：大腸内視鏡的粘膜下層剥離術(ESD)，大腸癌，大腸腫瘍，側方発育型腫瘍(LST)，
　　　　　　　大腸粘膜下層浸潤癌

はじめに

　大腸ESDは胃ESDと同時期の1990年代後半
から報告されてきたが，大腸EMRと比較し手
技の困難性と穿孔等の偶発症の頻度が高いこと
から普及が遅れた．しかしながら，先進施設の
尽力と互いの協力により，先進医療を経て2012
年4月に保険適用となった．日本消化器内視鏡
学会から適応，診断，手技，偶発症，周術期管
理，根治性判定を網羅した「大腸ESD/EMRガ
イドライン」[1]が2014年4月に発刊され，日常
診療の指針として活用されている．本ガイドラ
インは先に発刊されている大腸癌研究会編「大

腸癌治療ガイドライン」[2]および日本消化器病
学会編「大腸ポリープ診療ガイドライン」[3]との
整合性を考慮し作成された．本稿では「大腸
ESD/EMRガイドライン」に基づいて大腸ESD
の適応，根治性基準について解説するととも
に，大腸ESDの主要な適応である側方発育型
腫瘍(laterally spreading tumor；LST)の取り
扱いについても言及する．なお，ステートメン
トのエビデンスレベルと推奨度についてもガイ
ドラインの原文のとおり転記したので必要に応
じて原文を参照いただければ幸いである．

I 適応について

現行の保険適応は「径20〜50 mm の早期大腸悪性腫瘍」であり，一括摘除できた際に算定可能である．一方「大腸 EMR/ESD ガイドライン」のステートメントのなかで ESD の適応にもっとも関与する記載は「早期大腸癌のうち，リンパ節転移の可能性が極めて低く，病巣が内視鏡的一括摘除できる大きさと部位であり根治性が期待される病変は，原則的に内視鏡治療を行う．明らかな cT1b（SM）癌（SM 浸潤距離 1,000 μm 以深）は，原則的に外科手術を行う．早期大腸癌に対する内視鏡的摘除は一括切除が基本であるが，SM 浸潤の可能性を確実に否定できる場合，分割摘除も適切に施行されるのであれば容認される（エビデンスレベルIVb，推奨度 B)」である．このステートメントは内視鏡治療と外科手術の適応について言及したものであり，内視鏡治療のなかで EMR と ESD のどちらを選択するのかについては言及していない．別のステートメントに「早期大腸癌に対する内視鏡治療は一括切除が望ましいが，腺腫や腺腫内癌の一部は，分割 EMR も適切に施行されるのであれば容認される．分割 EMR を施行する際には，治療前の拡大内視鏡観察などを十分に行い，癌部は決して分割しないようにすることが肝要である（エビデンスレベルIII，推奨度 B)」とある．

日常診療において，まずは治療対象病変が内視鏡治療の適応であるかどうか判断することが重要である．深達度診断に関するステートメントに「早期大腸癌では，内視鏡治療を施行する前に SM 浸潤の程度を予測することが必要である（エビデンスレベルIVb，推奨グレード B)」という記載がある．非拡大観察の白色光・インジゴカルミン撒布後観察にて硬さ・緊満感，凹凸不整，深い陥凹，ひだ集中などの所見が重要である[4]．それに加えて，元来 Shimoda らが病理所見を基に提唱した polypoid growth（PG），non-polypoid growth（NPG）分類[5]を内視鏡的に診断することも重要と考えられる．PG，NPG はインジゴカルミン撒布後非拡大観察で診断可能であり，NPG の病変は腫瘍径が小さくても SM 浸潤の可能性が高い．非拡大観察の正診率は 80％が限界であり，診断精度を向上させるためには拡大内視鏡が必要となる．クリスタルバイオレット染色後拡大観察は，NBI/BLI 拡大観察より優れた深達度診断精度を得られる．高い確信度（90％以上）で cT1b（SM 1,000 μm 以深）と診断される病変は，外科手術の適応となる．問題は確信度の低い病変であるが，実臨床においては技術的に内視鏡的摘除可能と考えられれば，内視鏡治療を実施している施設が多いと考えられる．

治療対象病変が内視鏡治療の適応と判断した場合には，EMR/ESD のどちらを適用するかの判断が必要となる．その際に参考となるのが，大腸 ESD 標準化検討部会の適応案（**表1**）[1]である．スネア EMR による一括切除が困難な LST-NG，とくに pseudo-depressed type，V$_I$ 型 pit pattern を呈する病変，T1（SM）軽度浸潤癌，大きな陥凹型腫瘍，癌が疑われる大きな隆起性病変などがおもな適応として挙げられている．裏を返せば分割 EMR が容認される病変は高い確信度で病変全体が腺腫と診断される（拡大観察でIII$_L$，IV型のみ）LST-G，とくに homogeneous type ということになる．EMR 一括摘除困難な巨大隆起性病変（いわゆる villous tumor）は悪性度が高い病変が含まれるために，分割 EMR は行うべきではないと考えられる．

20 mm を超える LST の多くが ESD の適応となる可能性が高いが，その際に参考となるのが，四つの LST 亜分類（**図1**）：① 顆粒均一型〔homogeneous type；LST-G（H）〕，② 顆粒混在型〔nodular mixed type；LST-G（M）〕，③

表1　大腸 ESD の適応病変（大腸 ESD 標準化検討部会案）

内視鏡的一括切除が必要な下記の病変
　1）スネア EMR による一括切除が困難な,
　　　・LST-NG, 特に pseudo-depressed type
　　　・Vɪ 型 pit pattern を呈する病変
　　　・T1(SM)軽度浸潤癌
　　　・大きな陥凹型腫瘍
　　　・癌が疑われる大きな隆起性病変[※1]
　2）粘膜下層に線維化を伴う粘膜内腫瘍[※2]
　3）潰瘍性大腸炎などの慢性炎症を背景とした sporadic な局在腫瘍
　4）内視鏡的切除後の局所遺残早期癌
　　注）※1：全体が丈高の結節集簇病変（LST-G）も含む.
　　　　※2：biopsy や病変の蠕動による prolapse に起因するもの.

〔田中信治, 他：大腸 ESD/EMR ガイドライン. Gastroenterol. Endosc. 56；1598-1617, 2014[1] より引用〕

LST-G(H)：homogeneous type

LST-G(M)：nodular mixed type

顆粒型
（granular type；G）

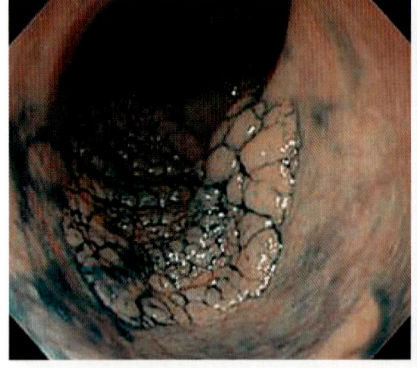
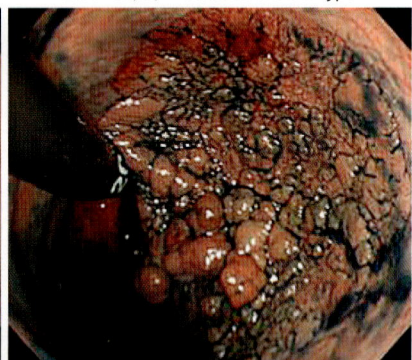

LST-NG(F)：flat elevated type

LST-NG(PD)：pseudo-depressed type

非顆粒型
（non-granular type；NG）

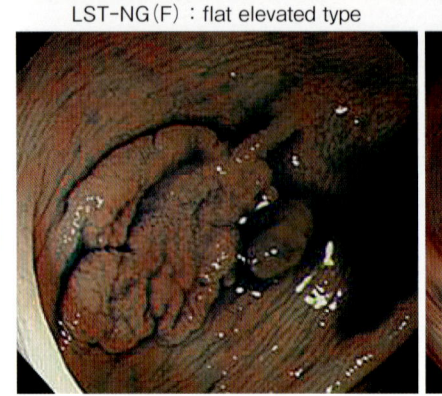

図1　LST 亜分類

平坦隆起型〔flat elevated type；LST-NG(F)〕, ④ 偽陥凹型〔pseudo-depressed type；LST-NG(PD)〕別の担癌割合, SM 浸潤割合, SM 浸潤

様式である[6]. 当院では LST 913 病変について亜分類別〔LST-G(H)：n＝166, LST-G(M)：n＝316, LST-NG(F)：n＝304, LST-NG(PD)：

n＝127）について担癌割合（**表2**），SM浸潤割合（**表3**），SM浸潤様式（**図2**）を集計した．20 mm以上のLST-NG（pseudo-depressed type）はSM浸潤率が30％を超えるために，ESDの絶対的な適応と考えられる．また，30 mm以上のLST-NG（flat type）はSM浸潤割合が20％を超えるためにESD適応と考えられる．SM浸潤様式においてもLST-NGは20％以上の症例において multifocal な浸潤を認め，しかも内視鏡的にはSM浸潤部位の診断が困難な症例が多いことからもESDによる一括切除が必須である．ESD適応においてもっとも議論になるのがLST-G（nodular mixed type）である．確かにSM浸潤率は40 mm以上でも20％は超えない．しかしながら，担癌率は20 mm以上で70％を超える．また，SM浸潤様式では約30％は粗大結節以外の部位での浸潤を認め，内視鏡で事前に浸潤部位を正確に予測することは困難と思われる．癌部を分割してはいけないという観点からは，LST-G（nodular mixed type）においてもEMR一括切除困難であればESD適応と考えられる．

　また，臨床の現場でしばしば問題となる non-lifting sign 陽性の病変についてのステートメントに「Non-lifting sign 陽性であっても粘膜内腫瘍（腺腫や粘膜内癌）の可能性がある．したがって内視鏡的に粘膜内腫瘍と判断できればESD/EMRの適応外ではない（エビデンスレベルⅢ，推奨度B）」と記載がある．実際，non-lifting sign 陽性の病変においてはスネアEMRが困難な病変が多く，20 mm以下であってもESDの適応病変となる．これに関連して「質的診断のための生検は必要最小限にとどめるべきである（エビデンスレベルⅤ，推奨グレードC1）」とあるように生検により non-lifting sign 陽性となる可能性があり，内視鏡治療の適応となりうる病変に対する生検は慎重にすべきである．とくに自施設でESDを実施しない施設におい

て，紹介のために必要な情報として生検を行うことがしばしばあるが，内視鏡治療前には生検診断は必ずしも必須ではない．

Ⅱ 根治性の評価について

　「大腸ESD/EMRガイドライン」のステートメントでは「根治性は局所因子とリンパ節・遠隔転移リスクの因子で評価される（エビデンスレベルⅣb，推奨度B）」と記載されている．局所因子はすなわち，切除断端の評価であり，分割切除の場合は水平断端の評価は困難となる．ESDにおいても分割切除例においては局所再発率が増加することが報告されている．一方，pT1（SM）癌のリンパ節・遠隔転移リスクの因子については大腸癌研究会編「大腸癌治療ガイドライン」の記載[2]（**図3**）に従い対応する．具体的には，内視鏡的不完全摘除により深部断端陽性となった病変は追加手術を施行すべきである．ESDで時々起こりうる事象として，剝離操作に伴う粘膜下層からの切り込みにより深部断端の評価が困難となった場合には，明確な基準はなく個別の判断を要する．内視鏡的に完全切除された場合には，「① 垂直断端陰性（完全摘除），② 乳頭腺癌・管状腺癌，③ SM浸潤距離1,000 μm未満，④ 脈管侵襲陰性，⑤ 簇出Grade 1のすべての項目を満たした場合は根治と判定してよい」「上記①〜⑤の条件を満たした場合，リンパ節転移・遺残再発をきたした症例は極めて稀である（エビデンスレベルⅣb，推奨度B）」．一方，これらの5項目のうち一つでも満たさない場合には，予測される転移・再発率と患者背景（年齢，併存疾患，身体活動度，患者希望，術後に予測されるQOLなど）を総合的に判断したうえで追加切除を行うかどうか判断する．

　根治性を正確に判断するためには「切除標本が適切に取り扱われなければならない（エビデ

表2 LST 亜分類・腫瘍径別担癌割合

腫瘍径(mm)	10〜19	20〜29	30〜39	≧40	計
LST-G(H) n=166	16%(8/50)	31%(19/62)	62%(16/26)	46%(13/28)	34%(56/166)
LST-G(M) n=316	47%(8/17)	71%(45/63)	69%(66/95)	80%(113/141)	73%(232/316)
LST-NG(F) n=304	41%(47/116)	59%(65/111)	60%(32/53)	75%(18/24)	53%(162/304)
LST-NG(PD) n=127	71%(24/34)	72%(39/54)	77%(17/22)	88%(15/17)	75%(95/127)

〔堀田欣一，他：臨牀消化器内科 30；1199-1207，2015[6]より引用〕

表3 LST 亜分類・腫瘍径別粘膜下層(SM)浸潤割合

腫瘍径(mm)	10〜19	20〜29	30〜39	≧40	計
LST-G(H) n=166	0%(0/50)	2%(1/62)	4%(1/26)	4%(1/28)	2%(3/166)
LST-G(M) n=316	6%(1/17)	11%(7/63)	15%(14/95)	19%(27/141)	16%(49/316)
LST-NG(F) n=304	2%(2/116)	10%(11/111)	26%(14/53)	33%(8/24)	12%(35/304)
LST-NG(PD) n=127	21%(7/34)	39%(21/54)	32%(7/22)	29%(5/17)	31%(40/127)

〔堀田欣一，他：臨牀消化器内科 30；1199-1207，2015[6]より引用〕

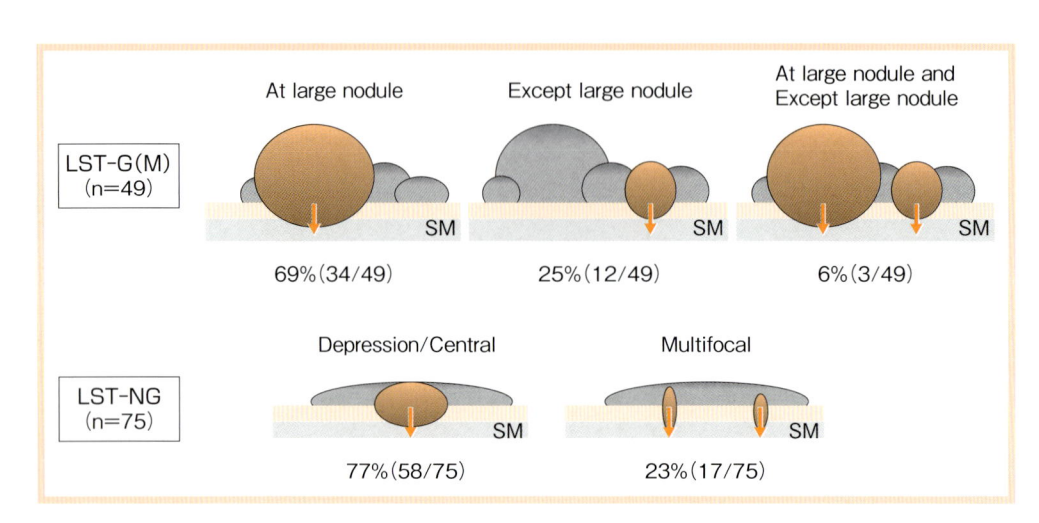

図2 LST の粘膜下層(SM)浸潤様式
〔堀田欣一，他：臨牀消化器内科 30；1199-1207，2015[6]より引用〕

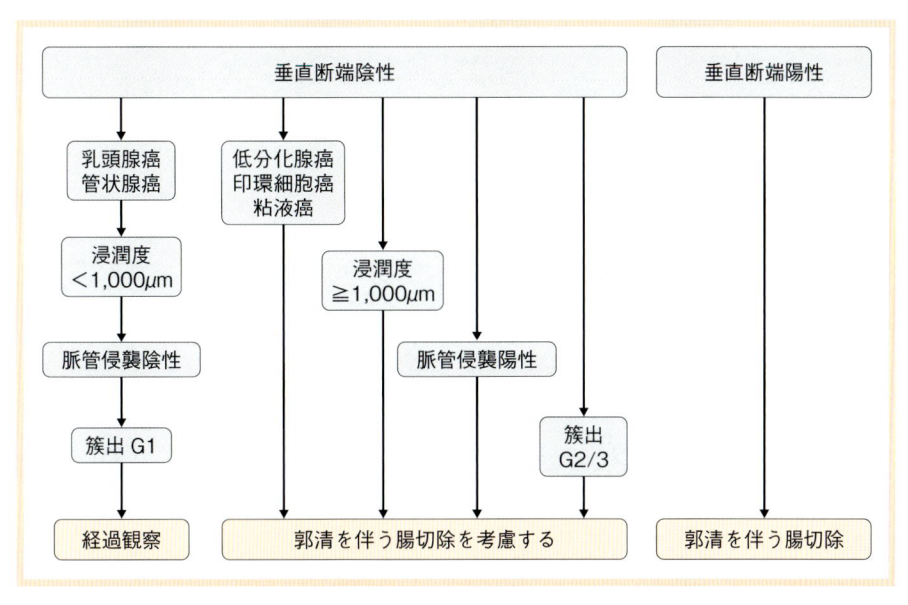

図3 内視鏡摘除後のpT1(SM)癌の治療方針
〔大腸癌治療ガイドライン医師用2016年版[2]より引用〕

ンスレベルⅥ, 推奨度C1)」「臨床的意義のある病理診断を行うためには, 適切な切り出しが必要である(エビデンスレベルⅥ, 推奨度C1)」のステートメントにあるように, 臨床と病理が密に連携して検体を適切に処理する体制が必要となる. 当院では, 病理ローテーション中のレジデントが病理スタッフの指導の下, 内視鏡所見を参照しながら, 適切に最深部が切り出されるように切り出しを行っている. また, pT1(SM)癌の病理診断において, 深達度診断および脈管侵襲の精度の高い診断には免疫染色を併用することが望ましい.

おわりに

「大腸ESD/EMRガイドライン」の記載に基づきESDの適応について述べた. ガイドラインに記載された適応は原則的・概念的なものであり, 実際の個々の症例に対する対応は臨床経験に基づき, さまざまな要素を考慮し総合的に判断されるべきである.

文 献

1) 田中信治, 樫田博史, 斎藤 豊, 他：大腸ESD/EMRガイドライン. Gastroenterol. Endosc. 56；1598-1617, 2014
2) 大腸癌研究会 編：大腸癌治療ガイドライン医師用2016年版. 金原出版, 東京, 2016
3) 日本消化器病学会 編：大腸ポリープ診療ガイドライン2014. 南江堂, 東京, 2014
4) Ikehara, H., Saito, Y., Matsuda, T., et al.：Diagnosis of depth of invasion for early colorectal cancer using magnifying colonoscopy. J. Gastroenterol. Hepatol. 25；905-912, 2010
5) Shimoda, T., Ikegami, M., Fujisaki, J., et al.：Early colorectal carcinoma with special reference to its development de novo. Cancer 64；1138-1146, 1989
6) 堀田欣一, 今井健一郎, 伊藤紗代, 他：LSTに対する治療法の選択—外科的治療も含めて. 臨牀消化器内科 30；1199-1207, 2015

（堀田 欣一）

（本稿初出）

第2章 抗凝固薬・抗血小板薬服用中の患者の取り扱い

Summary

　消化器内視鏡検査は多様化しており，診断および治療に幅広く用いられている．それに加えて近年の高齢者増加に伴い抗血栓薬内服者に消化器内視鏡を施行する場面は増加傾向にある．「抗血栓薬服用者に対する消化器内視鏡診療ガイドライン」によると，治療内視鏡は，抗血栓薬単剤か多剤か，出血低危険群か高危険群か，また抗血栓薬の種類により対応が異なる．消化器内視鏡の適応を決める際には，出血のリスクと抗血栓薬休薬時の血栓塞栓症の発症リスク，患者背景を熟慮し，患者や家族に説明し同意を得る必要がある．現ガイドラインへの改訂後，徐々に症例集積がされているが，追補版の指針に沿った今後のさらなるエビデンス集積が期待される．

Key words : 内視鏡治療，抗血栓薬，偶発症

I 多様化する消化器内視鏡と抗血栓薬内服者の増加

　近年，消化器内視鏡検査は，消化器疾患の診断および治療において非常に重要な役割を果たしている．上部・下部内視鏡検査において，画像強調機能や拡大機能により，病変の拾い上げから質的診断に至るまで内視鏡診断は飛躍的に進歩を遂げた[1]~[3]．また，超音波内視鏡検査は，消化管層構造や壁外の構造を観察することでより多くの情報をもたらし，さらに超音波内視鏡下穿刺吸引法(EUS-FNA)により，直視できない深層の病変における病理学的診断が可能になった．内視鏡とX線透視を組み合わせることで，胆管や膵管を造影し，胆膵領域の疾患の診断と治療が行えるようになった．さらに内視鏡

の先端から挿入して操作ができるさまざまな処置具が開発され，より安全に，手技を行いやすくするよう進歩し続けている．一方で，このような検査や治療にはある一定の頻度で出血や穿孔をはじめとした偶発症のリスクを伴っている．たとえば胃の内視鏡的粘膜下層剥離術(ESD)において，後出血率は5〜15%程度と報告されている[4]．

　また，消化器内視鏡検査技術や機器の進歩に加え，急速な人口の高齢化の進展により，高齢者に対して内視鏡検査および治療を行う機会が増加している．とくに高齢者では脳梗塞や心筋梗塞といった血栓性疾患が増加するため，抗血栓薬内服者が多い傾向にある．抗血栓薬内服により出血を助長する可能性があるため，抗血栓

薬内服者に内視鏡を施行する際には，よりいっそう注意が必要と考えられる．

この項のまとめ
▶高齢者増加に伴い抗血栓薬内服者に消化器内視鏡を施行する場面は増加傾向にある．

Ⅱ 抗血栓薬の定義とその効果

抗血栓薬とは抗血小板薬（アスピリン，チエノピリジン誘導体，シロスタゾール等）と抗凝固薬（ワルファリン，ヘパリン，direct oral anti-coagulants；DOAC：ダビガトラン・アピキサバン・リバーロキサバン・エドキサバン等）を合わせた総称である．抗血小板薬は，動脈硬化による血栓性疾患において血小板凝集を阻止し，血栓の形成/拡大を阻止することを期待されて用いられる[5]．一方，抗凝固薬は血液凝固系の阻害作用を有し，心房細動や弁膜症などの心疾患や静脈系の血栓塞栓症の予防および治療に対する効果が認められている[5]．

しかし，抗血栓薬はいわば両刃の剣であり，血栓塞栓症を予防する一方で，出血を誘発してしまう．さらに，抗血栓薬多剤内服者は抗血栓薬単剤内服者よりも出血のイベントが大幅に増加する傾向にある．ワルファリン服用中の出血リスクの評価には，高血圧，腎障害・肝障害，脳卒中の既往，出血既往または出血性疾患，不安定な PT-INR，高齢（75 歳以上），抗血小板薬〔または非ステロイド性抗炎症薬（NSAIDs）〕の併用またはアルコール依存が知られており，これらの因子をスコア化した HAS-BLED スコアが広く使用されている[6),7]．とくに高齢患者の場合，癌，転倒の既往，薬剤数が多いことなどが出血リスクの要因として報告されている[8]．2012 年に改訂された「抗血栓薬服用者に対する消化器内視鏡診療ガイドライン」[9]（以下，現ガイドライン）における要点と，2017 年に追補版

として発行された内容を含めて[10]，その留意点をまとめていく．

この項のまとめ
▶抗血栓薬のもつ血栓塞栓症予防効果は内視鏡時には出血のリスクとなりうることを認識しなければならない．

Ⅲ 休薬による血栓塞栓症の高危険群

現ガイドラインでは，抗血栓薬休薬による血栓塞栓症の高危険群を**表1**のようにまとめている[9]．心房細動患者における塞栓症発症リスクの評価には，CHADS2 スコアの使用が提唱されており[7]，リスクを踏まえつつ，休薬の可否については，必ず処方医と事前に検討する必要がある．

この項のまとめ
▶休薬によりとくに重篤な偶発症を合併しうる疾患では高発症群として対応する．

Ⅳ 消化器内視鏡手技の出血リスクによる分類

現ガイドラインでは出血リスクによる消化器内視鏡検査・治療を，①通常消化器内視鏡，②内視鏡的粘膜生検，③出血低危険度の消化器内視鏡，④出血高危険度の消化器内視鏡，の四つに分類している（**表2**）[9]．とくに内視鏡治療については，抗血栓薬の種類や内服数により，対応を変える必要がある．抗血栓薬による出血リスクと，休薬による血栓塞栓症発症のリスクの両方に配慮しなければならない．

この項のまとめ
▶手技の出血リスクに応じて抗血栓薬継続・置換または休薬の可否を決定する必要がある．

表1　休薬による血栓塞栓症の高危険群

抗血小板薬関連
　冠動脈ステント留置後2カ月
　冠動脈薬剤溶出性ステント留置後12カ月
　脳血行再建術(頸動脈内膜剥離術，ステント留置)後2カ月
　主幹動脈に50%以上の狭窄を伴う脳梗塞または一過性脳虚血発作
　最近発症した虚血性脳卒中または一過性脳虚血発作
　閉塞性動脈硬化症でFontaine 3度(安静時疼痛)以上
　頸動脈超音波検査，頭頸部磁気共鳴血管画像で休薬の危険が高いと判断される
　所見を有する
抗凝固薬関連
　心原性脳塞栓症の既往
　弁膜症を合併する心房細動
　弁膜症を合併していないが脳卒中高リスクの心房細動
　僧帽弁の機械弁置換術後
　機械弁置換術後の血栓塞栓症の既往
　人工弁設置
　抗リン脂質抗体症候群
　深部静脈血栓症・肺塞栓症

〔藤本一眞，他：抗血栓薬服用者に対する消化器内視鏡診療ガイドライン．Gastro-enterol. Endosc. 54；2073-2102，2012[9)]より引用〕

表2　出血危険度による消化器内視鏡の分類

1．通常消化器内視鏡 　上部消化管内視鏡(経鼻内視鏡を含む) 　下部消化管内視鏡 　超音波内視鏡 　カプセル内視鏡 　内視鏡的逆行性膵胆管造影 2．内視鏡的粘膜生検(超音波内視鏡下穿刺 　吸引術を除く) 3．出血低危険度の消化器内視鏡 　バルーン内視鏡 　マーキング(クリップ，高周波，点墨など) 　消化管，膵管，胆管ステント留置法(事前 　の切開手技を伴わない) 　内視鏡的乳頭バルーン拡張術	4．出血高危険度の消化器内視鏡 　ポリペクトミー 　内視鏡的粘膜切除術 　内視鏡的粘膜下層剥離術 　内視鏡的乳頭括約筋切開術 　内視鏡的十二指腸乳頭切除術 　超音波内視鏡下穿刺吸引術 　経皮内視鏡的胃瘻造設術 　内視鏡的食道・胃静脈瘤治療 　内視鏡的消化管拡張術 　内視鏡的粘膜焼灼術 その他

〔藤本一眞，他：抗血栓薬服用者に対する消化器内視鏡診療ガイドライン．Gastroenterol. Endosc. 54；2073-2102，2012[9)]より引用〕

Ⅴ 治療適応の決定

　似たような局在，大きさ，深達度が予想される病変であっても，患者の performance status や背景疾患によっては，治療方針を変えるということも考慮しなければならない．たとえば外科手術の侵襲が内視鏡治療と比べてかなり高くなる場合，最終的に適応を外れる可能性があっても，診断的内視鏡治療を先行するという考え方もできるが，その一方で，治療を行うことでもともとの寿命を縮めるリスクを伴うようであれば，治療をせず経過観察を行うという考え方もある．また，患者側の要因だけではなく，病変の局在や大きさ，進行の程度，治療歴，抗血栓薬内服の有無などにより，進行癌になるまでの時間的猶予や，内視鏡治療の難易度が異なる．以上のことを総合的に判断し，患者本人・家族に対して治療のメリット・デメリットをよく説明し，同意を得たうえで最終的な治療方針を決定するのが望ましいと思われる．

> この項のまとめ
> ▶適応は総合的に判断し治療の危険度と有効性を説明して同意を得てから決定すべきである．

Ⅵ 抗血栓薬単剤での内視鏡治療

　現ガイドラインによると，出血低危険群では単剤内服の場合，休薬は不要である．ワルファリンは治療域であること（非弁膜症性心房細動例では 70 歳未満：PT-INR が 2.0〜3.0，70 歳以上：1.6〜2.6）を確認してから治療を行う必要があり，DOAC は血中濃度のピーク期を避けることが望ましく，その後の止血も確認する必要がある．出血高危険群において抗血小板薬単剤内服の場合，アスピリンもしくはシロスタゾールは血栓塞栓症の高危険群では内服継続して治療することも可能であるが，低危険群では休薬が望ましい．それ以外の抗血小板薬では原則休薬が必要であり，血栓塞栓症の高危険群ではアスピリンへの置換を考慮することとなる．休薬期間は，アスピリンで 3〜5 日，チエノピリジン系は 5〜7 日，その他の抗血小板薬は 1 日が推奨されている．

　抗凝固薬単剤内服の場合は，ヘパリン置換の出血危険度の増加が明らかとなったことを受け，①INR が治療域であればワルファリンの継続，②ワルファリンから DOAC への変更が可能な場合（非弁膜性心房細動）は DOAC への一時的変更の考慮，③ワルファリンは 3〜5 日前に休薬してヘパリン化が弱く推奨されている[10]．DOAC については，前日まで内服継続処置当日朝から内服中止し，再開は翌日朝からとすることを推奨するが，とくに血栓塞栓症の危険性の高い群においては，ヘパリン置換も考慮可能としている[9),11]．ただし DOAC は 75 歳以上の高齢者では消化管出血が増加するという報告[12]があり，その理由の一つとして，DOAC が腎排泄の薬剤で，高齢者では腎機能低下（CCr 50 ml/min 以下）を伴うことが多いということが挙げられる．したがって，高齢者では腎機能に注意し，必要なら休薬期間の延長を考慮する必要がある．

> この項のまとめ
> ▶出血低危険群では休薬不要だが，高危険群では抗血栓薬の種類により対応が異なる．

Ⅶ 抗血栓薬多剤内服下での内視鏡治療

　多剤内服だと出血リスクが大幅に高くなるとの報告がある[13),14]．現ガイドラインによると，出血低危険群では慎重に適応を決め，処置を行い，処置後に止血確認する必要がある．出血高危険群では，抗血小板薬二剤内服の場合，いずれかが休薬になるまで治療延期が望ましいが，

表3　消化器内視鏡時の抗血栓薬休薬・継続の流れ

消化器内視鏡手技			ガイドラインで推奨される対応
通常内視鏡			休薬不要
内視鏡的粘膜生検			休薬不要 ※二剤以上併用は慎重対応
出血低危険度			休薬不要 ※二剤以上併用は慎重対応
出血高危険度	一剤		アスピリン単剤　→　休薬不要
			その他抗血小板薬単剤　→　休薬または アスピリン/シロスタゾール単剤置換
			ワルファリン単剤　→　休薬不要(INR確認)/DOACへの一時的変更/ヘパリン置換
			DOAC単剤　→　当日朝～翌朝まで中止/ヘパリン置換*
	二剤以上	休薬可となるまで延期	アスピリン＋その他抗血小板薬　→　アスピリン/シロスタゾール単剤置換
			アスピリン＋ワルファリン　→　アスピリン/シロスタゾール単剤置換＋休薬不要(INR確認)/DOACへの一時的変更/ヘパリン置換
			アスピリン＋DOAC　→　アスピリン/シロスタゾール単剤置換＋当日朝～翌朝まで中止

*とくに血栓塞栓症の危険性の高い群において

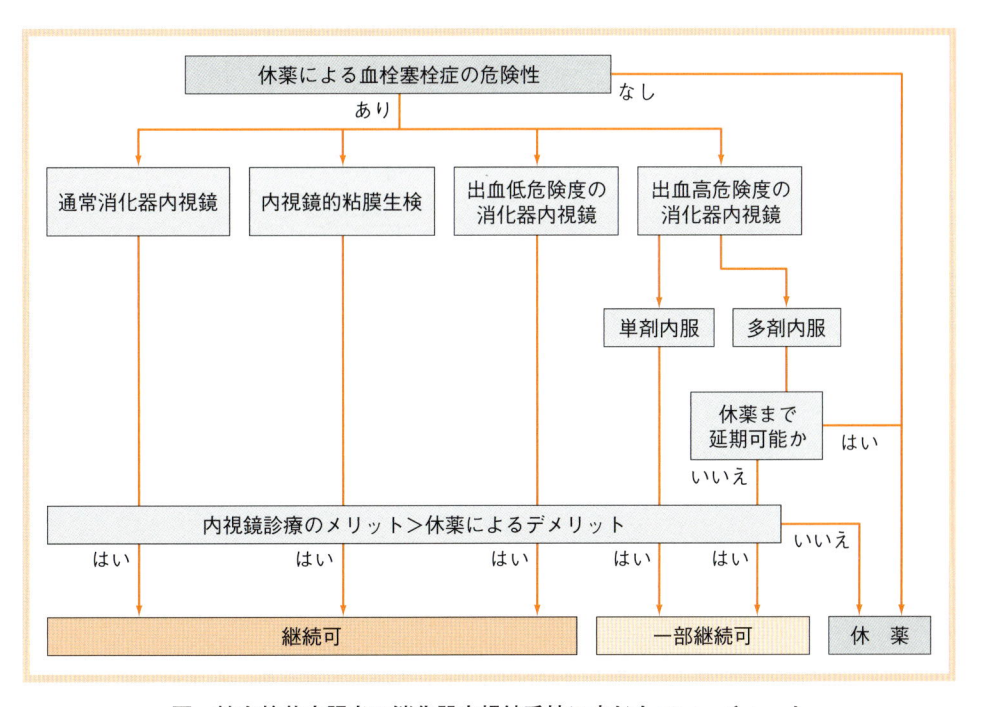

図　抗血栓薬内服者の消化器内視鏡手技に応じたフローチャート

延期が難しければアスピリンまたはシロスタゾールへの置換を行う。抗血小板薬と抗凝固薬の組み合わせの場合，休薬になるまで治療延期が望ましいが，延期が難しければ抗血小板薬はアスピリンまたはシロスタゾールに置換し，抗凝固薬は単剤の項にも記載したようにワルファリンは継続かDOACへの置換かヘパリン置換，DOACは処置当日朝から翌朝まで中止とする。以上の流れを**表3**にまとめた。さらに，臨床の現場での大まかな対応と流れを**図**にまとめた。

> **この項のまとめ**
> ▶ 多剤内服はより出血リスクが上がるため，単剤になるまで延期するか他剤に置換する。

Ⅷ 現ガイドライン後の問題点と今後の展望

現ガイドラインはその本文中にも記載されているように，臨床的な有用性を優先した内容であり十分なエビデンスがないという問題がある。しかし，現ガイドラインへの改訂後にもさまざまな臨床研究が行われている[15]。生検については，各研究のサンプル数は少ないが，アスピリン単剤内服継続下での生検による出血率は0.5％未満とわずか[15]で，日本の臨床においても，現ガイドラインは許容できるといえよう。ただし，より細径の生検鉗子を使用するなどの工夫が推奨される。出血低危険度・高危険度の消化器内視鏡については，現ガイドラインでは，抗血栓薬の休薬により血栓塞栓症を起こすリスクと比べれば出血のほうが許容できるという概念に基づいているが，明確な根拠には乏しい。胃ESDについては，抗血栓薬内服下での後出血リスクが増加するかは議論の余地の残るところで，後出血リスクが増加するという報告も，リスクは変わらないという報告もある[16],[17]。また，多剤内服中だと後出血率は上昇するため，漸増傾向にある冠状動脈ステント留置中の抗血小板薬二剤併用療法（DAPT）の患者においては，さらに慎重な対応が必要であろう。

これらの問題の一つの解決策として，ガイドラインに沿った治療経験の集積により，より現実に即したガイドラインへと改訂されることが挙げられる。現時点では，ガイドライン後の治療経験に関する研究は遡及的で，単施設によるコホート数の少ない研究のみで，エビデンスレベルの高い研究が乏しい。下部消化管の治療後潰瘍に対する出血予防策として，ポリグリコール酸シートを貼付する方法の有効性が報告されており[18]，今後に期待はもてるが，概ねエビデンスレベルの高くない臨床研究に限られる。したがって，今後はコホート数の大きいランダム化比較試験を実施することで，よりエビデンスレベルの高いガイドライン作成につながり，ひいては，より安全で患者にとってメリットのある臨床につながると考えられる。

> **この項のまとめ**
> ▶ 現ガイドラインは強固なエビデンスに乏しく，今後のデータ集積が期待される。

文 献

1) Nakayoshi, T., Tajiri, H., Matsuda, K., et al.: Magnifying endoscopy combined with narrow band imaging system for early gastric cancer: correlation of vascular pattern with histopathology (including video). Endoscopy 36; 1080-1084, 2004

2) Kodashima, S. and Fujishiro, M.: Novel image-enhanced endoscopy with i-scan technology. World J. Gastroenterol. 16; 1043-1049, 2010

3) Muto, M., Minashi, K., Yano, T., et al.: Early detection of superficial squamous cell carcinoma in the head and neck region and esophagus by narrow band imaging: a multicenter randomized controlled trial. J. Clin. Oncol. 28; 1566-1572, 2010

4) Saito, I., Tsuji, Y., Sakaguchi, Y., et al.: Complications related to gastric endoscopic submucosal dissection and their managements. Clin. Endosc.

47 ; 398-403, 2014

5) Murasaki, K. : Guidelines for management of anti-coagulant and antiplatelet therapy in cardiovascular disease (JCS 2009). Nihon Rinsho 69 (Suppl. 9) ; 567-571, 2011

6) Pisters, R., Lane, D. A., Nieuwlaat, R., et al. : A novel user-friendly score (HAS-BLED) to assess 1-year risk of major bleeding in patients with atrial fibrillation : the Euro Heart Survey. Chest 138 ; 1093-1100, 2010

7) Group, J. J. W. : Guidelines for pharmacotherapy of atrial fibrillation (JCS 2013). Circ. J. 78 ; 1997-2021, 2014

8) 秋下雅弘 : 話題 : 高齢者の安全な薬物療法ガイドライン 2015. 内分泌・糖尿病・代謝内科 43 ; 243-247, 2016

9) 藤本一眞, 藤城光弘, 加藤元嗣, 他 : 抗血栓薬服用者に対する消化器内視鏡診療ガイドライン. Gastroenterol. Endosc. 54 ; 2073-2102, 2012

10) 加藤元嗣, 上堂文也, 掃本誠治, 他 : 抗血栓薬服用者に対する消化器内視鏡診療ガイドライン : 直接(新規)経口抗凝固薬(DOAC)を含めた抗凝固薬に関する追補 2017. Gastroenterol. Endosc. 59 ; 1547-1558, 2017

11) Desai, J., Granger, C. B., Weitz, J. I., et al. : Novel oral anticoagulants in gastroenterology practice. Gastrointest. Endosc. 78 ; 227-239, 2013

12) Abraham, N. S., Singh, S., Alexander, G. C., et al. : Comparative risk of gastrointestinal bleeding with dabigatran, rivaroxaban, and warfarin : population based cohort study. BMJ 350 ; h1857, 2015

13) Poli, D., Antonucci, E., Grifoni, E., et al. : Bleeding risk during oral anticoagulation in atrial fibrillation patients older than 80 years. J. Am. Coll. Cardiol. 54 ; 999-1002, 2009

14) Fosbol, E. L., Wang, T. Y., Li, S., et al. : Safety and effectiveness of antithrombotic strategies in older adult patients with atrial fibrillation and non-ST elevation myocardial infarction. Am. Heart J. 163 ; 720-728, 2012

15) Ono, S., Fujishiro, M., Ikeda, Y., et al. : Recent clinical management of antithrombotic agents for gastrointestinal endoscopy after revision of guidelines in Japan. Dig. Endosc. 27 ; 649-656, 2015

16) Koh, R., Hirasawa, K., Yahara, S., et al. : Antithrombotic drugs are risk factors for delayed postoperative bleeding after endoscopic submucosal dissection for gastric neoplasms. Gastrointest. Endosc. 78 ; 476-483, 2013

17) Sanomura, Y., Oka, S., Tanaka, S., et al. : Continued use of low-dose aspirin does not increase the risk of bleeding during or after endoscopic submucosal dissection for early gastric cancer. Gastric Cancer 17 ; 489-496, 2014

18) Tsuji, Y., Ohata, K., Gunji, T., et al. : Endoscopic tissue shielding method with polyglycolic acid sheets and fibrin glue to cover wounds after colorectal endoscopic submucosal dissection (with video). Gastrointest. Endosc. 79 ; 151-155, 2014

（皆月ちひろ, 藤城 光弘, 小池 和彦）

（臨牀消化器内科 Vol. 32 No. 6, 641-647, 2017 改訂）

第3章 併存基礎疾患を有する患者の取り扱い

Summary

消化管の早期癌に対する内視鏡的粘膜下層剥離術(ESD)は標準的な治療として広く行われるようになったが,患者ごとの併存疾患や全身状態を評価して治療方針を決定し,ESDを行う場合には患者の状態に応じた注意が必要である.

心疾患・腎不全・肝硬変などの併存症がある場合は,術中のバイタルサインの変化のモニタリングが重要である.また抗血栓薬の取り扱いや術後の経過観察も注意が必要である.

高齢者であっても併存基礎疾患がなく,全身状態が良好であればESDの適応となりうるが,併存症がある場合は予後規定因子を検討しESDを行わない選択肢も考慮すべきである.

Key words : ESD,心疾患,腎不全,肝硬変,高齢者

はじめに

消化管の早期癌に対する内視鏡的粘膜下層剥離術(endoscopic submucosal dissection；ESD)は2006年に保険収載され標準的な治療として広く行われるようになり,低侵襲で安全性も確立されてきた.しかし,ESD適応の消化管癌患者における高齢者の割合は増加しており,高齢者においてはESDの適応からはずれる病変と診断されても,外科手術の負担を考慮し,まずESDが行われることも多い.そのような場合では,術前に患者ごとの併存疾患や全身状態を十分に評価したうえで,治療方針を決定すること

が必要である.

心 疾 患

長時間の内視鏡挿入に伴い送気量が増え,迷走神経反射による徐脈,血圧低下が起こることがある.高齢者ほど術中の徐脈の出現率が有意に高いとの報告[1]もある.過送気状態が持続しないように注意し,またESD中は心電図モニターを装着し,徐脈傾向がある場合は速やかに胃内を脱気し,改善しない場合は硫酸アトロピンの投与を考慮する.

虚血性心疾患に対する冠動脈ステント留置後のため抗血小板薬を内服している患者は,ステ

ント留置の時期や種類により休薬によるステント内再狭窄のリスクがあるため，必ず循環器内科の処方医に確認する．「抗血栓薬服用者に対する消化器内視鏡診療ガイドライン」[2]に準じたアスピリン系単剤内服継続下でのESDでは，ESD後出血の頻度は変わらないとの報告[3]もあり，許容されると考えられる．しかし，抗血小板薬2剤内服で，アスピリン系以外を休薬し，アスピリン系は内服継続でESDを施行する場合は，休薬した2剤目を再開後に出血しやすいとの報告[3]もあり，注意が必要である．また2剤とも休薬不可能な場合は，1剤休薬可能時期までESDの施行を遅らせることも考慮する．

心房細動のため抗凝固薬を内服している患者は，内服休薬期間中は基本的にはヘパリン化が必要である．しかし，ヘパリン化によるESD後の出血リスクが上昇することも報告されており[4]注意が必要である．抗凝固薬がワルファリンの場合，休薬するにはヘパリン化が必要であるが，直接型経口抗凝固薬（direct oral anticoagulant；DOAC）による抗凝固療法の場合は，必要な休薬期間は短く，ヘパリン化せずにESDを施行し，ESD翌日にヘパリンではなく，DOACを再開するという対応も考慮されている．

【症例1】73歳，男性．早期胃癌（慢性心房細動のためアピキサバン内服中）（図1）

慢性心房細動のためアピキサバン内服中であり，ESDの2日前より休薬しヘパリン化を行った．ESD開始6時間前よりヘパリンを中止し，胃体上部小弯の68 mmの0-IIa病変に対して

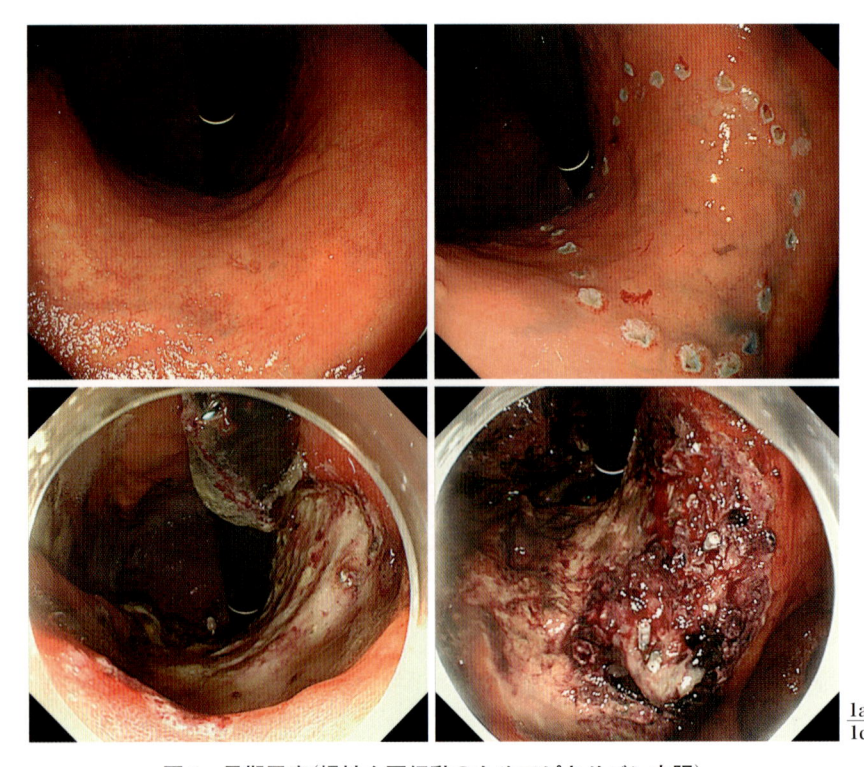

1a 1b
1c 1d

図1 早期胃癌（慢性心房細動のためアピキサバン内服）
a：ESD前．白色光像，b：Marking後
c：第2病日．ESD後潰瘍，d：第7病日．ESD後潰瘍出血
UM, Less, 68×54 mm, Type 0-IIa, 54×38 mm, tub1, pT1a, UL（－）, ly（－），
v（－）, pHM0, pVM0

ESD を行った（図 1a，b）．ESD 翌日に second look の内視鏡で出血のないことを確認し（図 1c），ヘパリンを再開した．第 7 病日に 3rd look の内視鏡を施行し問題なければアピキサバンを再開し退院予定であったが，潰瘍底からの湧出性出血および凝血塊の付着を認め止血を行った（図 1d）．その後，絶食とし第 8，9，10，11 病日に内視鏡を行うも毎回止血処置を必要とし，Hb 7.8 g/d*l* まで低下したため，ヘパリン中止に伴う血栓症のリスクを十分に説明し，ヘパリンを中止した．第 13 病日の内視鏡で止血を確認し，アピキサバンを再開したところ，その後は出血なく退院となった．

に透析し，切除後 4 日間の入院経過観察を原則としている．

【症例 2】73 歳，女性．大腸腺腫（慢性腎不全血液透析中）（図 2）

外来で施行した下部消化管内視鏡検査（図 2a）で S 状結腸に 9 mm の Isp 病変を認め，粘膜下層に生理食塩水を局注し，スネアで切除した．切除後には穿孔はなく，潰瘍をクリップで縫縮して手技を終了した（図 2b，c）．内視鏡切除から 3 日目に腹痛，発熱を主訴に救急外来を受診し，腹部 CT（図 2d）にて free air を認め，遅発性穿孔の診断で緊急手術となった．

この項のまとめ
▶ 心疾患を合併した患者に対する ESD に際しては，術中バイタルサインの変化にとくに注意が必要であり，厳重なモニタリングを要する．

この項のまとめ
▶ 透析患者では遅発性の出血や穿孔などの偶発症の発生リスクが高く，また偶発症発生時には重症になりやすいため注意が必要である．

Ⅱ 慢性腎不全・透析

透析中の患者では術中のバイタルサインが変動しやすいため，厳重なモニタリングが必須である．

また，透析患者においては，透析回路の血栓防止として抗凝固薬（おもにヘパリン）が使用されるが，それにより ESD 後の出血リスクが上昇する．出血高リスク群では ESD 後の透析時には，抗凝固薬としてヘパリンではなくナファモスタットメシル酸塩[5]が推奨されている．

透析患者であることが遅発性穿孔のリスクであることも報告[6]されている．もし透析患者に遅発性穿孔が生じた際には重症になる可能性が高いため，遅発性穿孔を予防するために，内視鏡処置後の適切な経過観察が必要である．当院では，下記症例を経験し，透析患者に対して大腸ポリープ切除を行う場合には，全例入院とし，術前日に透析を行い，術後 1 日目，3 日目

Ⅲ 肝 硬 変

肝硬変の症例では，凝固能の低下と血小板値の減少があり，ESD において術中・術後の出血リスクが高い．血小板値によっては，待機的な観血的手技を予定している慢性肝疾患患者における血小板減少症の改善を目的とし，トロンボポエチン受容体作動薬（ルストロンボパグ：ムルプレタ®）[7]の事前内服や血小板輸血を考慮する．また，肝予備能が低下した症例に対する ESD において穿孔をきたした場合は重症化する可能性が高いため，ESD 適応の判断は慎重に行うことが必要である．

またアルコール多飲は，肝硬変とともに食道癌のリスク因子であり，時に肝硬変に伴う食道静脈瘤に合併した食道癌を経験することもあるため，アルコール性肝硬変患者における内視鏡検査ではそれぞれに対して詳細な観察が必要である．食道静脈瘤を合併した食道癌症例では，

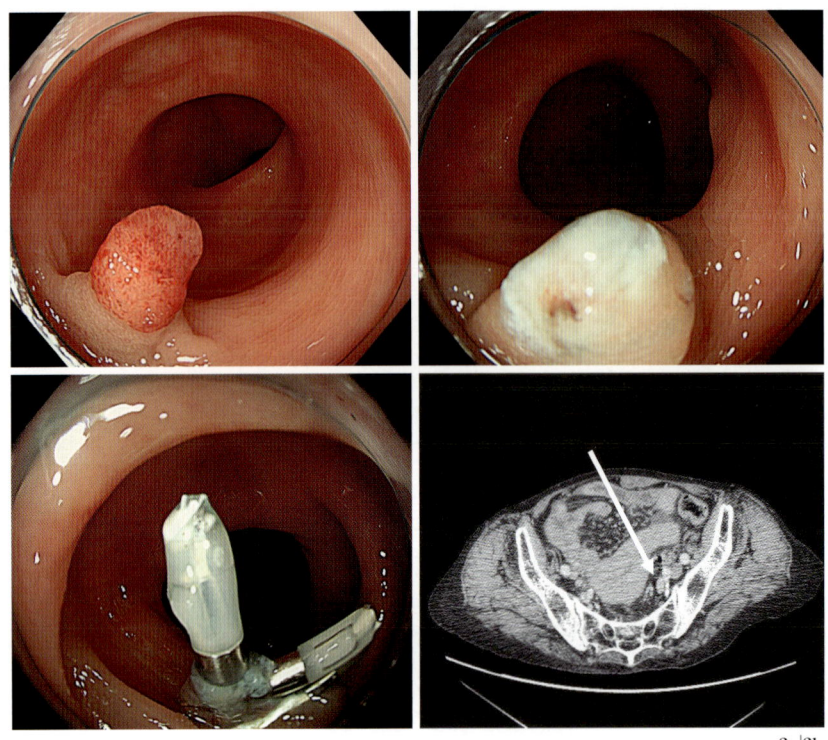

図2　大腸腺腫（慢性腎不全血液透析中）

a：EMR 前．白色光像，b：EMR 後潰瘍
c：Clipping 後，d：第3病日．CT
Tubular adenoma, high grade, cut end（−）

ESD 前に静脈瘤治療をすることにより安全に ESD を施行することができると報告[8]されている．

しかしながら，図3に示すように ESD 後の出血で止血に難渋する症例もあり，術後管理に注意が必要である．

肝硬変 Child-Pugh C の症例では，予後規定因子は ESD 適応となる消化管癌ではなく肝不全であると考えられ，また上記の ESD における偶発症リスクも高くなるため ESD は施行すべきではないと考えられる．

【症例3】66 歳，男性．食道静脈瘤を伴う食道表在癌（アルコール性肝硬変 Child-Pugh A）（図3）

アルコール性肝硬変（Child-Pugh A）で経過観察中，上部内視鏡検査（図3a，b）にて食道静脈瘤（Lm, F2, Cb, RC1）とともに胸部中部食道に 0-IIc 型食道癌を指摘された．食道静脈瘤に対し内視鏡的静脈瘤結紮術（EVL）を施行し（図3c），1カ月後に食道癌の ESD を施行した．ESD 時には食道静脈瘤は平坦化しており，ESD 術中の出血も多くなく，一括切除しえた（図3d, e）．

第2病日の 2nd look の内視鏡時に ESD 後潰瘍辺縁肛門側からの湧出性出血を認め，止血鉗子で止血した．第5, 7, 12病日に吐血し ESD 後潰瘍肛門側辺縁や左壁側辺縁より噴出性出血を認め，それぞれ止血鉗子で止血した．第13病日の内視鏡時にも出血を認め（図3f），潰瘍肛門側～潰瘍左壁側辺縁に残存する静脈瘤に対し，ESD 後潰瘍の肛門側で EVL をかけたところ，第15病日には止血を確認でき，その後再出血は認めなかった．

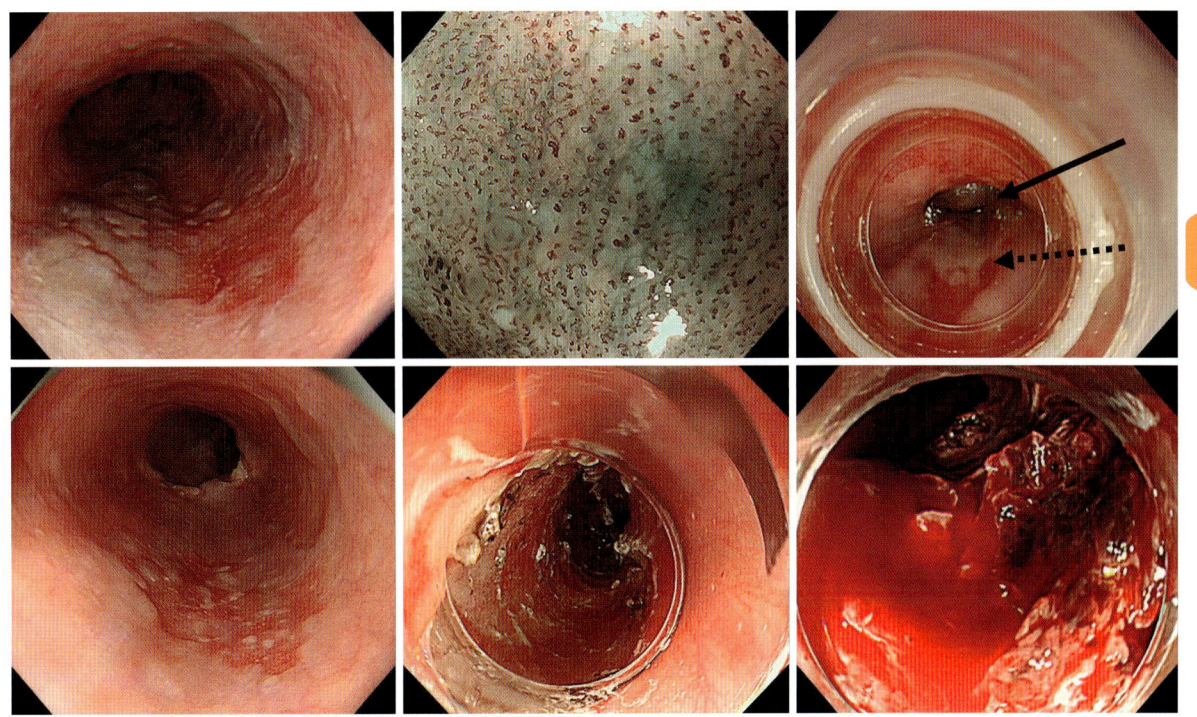

図3　食道表在癌（アルコール性肝硬変 Child-Pugh A）

3a|3b|3c
3d|3e|3f

a：ESD・EVL 前，白色光像，b：ESD・EVL 前，NBI 拡大像
c：EVL 後（実線矢印：EVL，点線矢印：病変肛門側境界）
d：ESD 前，白色光像，e：ESD 後潰瘍，f：第 13 病日，ESD 後潰瘍出血
Mt, Type 0-IIc, 20×14 mm, SCC, pT1a-LPM, ly（−）, v（−）, pHM0, pVM0

> **この項のまとめ**
> ▶肝硬変患者では ESD の術中・術後の出血リスクが高く，また穿孔した場合には，肝予備能力が低下しているため，重症化しやすく注意が必要である．

Ⅳ　高齢者

　消化管癌に対する ESD の適応には，年齢は考慮されていない．85 歳以上の高齢者における ESD の治癒切除率は 72.7％[9]，80％[10]，また多施設での 80 歳以上の高齢者における ESD の治癒切除率は 77.9％[11]と報告されており，高齢者では ESD 適応外が予想される病変でも外科手術の負担を考慮してまず ESD が行われている可能性がある．早期癌から進行癌への進展は

4～5 年程度を要するとの報告[12]もあり，高齢者の場合は併存疾患の有無や重症度により，予後規定因子を考慮し，ESD をしないという選択肢もある．

　早期胃癌に対し ESD を施行された 85 歳以上の患者の長期予後の報告[10]では，併存疾患のため American Society of Anesthesiologist's Physical Status（ASA-PS）分類[13),14)]で class 2 または 3 の症例は，5 年生存率が 70％であり，併存疾患のない患者に比して有意に低かった．また 85 歳以上の患者において，The Onodera Prognostic Nutritional Index（PNI）[15]が低い患者の 5 年生存率は有意に低いことも報告[9]されている．85 歳以上の高齢者であっても併存疾患のない患者では ESD の適応はあると考えられ

るが，PNI低値の場合はESDをしない選択肢も考慮すべきである．

高齢者においてもESDは安全に施行できる手技となっている．しかし高齢者に対するESDの適応は十分なエビデンスは確立されていないため，併存疾患や全身状態の十分な評価が必須である．ESDの適応であると判断した場合，併存疾患を有する患者では，偶発症予防，早期発見のため術中・術後に十分なモニタリングや経過観察が必要である．

この項のまとめ
▶高齢者では併存疾患の有無や重症度により，ESDをしないという選択肢もある．

おわりに

併存基礎疾患を有する患者における内視鏡治療について，その注意点を解説した．安全・確実に内視鏡治療を行うためには，それぞれの基礎疾患への対策を十分に行い，他科との連携もとりながら治療を行うことが重要である．

文献

1) Chinda, D., Sasaki, Y., Tatsuta, T., et al.：Perioperative complications of endoscopic submucosal dissection for early gastric cancer in elderly Japanese patients 75 years of age or older. Intern. Med. 54；267-272, 2015

2) 藤本一眞，藤城光弘，加藤元嗣，他：抗血栓薬服用者に対する消化器内視鏡診療ガイドライン．Gastroenterol. Endosc. 54；2073-2102, 2012

3) 東納重隆，森田 靖：低用量アスピリン継続下での胃・十二指腸ESDの安全性の検討．Gastroenterol. Endosc. 53；3326-3335, 2011

4) 古畑 司：理解して行おう！ 経口抗凝固薬中止後のヘパリン置換法．消化器内視鏡 25；71-77, 2013

5) Akizawa, T., Koshikawa, S., Ota, K., et al.：Nafamostat mesilate：a regional anticoagulant for hemosialysis in patients at high risk for bleeding. Nepron 64；376-381, 1993

6) Goto, O., Fujishiro, M., Kodashima, S., et al.：Feasibility of endoscopic submucosal dissection for patients with chronic renal failure on hemodialysis. Dig. Endosc. 22；45-48, 2010

7) Izumi, N., Osaki, Y., Yamamoto, K., et al.：A phase 3, randomized, double-blind, placebo-controlled study of lusutrombopag for thrombocytopenia in patients with chronic liver disease undergoing elective invasive procedures in Japan (L-PLUS 1). Hepatology 62：6(Suppl.)；1397A, 2015

8) 三石雄大，郷田憲一，今津博雄，他：食道静脈瘤上に発生し粘膜下層剝離術で切除しえた食道表在癌の2例．Gastroenterol. Endosc. 55；2189-2196, 2013

9) Sekiguchi, M., Oda, I., Suzuki, H., et al.：Clinical outcomes and prognostic factors in gastric cancer patients aged＞/＝85 years undergoing endoscopic submucosal dissection. Gastrointest. Endosc. 85；963-972, 2016

10) Yoshifuku, Y., Oka, S., Tanaka, S., et al.：Long-term prognosis after endoscopic submucosal dissection for early gastric cancer in super-elderly patients. Surg. Endosc. 30；4321-4329, 2016

11) Abe, N., Gotoda, T., Hirasawa, T., et al.：Multicenter study of the long-term outcomes of endoscopic submucosal dissection for early gastric cancer in patients 80 years of age or older. Gastric Cancer 15；70-75, 2015

12) Tsukuma, H., Oshima, A., Narahara, H., et al.：Natural history of early gastric cancer：a non-concurrent, long term, follow up study. Gut 47；618-621, 2000

13) Khuri, S. F., Daley, J., Henderson, W., et al.：Risk adjustment of the postoperative mortality rate for the comparative assessment of the quality of surgical care：results of the National Veterans Affairs Surgical Risk Study. J. Am. Coll. Surg. 185；315-327, 1997

14) Daley, J., Khuri, S. F., Henderson, W., et al.：Risk adjustment of the postoperative morbidity rate for the comparative assessment of the quality of surgical care：results of the National Veterans Affairs Surgical Risk Study. J. Am. Coll. Surg. 185；328-340, 1997

15) Onodera, T., Goseki, N. and Kosaki, G.：Prognostic nutritional index in gastrointestinal surgery of malnourished cancer patients. Nihon Geka Gakkai Zasshi 85；1001-1005, 1984

（五味 邦代，山本 頼正，花村祥太郎，
　林 　将史，東畑美幸子，長濱 正亞）

（本稿初出）

第4章　鎮静薬の使用方法，術中管理・モニタリング

Summary

　sedation は内視鏡治療（とくに ESD）において必須である．適切に sedation を行うことで患者の苦痛軽減が得られるだけでなく，術中の安定的な視野確保，治療の安全性向上の面からもきわめて重要である．その一方で sedation に伴う偶発症も知られており，その対策も十分になされなければならない．十分な薬剤特性の熟知，適切な術中のモニタリングだけでなく，実際に偶発症が起きた際にすぐに対応できるような環境整備，急変した際のシミュレーション訓練など，常日頃の準備が大切である．

Key words : ESD，鎮静，偶発症

はじめに

　消化器内視鏡検査は基本的に患者に不安や苦痛を与えるものであり，その軽減を目的として鎮静薬や鎮痛薬を用いた sedation が行われている．内視鏡治療，とくに内視鏡的粘膜下層剝離術（endoscopic submucosal dissection；ESD）においては治療時間も長く，送気やスコープ操作に伴う苦痛も大きく，sedation はほぼ必須であるといえる．また適切な sedation は単に患者の苦痛軽減を行うだけではなく，術中の安定的な視野確保を可能とするため，治療の安全性向上の面からもきわめて重要である．その一方で sedation に伴う偶発症や死亡例も報告されており[1]，その使用に当たっては薬剤特性を熟知することが求められる．また使用中のモニタリング，使用後の経過観察を行うだけでなく，万が一偶発症が発症した際に迅速に対応できる環境整備も忘れてはならない．

　本稿では ESD 術中の sedation を中心に，検査前評価のポイント，sedation の実際，偶発症への対策につき述べる．

術前評価

1．全身状態の評価

　治療前に問診，身体診察，各種検査などを行い，全身状態の評価を行う必要がある．内視鏡治療の対象者には高齢者が多く基礎疾患を複数抱えていることもあり，基礎疾患の状態や内服薬につき，担当医より十分な情報を得ておくことが重要である．また薬に対するアレルギーの既往，飲酒歴，これまでの検査での薬剤使用状

表1　内視鏡で使用する鎮静薬，鎮痛薬

薬剤（商品名）	投与量	作用時間	おもな副作用	拮抗薬
ジアゼパム（セルシン®，ホリゾン®）	5〜10 mg	やや長い	呼吸抑制，血圧低下，徐脈，錯乱，血管痛（ジアゼパム）	フルマゼニル
ミダゾラム（ドルミカム®）	0.02〜0.03 mg/kg	短時間		
フルニトラゼパム（ロヒプノール®，サイレース®）	0.02〜0.03 mg/kg	短時間		
プロポフォール（ディプリバン®）	0.5 mg/kg（導入）1.5〜4.5 mg/kg/hr（維持）	超短時間	呼吸抑制，血圧低下，徐脈，血管痛	なし
塩酸ペチジン（オピスタン®，ペチジン®）	35〜50 mg	短時間	呼吸抑制，錯乱	ナロキソン
ペンタゾシン（ソセゴン®，ペンタジン®）	15〜30 mg	短時間	呼吸抑制，嘔気，眩暈	

況，それに対する副作用の有無なども可能なかぎり情報として得たうえで検査や治療に当たることが望ましい．また内視鏡治療の同意を得る際には同時にsedationの方法やその偶発症などに関しても，患者に対して十分に説明し同意を得ておく必要がある．

2．全身麻酔下治療への振り分け

当院（虎の門病院消化器内科）では術前評価にて病変の大きさ，局在，潰瘍瘢痕合併の有無などから，治療時間が明らかに2時間を超えると予想される病変や十二指腸病変に対しては基本的に全身麻酔下にESDを行っている．いわゆる困難症例を適切に全身麻酔下治療へ振り分けることは，患者や術者のストレス軽減が得られるだけでなく，治療の安全性やリスク管理の面からもきわめて有用である．十分に術前評価を行わず，結果として内視鏡室で意識下鎮静（conscious sedation）下に長時間のESDを行うことは厳に慎まなければならない．

> この項のまとめ
> ▶術前評価としては全身状態や基礎疾患の評価，また適切に全身麻酔下治療への振り分けを行うことが大切である．

II　sedationに用いる薬剤，投与量

sedationに用いる薬剤には大きく分けて鎮静薬（おもにベンゾジアゼピン系薬剤）と鎮痛薬（オピオイド受容体に作用する薬物）の2種類がある．本稿では各薬剤の詳細は割愛するが，本邦においておもに使用されている鎮静薬，鎮痛薬の特性を**表1**に示す．sedationに求められる薬剤の条件としては，① 検査後速やかに覚醒が得られること（半減期が短い），② 安全域が広いこと，③ 呼吸・循環系の副作用が少ないこと，④ 拮抗薬があること，⑤ （とくに内視鏡治療においては）脱抑制が起きにくいこと，などである．残念ながらすべてを満たすような薬剤はなく，各施設においてさまざまな工夫をしながらsedationを行っているのが現状であろう（**表2**）．「内視鏡診療における鎮静に関するガイドライン」[2]では「疼痛や苦痛を伴う頻度が高く，かつ長時間の鎮静が必要となる内視鏡治療（ERCPを含む）では鎮静薬の選択肢として，ベンゾジアゼピン系薬剤単独，塩酸ペチジンなどの鎮痛薬単独，ベンゾジアゼピン系薬剤＋鎮痛薬などが挙げられる」とされている．また最近ではプ

表2　回答544施設での鎮静薬・鎮痛薬の使用状況

使用薬物	上部消化管	(%)	大腸	(%)	膵・胆道	(%)
ミダゾラム	259	47.6	223	41.0	310	57.0
ジアゼパム	152	27.9	119	21.9	131	24.1
フルニトラゼパム	70	12.9	54	9.9	73	13.4
ペンタゾシン	59	10.8	73	13.4	185	34.0
塩酸ペチジン	55	10.1	147	27.0	117	21.5
プロポフォール	18	3.3	12	2.2	27	5.0
デクスメデトミジン塩酸塩	6	1.1	1	0.2	3	0.6
ヒドロキシジン	0	0.0	2	0.4	17	3.1
フェンタニル	0	0.0	1	0.2	2	0.4
その他	12	2.2	11	2.0	19	3.5
使用せず	132	24.3	134	24.6	7	1.3

複数使用あり.

〔古田隆久, 他：Gastroenterol. Endosc. 58；1466-1491, 2016[1] より引用〕

ロポフォールを使用する施設も増えているが, 保険上の問題や「麻酔技術に熟練した医師が, 専任で患者の全身状態を注意深く監視すること(添付文書より一部抜粋)」といった使用者制限もあり, 内視鏡検査・処置における鎮静目的の使用には解決すべき課題がなお残っている.

　sedation の効果に関しては個人差が比較的大きいため, 検査前の問診やこれまでの検査での薬剤使用状況, それに対する反応や呼吸抑制の程度など, 検査前の情報を参考に薬剤の種類や投与量を決定する. とくに高齢者においては過鎮静や呼吸抑制のリスクが高く, 少なめの量(若年者の半量程度)から投与を開始し, 必要に応じて追加していくことが望ましい.

　また頻度はそれほど高くないものの, sedation により脱抑制が起こり, 検査台の上で暴れ出してしまう症例も経験する. そのリスク因子や誘因に関わる報告は少ないが, 大酒家の食道癌患者に多い印象である. 対処としてハロペリドールが有効であることが経験されるが, 最近では食道 ESD におけるデクスメデトミジンの有効性も報告され始めている. しかし明らかに制御不能な症例や, 長い治療時間が予想される

症例においては, 治療をいったん中断し, 改めて後日全身麻酔下に治療を行うことも選択肢となる.

> **この項のまとめ**
> ▶ sedation に用いる薬剤は鎮静薬と鎮痛薬に分けられる.
> ▶ それぞれの薬剤特性を理解し, 患者に応じて使い分けることが求められる.

 ## Ⅲ　麻酔深度

　麻酔深度には米国麻酔学会の分類[3]や Ramsay スコア(表3)[4]などさまざまなレベルがあるが, 通常内視鏡検査においては「医師と患者との間でおもに口頭でコミュニケーションを保つことができる鎮静状態」すなわち意識下鎮静がもっとも理想的とされている[3),4)]. 内視鏡治療においては, さらに深めの麻酔が必要になることもあるが, その場合には呼吸抑制・血圧低下など偶発症の発症により留意する必要がある. とくに鎮静薬と鎮痛薬を併用した際には麻酔深度が深くなりやすく, 十分な注意が必要である.

　理想的には ESD 術者, 助手とは別に麻酔科

表3 Ramsay スコア

スコア	反　応
1	不安そう，いらいらしている，落ち着かない
2	協力的，静穏，見当識がある
3	命令にのみ反応する
4	傾眠，眉間への軽い叩打または強い聴覚刺激にすぐ反応
5	傾眠，眉間への軽い叩打または強い聴覚刺激に緩慢に反応
6	刺激に反応せず

〔Ramsay, M. A., et al.：Br. Med. J. 2；656-659, 1974[4]より作成〕

医などの sedation-control staff がいることが理想であるが，現実的には困難であることが多い．実臨床では術者以外のメンバーが責任をもって麻酔深度のモニタリング，薬剤調整を行う必要がある．

 当院における ESD 時の sedation の実際

当院では通常内視鏡の際には必要があればジアゼパム 5～10 mg，拡大内視鏡など精査内視鏡の際には塩酸ペチジン 17.5～35 mg，内視鏡治療（上部消化管 ESD）の際には両者を併用し，静注または点滴静注している．下部消化管 ESD の際には塩酸ペチジン単独で sedation を行うことで意思疎通が可能な状態が維持でき，必要に応じた体位変換や息止めが容易となる．また観察に深吸気が必要な食道胃接合部病変の治療の際には，まずは鎮痛薬単剤にてマーキングを行いその後に鎮静薬を追加することで，切除範囲の設定をしやすくなる．

ベンゾジアゼピン系鎮静薬のなかにはミダゾラムやフルニトラゼパムなど，ジアゼパムと比較して半減期が短く覚醒が早い薬剤があるが，当院では術者や内視鏡スタッフの慣れもあり，おもにジアゼパムを用いている．また麻薬系鎮痛薬として塩酸ペチジンは安全域が比較的広く使いやすい薬剤ではあるが，心筋に対する抑制作用も報告されており呼吸抑制とともに血圧低下に留意する必要がある．非麻薬系鎮痛薬のペンタゾシンと比較すると，代謝の個人差，血中濃度の個人差が少ないとされている．

食道 ESD でデクスメデトミジンを使用する際には，治療開始 10 分前より初期量（4 μg/kg/hr）にて投与を開始し，治療開始時に塩酸ペチジン 35 mg 投与と維持量（0.6 μg/kg/hr）への切り替えを行うが，各症例ごとに血圧や意識状態をみながら適宜調整を行っている．

 術中モニタリングと偶発症対策

sedation に伴う偶発症として呼吸抑制，血圧低下が知られており，両者ともに放置すれば致死的な状況となりうるため，検査中のモニタリング（経皮的酸素飽和度測定，血圧測定）は必ず行う．それに加えて基礎疾患として循環器疾患をもつ症例には持続的心電図モニターを，また呼吸器疾患をもつ患者に対してはできれば経皮的 CO_2 分圧測定を併用することが望ましい．また BIS（Bispectral Index Score）モニターを用いて客観的に鎮静状況をモニタリングしている施設もある．当然のことであるが，各種モニタリングを行うことと同時に，患者自身の呼吸状態などを直接観察することも重要である．

偶発症発症時には早めの対処が肝要である．呼吸抑制に対してはまずは声かけや刺激による覚醒促しや酸素投与を行い，それでも改善のな

い場合にはバッグ・バルブマスクや気管内挿管による換気補助が必要となる．拮抗薬のある薬剤であればただちに拮抗薬の投与を行う．拮抗薬のフルマゼニルやナロキソンは半減期が短いため，再鎮静にも十分注意が必要である．死に至るような重篤な偶発症の発生はまれであるが，その際に冷静かつ適切に対応できるためには事前の環境整備が必要である．すぐに対応できる人手の確保，救急カートなどの道具の準備，そして何よりも内視鏡スタッフ(医師，看護師，技師)の心の準備が大切である．心肺蘇生のトレーニングや急変時を想定したシミュレーション訓練を定期的に行うなど，常日頃より準備をしておくことが医療安全上きわめて重要である．

> この項のまとめ
> ▶sedation に伴う偶発症の早期発見のためモニタリングは必須である．
> ▶偶発症が起きたときに早急に対応できるように環境整備をしておく必要がある．

おわりに

本邦においても sedation は内視鏡検査の一部となりつつある．その使用方法や長所，短所を熟知することは内視鏡医の責務である．また想定外の重篤な偶発症が起きた際にも速やかに対応できるよう，常日頃より環境整備を怠ってはならない．

文　献

1) 古田隆久，加藤元嗣，伊藤　透，他：消化器内視鏡関連の偶発症に関する第6回全国調査報告―2008年～2012年までの5年間．Gastroenterol. Endosc.　58；1466-1491, 2016
2) 小原勝敏，春間　賢，入澤篤志，他：内視鏡診療における鎮静に関するガイドライン．Gastroenterol. Endosc.　55；3822-3847, 2013
3) American Society for Gastrointestinal Endoscopy Standards of Practice Committee：Sedation and anesthesia in GI endoscopy. Gastrointest. Endosc.　68；815-826, 2008
4) Ramsay, M. A., Savege, T. M., Simpson, B. R., et al.：Controlled sedation with alphaxalone-alphadolone. Br. Med. J.　2；656-659, 1974

（山下　　聡，布袋屋　修，貝瀬　　満）

（臨牀消化器内科　Vol. 32 No. 4，381-385，2017　改訂）

第4章　鎮静薬の使用方法、術中管理・モニタリング

第5章 安全な ESD のコツと偶発症の対処

1 食道 ESD
(1) Hook ナイフ

Summary

　安全な ESD を行うためには，良好な視野を確保し視認下に処置を遂行することが重要である．食道は管腔が非常に狭いため，視野確保がもともと困難なうえに，出血をきたすと容易に視野不良となる．このような障害を克服するために，術前から十分な治療戦略を練ることが必要である．Hook ナイフは先端が L 字状に曲がったナイフである．その形状を利用して，視認下に粘膜や粘膜下層の組織を把持し，固有筋層から遠ざかる方向に切開・剥離操作を行うことが可能である．把持できるデバイスであるため，血管に対して十分な凝固処置が可能であり，また狭い管腔でも切開・剥離が可能である．本稿では，食道 ESD を行うに当たっての治療戦略と Hook ナイフの使用法の実際を解説する．

Key words : 食道表在癌，Hook ナイフ，牽引法，食道狭窄予防，トリアムシノロン

はじめに

　早期胃癌の治療法として広く普及した内視鏡的粘膜下層剝離術(endoscopic submucosal dissection；ESD)は，その利点を生かして他臓器にも応用された．2008 年には食道表在癌の治療法として保険収載され，現在では食道表在癌の内視鏡治療法として一般的となった．ESD の手技は，使用するデバイスの種類やトラクション方法などによりさまざまである．

　Hook ナイフは組織を把持し，安全な方向に引きながら切開，剝離操作が可能なデバイスで

ある[1]~[3]．また，マーキングからプレカット，切開・剝離とすべての手技が一つのデバイスで可能である(**表**)．本稿では，このような特徴をもつ Hook ナイフを用いた食道 ESD に関して解説する．

I　Hook ナイフの構造(図1)

　Hook ナイフは 2.8 mm の内視鏡鉗子孔から挿入可能なフレキシブルなナイフである．金属製のナイフ部はシース内に収納可能で，鉗子孔を傷つけることなく出し入れが可能である．先端のナイフ部は L 字状に屈曲し，ハンドルを回転

表　食道 ESD の高周波設定

	VIO 300 D	
	Device	Setting
Marking	HookKnife	Forced Coag, E2, 40 W
First incision	HookKnife	Auto Cut E5, 50 W
	NeedleKnife	Endo Cut I, E3-D3-I3
	DualKnife	Endo Cut I, E3-D3-I3
Mucosal incision	HookKnife	Auto Cut, E5, 50 W/Spray Coag, E2, 50 W
	DualKnife	Endo Cut I, E3-D3-I3
Submucosal dissection	HookKnife	Spray Coag, E2, 50 W/Auto Cut, E5, 50 W
Minor oozing	HookKnife	Spray Coag, E2, 50 W
Major bleeding	Hot biopsy	Soft Coag, E5, 80 W

（仙台厚生病院）

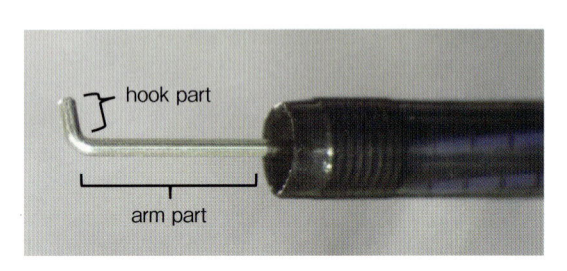

図 1　Hook ナイフの構造

させることで先端部を任意の方向に調節できる．ハンドルを最大限に出すとロックし回転しなくなる．

　ナイフ部は，屈曲部を境に hook part と arm part に分けられる．hook part は長さが約 1.3 mm，arm part は最長約 5 mm である．その名のとおり（hook：引っ掛ける）先端の L 字部分で粘膜もしくは粘膜下層の組織を把持し，管腔内に引き上げながら切開および剥離操作を行う．固有筋層から遠ざける方向への切開・剥離が可能なため穿孔の危険が少なく，安全な ESD が施行できる．また組織を把持しながら通電するため，通電時間をコントロールしやすい．つまり，血管を把持した場合は通電時間を長くして，十分な凝固処置を行うことで出血の risk を

軽減できるなどの利点がある．

　Hook ナイフ J ではシース内を送水することができるため，先端を粘膜下層に押し付けて送水すると，追加局注も可能である．

> **この項のまとめ**
> ▶Hook ナイフは L 字状に屈曲したナイフである．

マーキング（図 2）

　Hook ナイフのナイフ部をシース内に収容した状態で，粘膜にシース先端を軽く押し当て凝固波を通電する〔参考までに当科では Forced Coag, effect 2, 40 W（VIO 300 D, ERBE 社製）で行っている〕．ナイフが剥き出しでないため，押し付けても穿孔の危険が少なく，安全かつ簡便，シャープなマーキングが可能である．マーキングを付ける場所は一般的に病変の 3～5 mm 程度外側の健常粘膜であるが，亜全周の場合は狭窄を予防するため病変の辺縁ギリギリに付けることもある．また，剥離中に糸付きクリップを用いて口側に牽引する場合（thread traction method；TT 法）[4]は，口側クリッピングに必要な領域を考慮して広めにマーキングを

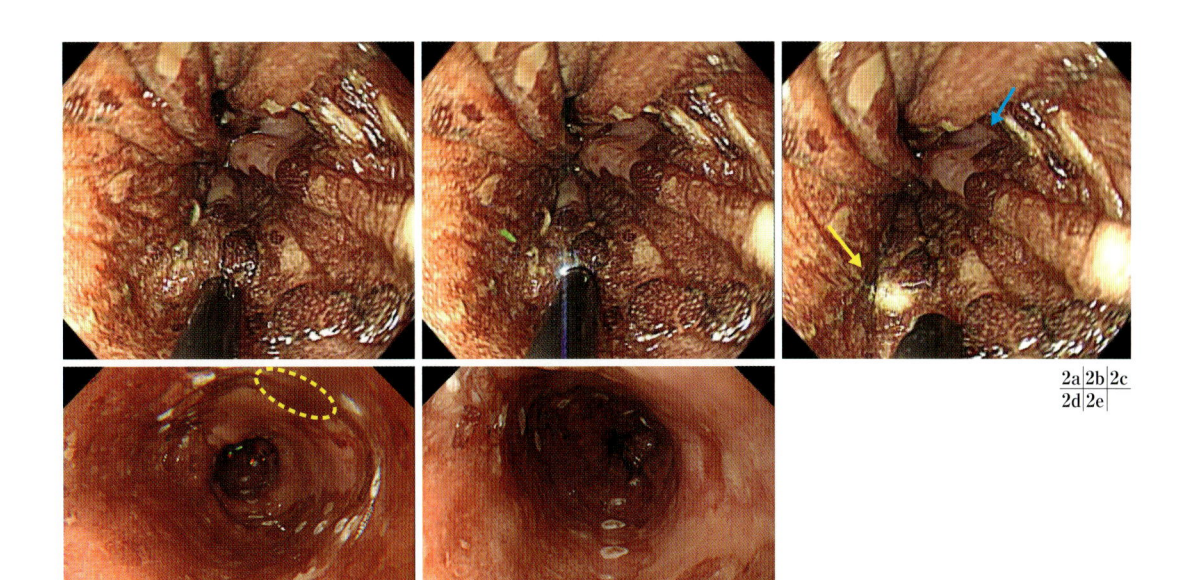

2a|2b|2c
2d|2e|

図2 マーキング

a：Hook ナイフのナイフ部をシース内に収納し粘膜に軽く押し当てる．
b：凝固波を一瞬通電する．先端からのスパークが確認できる．
c：黄色矢印が付けられたマーキングである．安全にシャープなマーキングが可能である．青矢印は病変部（ヨード不染帯）．
d：剥離中は TT 法を用いる予定のため，病変口側の safety margin は広めにした（約1cm：黄色点線部）．
e：病変肛門側の亜全周部位の safety margin は狭窄予防を考慮して狭く，可能な限り粘膜を残すよう配慮し，病変辺縁間近にマーキングを行った．

行う．

この項のまとめ
▶ナイフをシース内に収納したままマーキングを行う．

 プレカット（図3）

　粘膜下層に十分量の局注を行った後，先端フードを粘膜に密着させ視野を固定する．切りたい方向へ hook の角度を調節し，粘膜に軽く押し当て，切開波を一瞬だけ通電する（Auto Cut, effect 5, 50 W もしくは Endo Cut Ⅰ, effect 3）．プレカットは筋層方向への通電になるため，ナイフを過度に強く押し当てると穿孔

や筋層損傷の危険があるので注意を要する．

　3〜4mm 程度を刺入し（arm part の約半分），ナイフ先端を粘膜下層に到達させる．切開する方向にテンションをかけ，粘膜下層から粘膜をhook part で把持し，ナイフを引きながら切開波を通電する．

この項のまとめ
▶筋層方向への通電になるので慎重に行う．

 粘膜切開（図4，5）

　スコープ先端に透明フードを装着し，フードを剥離面に押し当てて切開線をしっかりと観察する．至適な剥離深度を視認し，hook の向きを

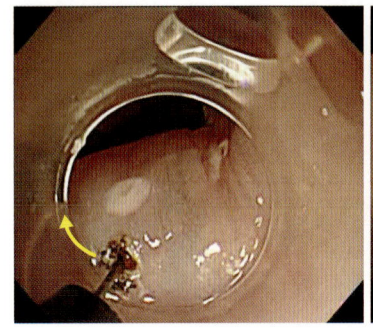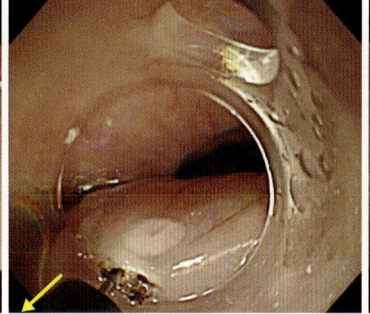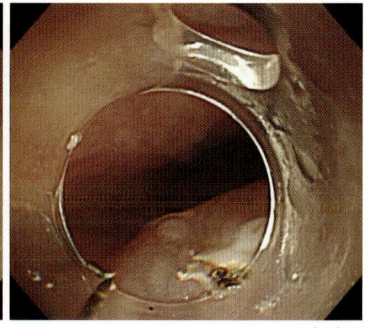

3a|3b|3c

図3　プレカット

a：Hook ナイフの背中を粘膜に押し当てて通電し，粘膜下層までナイフの先端を刺入する（arm part の半分くらいの刺入が目安となる）．引き続き上下・左右アングルを操作して切開方向（黄色矢印）にテンションをかける．

b：ナイフをスコープ側に引き上げながら通電する．

c：約3mm 程度のプレカットが完成した．

図4　粘膜切開（arm cut）

a：arm part を用いた粘膜切開のイメージシェーマ．

b：フードを切開線に押し当てて，粘膜下層をしっかりと視認する．hook の先端を内腔側に調整し，適切な粘膜下層の深度にナイフを鈍的に挿入する．

c：アップアングルを用いて粘膜を把持し，内腔側に挙上し通電する．切開終了と同時に勢い余って対側を傷つけないよう注意する．黄色矢印のごとく粘膜下層のスパークが確認できるので，粘膜を完全に切開する前にナイフをスコープ側に引きながら（青矢印），短時間の通電を心掛ける．

d：arm cut で切開完了時の写真．1回の操作で約5mm 弱の粘膜切開が可能である．

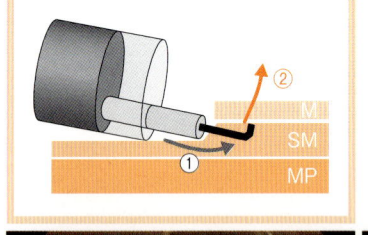

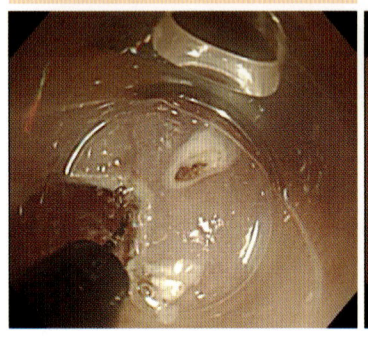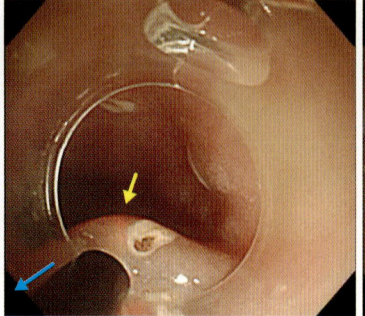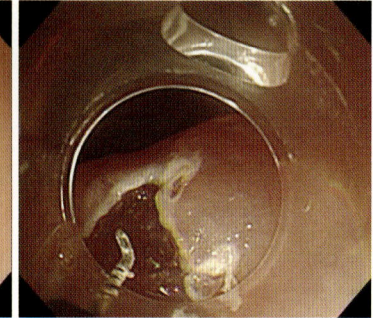

4a
4b|4c|4d

管腔側に調節し，ナイフを粘膜下層に鈍的に挿入する．Hook ナイフの屈曲部の背側は丸みを帯びているので，ナイフは筋層上を滑るように潜り込み，筋層を傷つけることなく粘膜下層にナイフを潜り込ませられる．アングル操作で内腔方向にテンションをかけ通電する（粘膜筋板の近傍は血管が多いのでSpray Coag, effect 2, 50 W，粘膜は Auto Cut，effect 5，50 W もしくは Endo Cut Ⅰ，effect 3）．内腔側へのテンションが強すぎると，勢い余って管腔対側の粘膜を切開することがあるので，通電時間は短くする．また，右手はナイフのシースを握り，

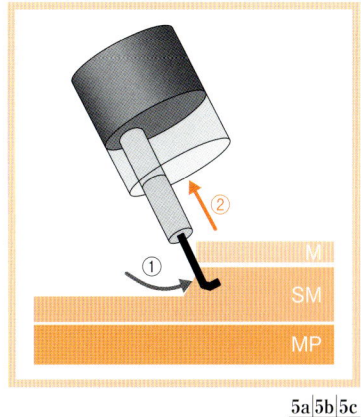
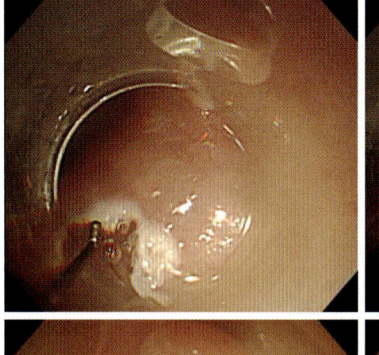
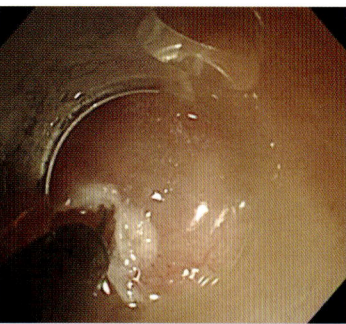
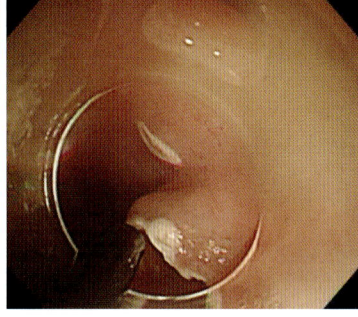
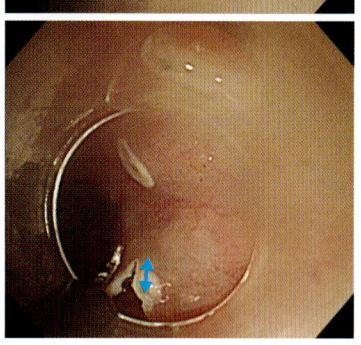

5a | 5b | 5c
5d | 5e

図5　粘膜切開（hook cut）

a：hook part を用いた粘膜切開のイメージシェーマ.
b：切開したい方向に hook の先端を調整する.
c：視認下に粘膜下層にナイフを刺入する.
d：hook part で粘膜を把持しナイフをスコープ側に引き上げ，通電を行う.
e：短い hook part での切開はおよそ 1〜2 mm 程度（青矢印）の切開になる.

シースをスコープ方向に引きながら切開を行う．arm part を利用した切り方で（arm cut：図4），おもに管腔の長軸方向への切開に有用な切り方である.

　一方，管腔の短軸方向に切る場合は，切開したい方向に hook の向きを調節し，粘膜下層にナイフを挿入し hook part で粘膜を把持する．切開方向に軽くテンションをかけ，ナイフを引き抜きながら切開波を通電する．hook part での切開は一度に切開できる量は少ないが，安全性の高い切り方である（hook cut：図5）.

> この項のまとめ
> ▶ 粘膜を管腔内腔側に把持しながら通電切開する.

Ⅴ　粘膜下層剥離（図6）

　糸付きクリップを用いたトラクション方法（TT 法）は食道 ESD の粘膜下層剥離時に非常に有用である．TT 法と非 TT 法の無作為化比較試験では，TT 法において剥離時間が約 40％短縮したことを示している[4]．本報告は絹糸をクリップに装着させる方法であるが，絹糸の代わりにデンタルフロスを用いたり[5]，市販のバネ付クリップ（SO clip）での牽引法[6]も有用である.

　粘膜下層に十分に局注を行い，先端フードを利用してスコープと剥離面の至的距離を確保する．hook の向きを筋層と平行になるように調節し，粘膜下層の線維を視認下に hook part で把持し，ナイフを引きながら通電剥離する

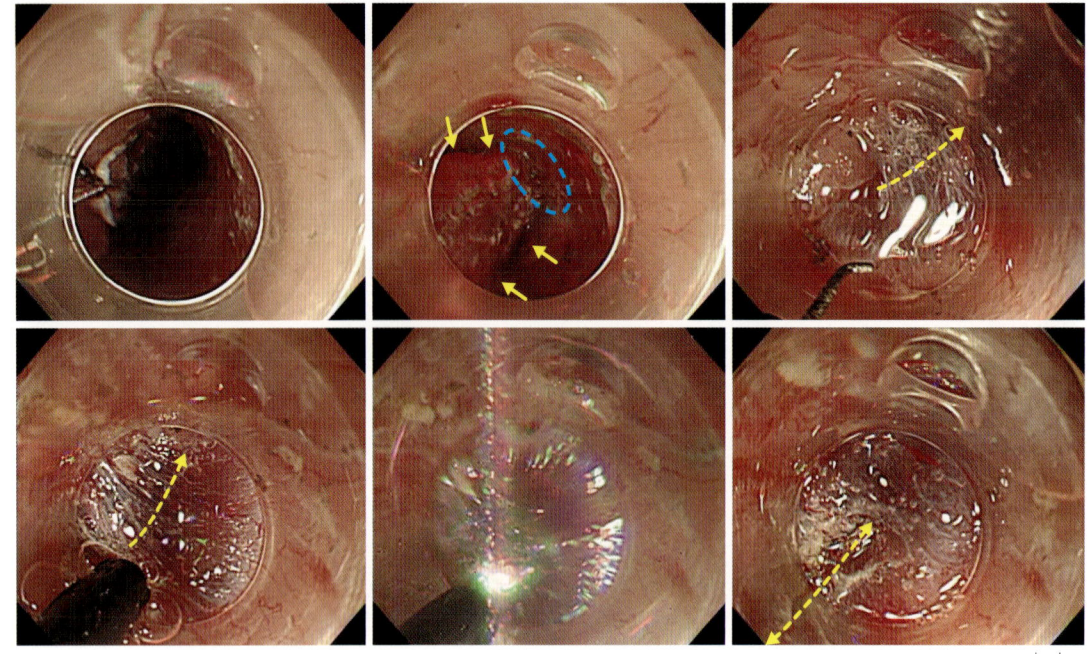

図 6 粘膜下層剥離

6a 6b 6c
6d 6e 6f

a ：全周切開終了後，口側に糸付きクリップ（本例では絹糸の代わりにバネの付いた SO clip を用いている）を付ける．

b ：TT 法により病変部が口側に牽引され（黄色矢印），剥離する領域の視認性が向上している（青点線領域）．

c ：先端フードを押し当てて，剥離ラインをしっかりと視認する．hook の先端を切りたい方向（黄色点線矢印）に調整する．

d ：hook の先端を鈍的に粘膜下層に挿入し，剥離方向（黄色点線矢印）にテンションをかける．

e ：テンションをかけながら通電する．

f ：1 回の剥離操作で黄色点線の長さの剥離ができた．

（hook cut）（Spray Coag, effect 2, 50 W, 血管がないときはcut mood で切開）．arm part を利用して多量の粘膜下層の線維を把持できる状況では，arm cut で通電剥離すると効率がよい．ただし hook の先端が固有筋層を向くと穿孔を，粘膜面を向くと標本に挫滅を生じる可能性があるので十分な注意を払う必要がある．粘膜切開と同様に粘膜下層剥離も緻密なスコープ操作が要求されるため，局注による粘膜下層の膨隆が十分な状態で行うことが重要である．

> **この項のまとめ**
> ▶ 視認下に組織を把持し，筋層から遠ざかる方向に通電剥離する．

血管処理（図 7）

粘膜下層剥離時に血管を認めた場合は hook part で血管を把持しながら切断する．透明の局注液を用いると粘膜下層の血管が視認しやすくなる．通電時間が長いほど血管は凝固処理され出血のリスクが低くなるため，血管を切断する

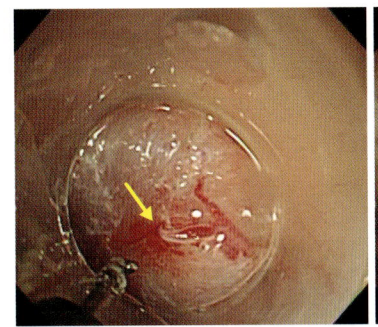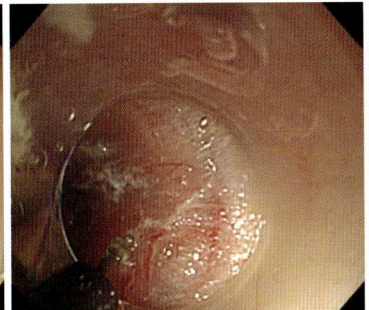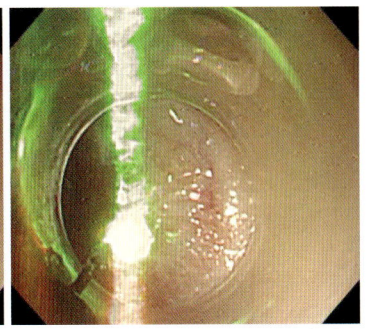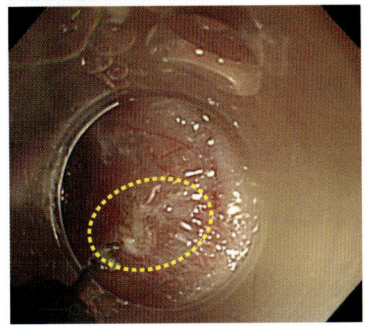

7a|7b|7c
7d

図7　血管処理
a：黄色矢印の血管の破綻部からわずかな出血が確認できる.
b：出血部にナイフを近づける. この際, 血管に接着させるか否かのごくわずかな距離調整が必要なので, フードを粘膜に軽く押し当て視野を固定することが重要である.
c：通電を行う. Spray Coag を用いると空気放電し, 非接触で広範な血管が処理できる.
d：黄色点線の領域で血管が処理できた.

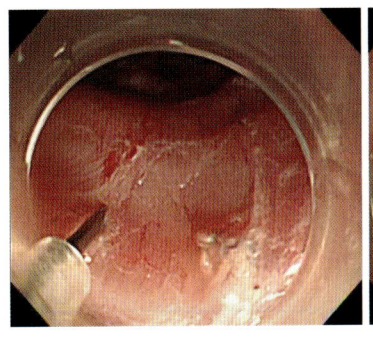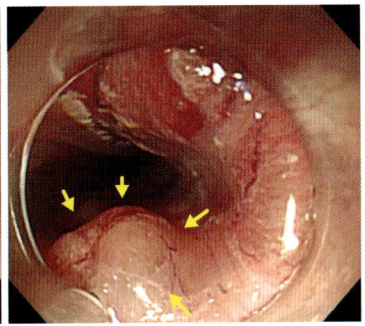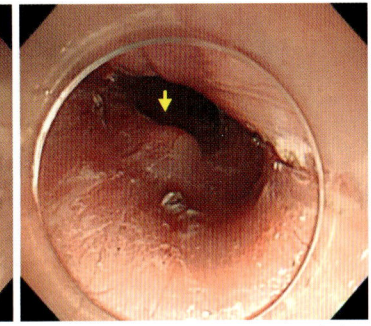

8a|8b|8c

図8　狭窄予防
a：粘膜下層にトリアムシノロンの局注を行う. よく視認し針の先端が粘膜下層に留まるように局中針の深度を調整する.
b：粘膜下層に局注がうまく入ると粘膜下層膨隆が得られる.
c：このような局注を 0.1〜0.2 ml ずつ数十カ所に行う.

際は一気に切断せずテンションを弱めにして通電時間を長くする. 1 mm 強の太い血管は, 止血鉗子を用いた precoagulation(Soft Coag, effect 5, 80 W)で血管処理を行う.

出血を認めたら, よく洗浄し出血点を確認する. 出血点にhookの背を軽く触れさせてSpray Coag, effect 2, 50 W で一瞬通電し, 出血中の血管を凝固処理する. Spray Coag を用いる場合は, 非接触の空気放電での止血も可能である. 過度に押し当てたり, 凝固時間が長すぎると, hook 背面の組織を凝固させ, 穿孔の危険が高まるので注意を要す. Hook ナイフでの止血が困難な場合は止血鉗子を用いた止血を行う(Soft Coag, effect 5, 80 W).

Ⅶ 狭窄予防（図8）

管腔の3/4周以上を切除する場合は高頻度に狭窄をきたすため，狭窄予防を施す必要がある．狭窄予防には，狭窄前から行う予防的バルーン拡張やステロイド局注療法[7]，ステロイド内服療法[8]，ポリグリコール酸シート貼付などの方法が報告されている．当科ではトリアムシノロンの局注法を行っている．トリアムシノロンはステロイドの一種で，潰瘍底に1回当り0.1〜0.2 ml を 20〜40 カ所に局注を行う．局注液が筋層に留まると遅発穿孔を起こすことがあるため，局注液が粘膜下層に留まるよう慎重に局注を行う．筋層直上で粘膜下層の剥離を行うと，トリアムシノロンを局注する組織がなくなるため，狭窄予防の局注を行う症例は粘膜下層の中層を剥離し，剥離後にトリアムシノロンが局注できるよう粘膜下組織を残すように剥離することが重要である．

おわりに

安全なESDを行うためには，視認下に切開・剥離を行うことが肝要である．良好な視野を得るためには先端フードが有用である．また，牽引法や狭窄予防など，病変ごとの治療戦略を立てることも安全なESDを行ううえで大切である

る．Hookナイフは組織を把持し安全な方向への切開・剥離が可能であり，安全なESDの完遂に重要なアイテムと考える．しかし基本手技を実直に順守することが何よりも重要で，決して無理な操作は行わないよう心掛ける必要がある．本稿が基本手技の参考となり，より安全なESDの一助となることを願っている．

文　献

1) 平澤　大，小山恒男，宮田佳典，他：フックナイフを用いた ESD．臨牀消化器内科　19；1205-1210，2004
2) 平澤　大，藤田直孝，石田一彦，他：ここまでできる食道ESD．消化器内視鏡　18；179-185，2006
3) Oyama, T., Tomori, A., Hotta, K., et al.：Endoscopic submucosal dissection of early esophageal cancer. Clin. Gastroenterol. Hepatol.　3；S67-S70, 2005
4) Koike, Y., Hirasawa, D., Fujita, N., et al.：Usefulness of thread-traction method in esophageal endoscopic submucosal dissection：randomized controlled trial. Dig. Endosc.　27；303-309, 2015
5) Suzuki, S., Gotoda, T., Kobayashi, Y., et al.：Usefulness of a traction method using dental floss and a hemo-clip for endoscopic submucosal dissection：a propensity score matching analysis. Gastrointest. Endosc. 83：337-346, 2016
6) Sakamoto, N., Osada, T., Shibuya, T., et al.：Endoscopic submucosal dissection of large colorectal tumors by using a novel spring-action S-O clip for traction. Gastrointest. Endosc.　69；1370-1374, 2009
7) Hashimoto, S., Kobayashi, M., Takeuchi, M., et al.：The efficacy of endoscopic triamcinolone injection for prevention of esophageal stricture after endoscopic submucosal dissection. Gastrointest. Endosc.　74；1389-1393, 2011
8) Yamaguchi, N., Isomoto, H., Nakayama, T., et al.：Usefulness of oral prednisolone in the treatment of esophageal stricture after endoscopic submucosal dissection for superficial esophageal squamous cell carcinoma. Gastrointest. Endosc.　73；1115-1121, 2011

（平澤　　大，前田　有紀，山岡　　肇，
鈴木憲次郎，松田　知己，長南　明道）

（臨牀消化器内科 Vol. 32 No. 4，393-400，2017　改訂）

1 食道 ESD
(2) Dual ナイフ

Summary

　食道は管腔が狭く心臓や肺などと近接するため，食道 ESD は，胃や大腸と異なる治療困難性が存在する．また，胃や大腸と比較すると症例数が少なく施設間での症例数に格差があり，すべての内視鏡医がさまざまな状況を経験できるわけではない．本稿では，食道 ESD に特有のコツとポイントを ESD の各手技ごとに解説する．ストレートな管腔に存在する扁平上皮癌と，凹凸，屈曲のある食道胃接合部に存在するバレット腺癌では治療ストラテジーが異なる．扁平上皮癌の食道 ESD を中心に，バレット腺癌の際の異なる点や注意点をあわせて解説する．

Key words : 食道 ESD，扁平上皮癌，バレット腺癌

はじめに

　食道は管腔が狭く，心臓，大動脈，肺など動きのある臓器と近接していることより内視鏡的粘膜下層剝離術(endoscopic submucosal dissection；ESD)の手技難易度が胃と比較して高い．偶発症なく病変を一括切除するためには，押さえておくべきコツとポイントが存在する．本稿では Dual ナイフを用いた ESD の手技的コツとポイントについて解説する．

　胸部食道に好発する扁平上皮癌に対するESD と，食道胃接合部に発生するバレット腺癌では部位的に異なり治療戦略が異なる点が存在する．基本的なポイントは扁平上皮癌に対する ESD として解説し，バレット腺癌に対する ESD は扁平上皮癌に対する ESD と異なる点を中心に別項目に述べる．

内視鏡と周辺機器

　内視鏡は前方送水機能を有したものを使用する．虎の門病院消化器内科では EG-450RD5(富士フイルム社)か GIF-Q260J(オリンパス社)を使用する．管腔が狭いためスコープ径が太い GIF-2TQ260M(オリンパス社)ではなく前述の2種類から選択している．高周波発生装置は，VIO300D(ERBE 社)を使用している．マーキングは Soft 凝固，effect 3，50 W，切開は Auto

表1　虎の門病院消化器内科における食道 ESD の高周波設定（VIO300D 使用時）

	設　定
マーキング	Soft 凝固，effect 3，50 W
切　開	Auto Cut，effect 2，40 W
剝　離	Swift 凝固，effect 3，40 W
止　血	Soft 凝固，effect 4，50 W

表2　Dual ナイフと DualKnife J の比較

	DualKnife J	DualKnife
挿入部最大径	Φ 2.7 mm	
手元シース径	Φ 2.0 mm	
突出時ナイフ長	L 長：2.0 mm Q 長：1.5 mm	
収納時ナイフ長	0.1 mm	0.3 mm
送水ポート構造	送液口	
外　観 左：ナイフ突出時 右：ナイフ収納時		

外観は，先端突出時はほとんど差がないが，収納時ナイフ長が従来の 0.3 mm から 0.1 mm とより短くなっており，止血やマークの際の安全性がより向上している．

Cut，effect 2，40 W，剝離は Swift 凝固，effect 3，40 W，止血は，止血鉗子を用いる際には Soft 凝固，effect 4，50 W で行う（**表1**）．高周波の設定を誤ると穿孔のリスクとなるため，必ず術者が直接確認するべきである．

この項のまとめ
▶ 高周波の設定は必ず術者が直接確認する．

 ESD ナイフ

Dual ナイフの特徴などについて述べる．Dual ナイフは，先端のチップが突出した状態で 1.5 mm（Q 長）のものと 2.0 mm（L 長）のものの二つが存在する．食道壁は胃壁と比べると薄いため 1.5 mm のものを用いる．マーキングや oozing に対する止血の際には先端を収納して使用し，切開や剝離時には突出した状態で使用する．先端にごく小さな球形のチップが付いているため適度に引っ掛けての処置が可能である．シース先端の白色調の部分を必ず確認しながら切開・剝離をすることで穿孔のリスクを抑えながらの処置が可能である．白色調の部分が潜り込んだ状態で通電すると，その奥の固有筋層や血管を傷つけて穿孔や出血をきたすので注意が必要である．

また近年は前方送水機能を附帯した Dual Knife J が市販され臨床導入されつつある（**表2**）．局注針を用いることなく粘膜下層への局注液の注入が可能であり，処置時間の短縮および安全性の向上が期待できる．ナイフの外径は従

来の Dual ナイフと変わっていないため吸引力への影響はなく，非常に有用性が高い印象である．送水ポートがナイフ先端のチップのすぐ横に存在しているため，ナイフ先端をしっかりと粘膜下層に押し当てて局注すると良好な粘膜下層の膨隆が得られる．

周術期管理

鎮静薬（ジアゼパム）と鎮痛薬（塩酸ペチジン）による conscious sedation で治療を行うことが多い．頸部食道や全周の病変に対する ESD や，瘢痕上の病変に対する ESD では全身麻酔での治療を検討する．食道 ESD はアルコール多飲症例が多く，ベンゾジアゼピン系薬剤使用時に脱抑制をする場合がある．このようなときにはデクスメデトミジン塩酸塩（プレセデックス®）が有効なことがある．鎮痙薬としてブチルスコポラミン臭化物（ブスコパン®）を使用することが多いが，時に心拍数が増加してしまい処置がしづらくなることを経験する．術前，内視鏡時の鎮静薬，鎮痙薬を使用した際の有害事象についてチェックしておくべきである．

食道 ESD の手技

1．マーキング

ヨード散布をした後にマーキングを行う．Dual ナイフの先端を収納した状態で，Soft 凝固で一瞬焼灼する（**図1a**）．切除後潰瘍の周在性が 3/4 周を超えると狭窄リスクが高くなるため，両サイドのマーキングは病変になるべく近接させるようにする（**図1b**）．また，術後，病理と内視鏡診断との対比をするために口側と肛門側のどちらかに 2 重マーキングを行う．

糸付きクリップ法を使用すると適切なトラクションがかかり有効なことがある[1),2)]．口側のマーキングを少し病変から離してつけると，糸付きクリップ法の際に病変にクリップがかからなくなり正確な病理診断が可能となる．

2．局　注

適切な膨隆を形成させることは安全な ESD に重要である．剥離層を認識するためにグリセオールに少量のインジゴカルミンを混注した局注液を使用する．粘膜を貫き粘膜下層に局注液を注入すると次第に膨隆が形成される．局注針の先端でこの膨隆形成を妨げないように徐々に局注針を抜きながら局注する．そして二つ目の局注は一つ目の膨隆の裾野に行う．このように局注することにより隆起の谷間を作ることがなく綺麗な膨隆を作ることができる．局注針を抜去する際には針先で粘膜を損傷しないように速やかに抜去する．食道 ESD の際には樹枝状血管を傷つけないように局注することで，局注時の不必要な出血を予防できる．

3．切　開

まず肛門側の切開を Auto Cut モードで行う．Auto Cut モードは，Endo Cut モードとは異なり間欠的にフットペダルを踏んで微調整する必要があるが，シャープな切開が可能となる．最初から粘膜下層深層まで一度に切開すると粘膜下層内の血管を傷つけて出血をきたすことがあるので，最初の切開は薄く粘膜筋板を残す．もしくは粘膜下層浅層までにとどめるように浅めに切開を行う．そして何回か Swift 凝固でトリミングを行いながら粘膜下層深層まで切開を行

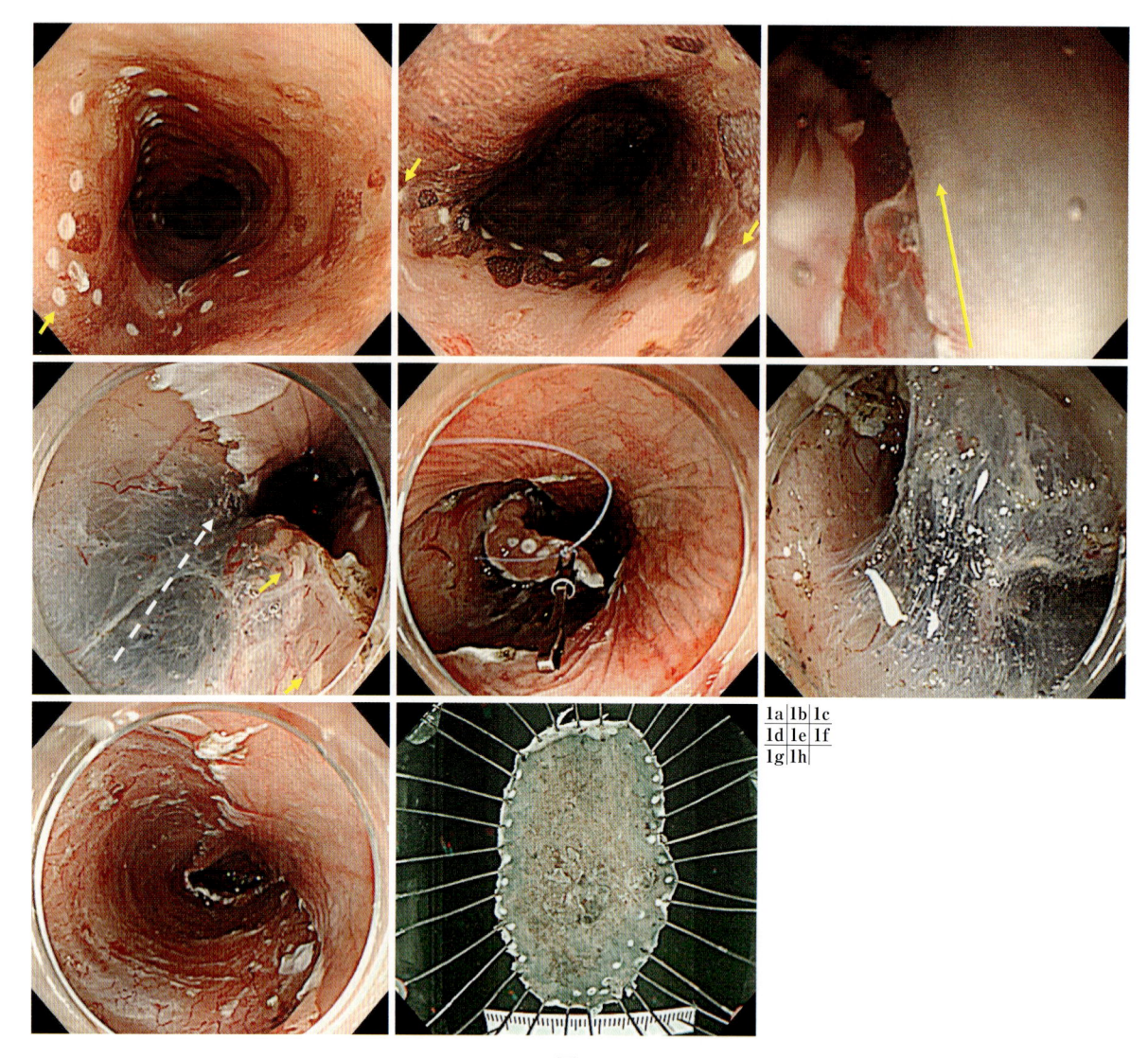

図 1

a：マーキング時の内視鏡像．口側に 2 重マークを行っている（黄色矢印）．

b：マーキングは口側，肛門側は少し離してよいが，両サイドは可能なかぎり近接させる（黄色矢印）．

c：切開時の内視鏡像．切開の方向はできるだけ手前から奥へとし，筋層から離れるようにする（黄色矢印方向）．最初の切開を浅めに設定すると粘膜下層内の血管を切開時に傷つけずに露出することができる．

d：剥離時の内視鏡像．先端透明フードを利用して剥離層を視認する．切開時と同様にできるだけ内視鏡を push しながら，白色矢印の方向にフードで剥離層を広げるようにしつつ剥離する．剥離時に食道腺（黄色矢印）が認められることがあるが，可能なかぎりあわせて摘出するようにする．

e：糸付きクリップ法．クリップが病変内にかからないように口側切開は病変から少し離して行う．糸の下に潜り込みトラクションをかけるようにする．

f：糸付きクリップ法でトラクションをかけての剥離の像．病変は左側にあるが，糸付きクリップ法で適切なトラクションをかけると剥離するべき層が良好に視認できる．

g：切除後の内視鏡像．

h：切除検体の NBI 画像．切除後の検体を再度 NBI 拡大観察することで，血管像と深達度の関連について詳細な検討が可能となる．

う（**図1c**）.

Dual ナイフ使用時に引き切りをするとナイフが筋層に垂直になるように動くので穿孔リスクが高くなる．切開の方向は，基本的には押し切りの方向で行うようにする．周在性の大きな病変の際には，両サイドの切開はマークギリギリにしできるだけ健常粘膜を残して狭窄リスクを少なくするようにするべきである．狭窄予防にステロイドが有効とされ広く使われているが，その使用方法などに関しての一定のコンセンサスは得られていない[3)～5)]．当院ではステロイド禁忌症例を中心に積極的に PGA（polyglycolic acid）シートを使用しており，その有効性を報告している[6)]．

4．剝　　　離

安全な ESD を行ううえでもっとも重要なことは，いかに適切な剝離層を視認するかである．先端透明フードをうまく使うことが適切な剝離には重要である（**図1d**）．フードの先端を上はやや短く，下をやや長く装着している．こうすることで内視鏡からデバイス先端が突出した際に，デバイス先端が視認できるようになる．剝離層は粘膜下層の深層 1/3 程度を狙うようにする．剝離するべき層に近接しているとき（内視鏡の視野が近いとき）は，固有筋層と垂直になっている可能性が高い．このようなときは Dual ナイフ先端を剝離するべき部位に接するか接しないかのギリギリで Swift 凝固の放電で剝離するイメージをもつべきである．近接していないときには筋層と水平に近い形になっていることが多いため，ナイフ先端を少し粘膜下層内に差し入れて剝離をしても安全である．このような剝離のほうが1回で多くの剝離ができるため状況に応じたナイフ先端の調整が重要である．時に剝離するべき粘膜下層内に固有食道腺と思われる白色調の球状の物体が存在する（図1d）．これらに癌が浸潤する可能性があるためできるだけ残さないようにその深層を剝離するべきである．病変が右側にあるときには重力を利用し剝離することが可能であるが，左側の際には重力がうまく利用できない．このようなときには糸付きクリップ法が非常に有用である（**図1e**）．食道 ESD の際は，クリップの付いた糸で牽引するのではなく，クリップの付いた糸の下に潜り込んでトラクションをかけ視野を作るイメージをもつことが重要である（**図1f**）．全周性もしくは亜全周性の病変の際には，粘膜下層剝離を直線的に行い，トンネルを作製する方法（endoscopic submucosal tunnel dissection）が有効である[7)]．

胃 ESD（とくに反転操作時）では術者の右手は内視鏡ではなくデバイスをもち，出し入れをしながらナイフ先端をコントロールすることが多い．一方で，食道 ESD ではデバイスを 1～2 cm 程度内視鏡から出した状態で固定し，術者は右手で内視鏡を保持しながらナイフ先端をコントロールすることが多い．食道 ESD の剝離時は，フードで剝離層を広げるように管腔の長軸方向に内視鏡を push しながら Swift 凝固で剝離を行う．この方法であるとデバイスの出し入れをする際に内視鏡を一度手放す必要があるが，TOP 社とわれわれで共同開発した Smart shooter® を使用すると内視鏡を右手で保持しながら右手親指でデバイスの出し入れを微調整することが可能となる[8)]．臨床導入し，1st feasibility study を行い良好な結果であったが[9)]，今後前向きにその有用性を検証する必要がある．

5．止　　　血

出血をすると剝離層の視認が悪くなり，穿孔のリスクが高くなる．まずは出血をさせずに処置を行うように心がけるべきである．局注時に樹枝状血管を避けること，切開時に浅めに切開

すること，剥離時に pre-coagulation をすることが重要である．出血してしまったらこまめに止血をする．食道 ESD の際は胃 ESD と比較して oozing のような少量の出血が多い．その多くは Dual ナイフの先端を収納して Swift 凝固で一瞬焼灼すると止血が可能である．数回この方法で止血を試みても止血が得られないときには無理せず止血鉗子を使用する．血管端をしっかりと把持し，筋層と離すようにして Soft 凝固で焼灼する．

　左側の病変では時に水没してしまい止血しづらいことを経験する．このようなときは，OS-1 を鉗子口から注入すると出血点の同定に有効なことがある．

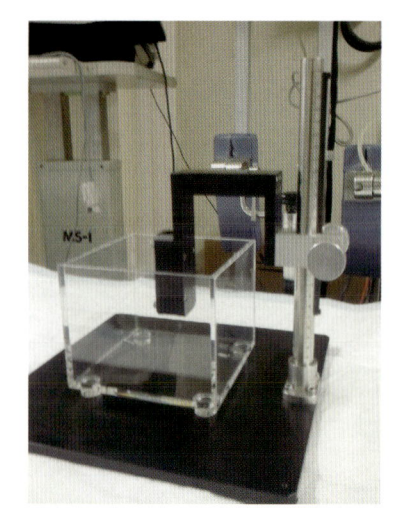

図2　当院で使用している拡大内視鏡を利用した実体観察のための器具
浸水下に NBI 拡大すると血管像と深達度の詳細な対応が可能となる．

> **この項のまとめ**
> ▶術後の病理と内視鏡診断の対比のために口側と肛門側のどちらかに2重マークを行う．
> ▶樹枝状血管を傷つけないように局注する．
> ▶Dual ナイフでは基本的に押し切りの方向で切開を行う．
> ▶安全な手技のために重要なことは，いかに適切な剥離層を視認するかである．
> ▶出血をなるべくさせず，した場合はこまめに止血をする．

病理との対比

　術後病理診断と内視鏡診断との対比は不可欠であるが，現在の実体顕微鏡では NBI（Narrow Band Imaging）や BLI（Blue LASER Imaging）などの画像強調技術がないため血管視認性が不良である．当院では三啓・桜精機と共同で NBI 拡大内視鏡を正確に垂直方向に微動させる装置を開発（**図2**）し，ESD 検体を切除後に浸水下に NBI 拡大観察している．浸水することで，ハレーションのない魚眼効果が補正された検体写真を撮影することが可能となる[10]（**図1h**）．

　深達度診断には日本食道学会分類が用いられるようになっている．分類の妥当性を検証するさまざまな検討がなされており，血管像やAVA（avascular area）と病理像を正確に対比する必要がある．

> **この項のまとめ**
> ▶切除検体を NBI 拡大観察すると，内視鏡診断と病理診断の対比に有用である．

バレット腺癌

　食道胃接合部にあるバレット腺癌は，直線的な胸部食道にある扁平上皮癌と治療戦略が異なる．ヨード散布にて境界が明瞭な扁平上皮癌と異なり，バレット腺癌は時に範囲診断が難しい．short segment Barrett's esophagus（SSBE）に発生した腺癌のときには，深吸気で息止めをした状態でないと適切な観察が困難なことがある（**図3a**）．マーキング時には鎮痛薬（塩酸ペチジン）のみ使用し，マーキング終了後に鎮静薬（ジアゼパム）を投与するようにする．

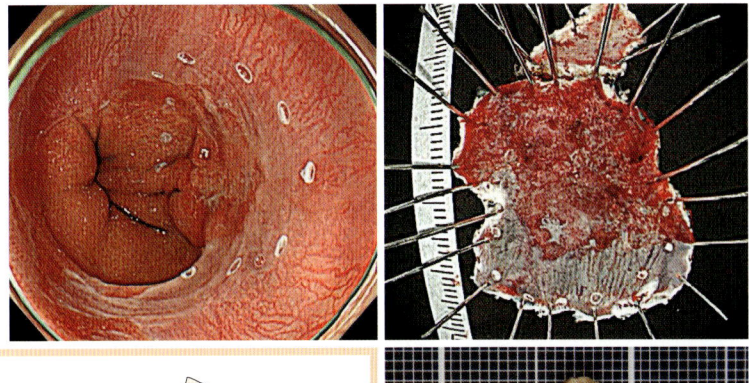

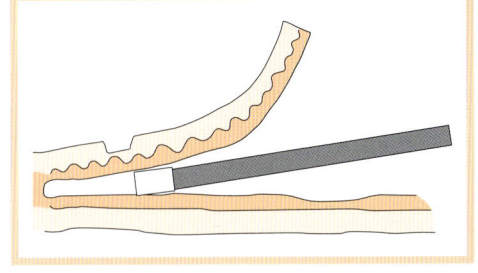

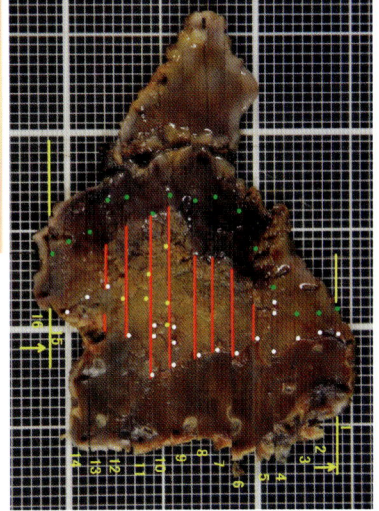

図3

a：バレット腺癌の症例．SCJ（squamocolumnar junction）の2時方向に肛門側に隆起を伴う陥凹性病変が認められる．塩酸ペチジンのみ投与しマーキングをしているため，深吸気が可能であり伸展された良好な視野でのマーキングが可能である．

b：肛門側の切開が浅いときの図．肛門側の切開とトリミングが浅いと奥の健常粘膜下層に剥離が及んでしまうことがある．

c：切除後検体の内視鏡像．肛門側のトリミングが浅く，剥離が切開ラインの奥まで及んでしまっている．

d：切除病理の切り出し図．adenocarcinoma，tub1，15×14 mm，depth T1a-LPM，ly0，v0，margin negative であった．

3a	3c
3b	3d

切開時には反転操作でしっかりと肛門側の切開を行う必要がある．この際 2TQ260M を使用すると病変へのアプローチが容易となる．肛門側の切開を十分に粘膜下層深層まで行っていないと粘膜下層剥離時に肛門側のゴールがわからなくなり，マーク外まで剥離をしてしまうことがある（**図3b，c**）．肛門側の切開を十分にした後は口側から GIF-Q260 J などの外径の細いスコープで切開・剥離を行うと安全に切除が可能となる（**図3d**）．

この項のまとめ
▶ 胃側へ粘膜下層剥離が及ばないように肛門側の切開はしっかりと粘膜下層深層まで行う．

おわりに

安全な食道 ESD を行うためには，押さえるべきコツとポイントがある．マーキング，局注，切開，剥離，止血とそれぞれの手技において胃や大腸と異なる点を中心に解説した．安全なESD のためには常にうまくいかない状況を想像し，そのようなときにはどうするか，という

戦略を想定しておくべきである.

文　献

1) Oyama, T. : Counter traction makes endoscopic submucosal dissection easier. Clin. Endosc. 45 ; 375-378, 2012

2) Suzuki, S., Gotoda, T., Kobayashi, Y., et al. : Usefulness of a traction method using dental floss and a hemoclip for gastric endoscopic submucosal dissection : a propensity score matching analysis (with videos). Gastrointest. Endosc. 83 ; 337-346, 2016

3) Hashimoto, S., Kobayashi, M., Takeuchi, M., et al. : The efficacy of endoscopic triamcinolone injection for the prevention of esophageal stricture after endoscopic submucosal dissection. Gastrointest. Endosc. 57 ; 165-169, 2011

4) Hanaoka, N., Ishihara, R., Takeuchi, Y., et al. : Intralesional steroid injection to prevent stricture after endoscopic submucosal dissection for esophageal cancer : a controlled prospective study. Endoscopy 44 ; 1007-1011, 2012

5) Yamaguchi, N., Isomoto, H., Nakayama, T., et al. : Usefulness of oral prednisolone in the treatment of esophageal stricture after endoscopic submucosal dissection for superficial esophageal squamous cell carcinoma. Gastrointest. Endosc. 73 ; 1115-1121, 2011

6) Iizuka, T., Kikuchi, D., Yamada, A., et al. : Polyglycolic acid sheet application to prevent esophageal stricture after endoscopic submucosal dissection for esophageal squamous cell carcinoma. Endoscopy 47 ; 341-344, 2015

7) Linghu, E., Feng, X., Wang, X., et al. : Endoscopic submucosal tunnel dissection for large esophageal neoplastic lesions. Endoscopy 45 ; 60-62, 2013

8) Kikuchi, D., Yamada, A., Iizuka, T., et al. : A new device for simultaneous manipulation of an endoscope and a treatment device during procedures : an ex vivo animal study. Endoscopy 46 ; 977-980, 2014

9) Kikuchi, D., Iizuka, T., Yamada, A., et al. : Feasibility of a newly developed thumb control device for simultaneous manipulation of the endoscope and treatment devices in endoscopic submucosal dissection : a clinical feasibility study. Digestion 94 ; 123-128, 2016

10) Kikuchi, D., Iizuka, T., Hoteya, S., et al. : Vascular density of superficial esophageal squamous cell carcinoma determined by direct observation of resected specimen using narrow band imaging with magnifying endoscopy. Dis. Esophagus. 30 ; 1-5, 2017

（菊池　大輔，飯塚　敏郎,
　貝瀬　　満，布袋屋　修）

（臨牀消化器内科 Vol. 32 No. 4，401-407，2017　改訂）

2 胃 ESD
(1) IT ナイフ

Summary

胃 ESD は ESD という治療手技のなかでもっとも歴史が長く，すでに一般化したと言ってもよいと思われる．しかしながら，体部大彎・穹窿部病変などの困難部位における胃 ESD は未だ先進施設やエキスパートでないと完遂することは難しいことがある．また，胃 ESD は出血との戦いであり，いかに出血を良好に制御できるかが手技時間短縮のためには重要である．筆者らは体部病変の胃 ESD において，先端系ナイフの切除戦略と IT ナイフの戦略を組み合わせた近位側アプローチ法を適用している．また，近年ではとくに大彎病変においてはトラクション法がきわめて有用であることが知られており，これらを組み合わせることで，質の高い ESD を行うことができる．

Key words : 胃 ESD，IT ナイフ，体部大彎，穹窿部，困難病変，出血制御，近位側アプローチ法

はじめに

2006年4月に胃 ESD（endoscopic submucosal dissection）は保険収載され，早期胃癌に対する標準的な内視鏡治療として広く行われており，近年では海外からの報告も散見される[1)~3)]．胃 ESD は ESD という治療手技のなかでもっとも歴史が長く，すでに一般化したと言ってもよいと思われ，また各施設が独自の工夫や治療成績を数多く報告してきた．しかしながら，困難部位における胃 ESD は未だ先進施設やエキス

パートでないと完遂することは難しいことがある．また，胃 ESD は出血との戦いであり，出血が著明な病変においては切除しているというより，止血しているという感覚のほうが強かったりもする．胃 ESD 手技のさらなる標準化に向けて，国立がん研究センター中央病院内視鏡科における胃 ESD の概要とコツ，とくに体部大彎・穹窿部病変への対処について解説する．

I 当院における胃 ESD のデバイス，高周波装置，鎮静

1．スコープ，局注液などの準備

スコープは基本的に GIF-Q260J（オリンパス社）を用い，至適距離が保てない場合にはマルチベンディングスコープ（GIF-2TQ260M）を，反転操作においてより狭いスペースでの治療の場合は GIF-Q260 や GIF-H290 を選択することもある．局注液は基本的に生理食塩水〔20万倍希釈：生食 500 m*l*＋アドレナリン 2.5 mg＋インジゴカルミン注 20 mg（1A：5 m*l*）〕を使用しているが，瘢痕病変や体部大彎・穹窿部などの困難病変においては，ムコアップ®（ボストン・サイエンティフィック社）やグリセオール®（中外製薬）を使用している．

2．IT ナイフ 2（図1）および先端系ナイフと APC

IT ナイフの開発施設であることから，もちろん胃 ESD におけるメインデバイスは IT ナイフ 2 である．IT ナイフに改良を加えて，2007年に登場したのが IT ナイフ 2 であり，先端の絶縁体（セラミックチップ）の裏側に 3 本のショートブレードが付いている．いうなれば，IT ナイフと Hook ナイフが合体したような形状をしており，IT ナイフに比較して格段に切開・剥離・止血の各能力が向上しているのが特徴である．IT ナイフではロングブレードを粘膜に押しつけるようにしないと切れないが，IT ナイフ 2 ではショートブレードの存在のため，それほど粘膜に押しつけなくても切ることができる．そのため，IT ナイフが苦手とする横方向の切開や線維化部分（軽度）の剥離に対しても対応することが可能になった．ただ，高度の線維化に対しては IT ナイフ 2 でもはじかれてしまうことはあり，その場合は Dual ナイフなどの先端系ナイフが必要である．無理に IT ナイフ 2 で剥離を試み

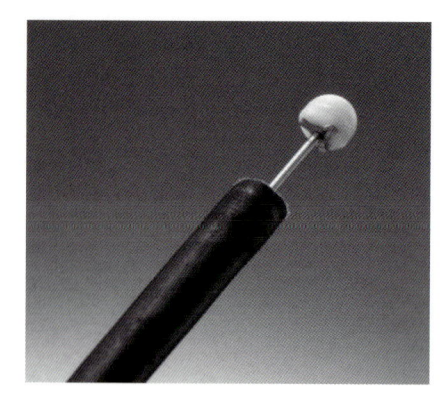

図1　IT ナイフ 2（オリンパス社）

て，筋層側へはじかれると穿孔し，粘膜側へはじかれると切れ込みが発生する．IT ナイフ 2 は切開・剥離能力が向上しているが，高度の線維化部分に対しては適宜先端系ナイフも併用する判断が重要である．

マーキングには APC（argon plasma coagulation, ERBE 社），プレカットには針状ナイフを用い，瘢痕病変や IT ナイフ 2 より先端系ナイフのほうが適切な局面においては適宜 Dual ナイフを併用している．はじめから Dual ナイフを併用する場合は，マーキング・プレカットも Dual ナイフで行うことも多い．

3．高周波装置

胃 ESD において，高周波装置は ESG-100（オリンパス社）と VIO300D（ERBE 社）をそれぞれ**表**に示す設定で使用している．感覚的には，ESG-100 はパワフルかつシャープな切除が可能な印象があり，フットペダルを踏んだ瞬間から強力な切除ができ，また細かな切除に優れた対応力がある．一方，世界標準である VIO300D は，APC を搭載していることは大きなメリットであり，またさまざまなモードとともに細かい設定が可能であるため，強力な設定から弱めの設定までを使い分けることができる．当院では通常レベルの設定であるが，非常に安定感が

表　胃 ESD の高周波設定

	VIO300D（ERBE 社）		ESG-100（オリンパス社）	
	Device	Setting	Device	Setting
Marking	APC	Forced APC 1.5 *l*/min 30 W	Needle Knife DualKnife	Forsed Coag 1 20 W
First incision	Needle Knife DualKnife	Endo Cut I E3-D2-I3	Needle Knife DualKnife	Pulse Cut Slow 40 W
Mucosal incision	ITKnife2 DualKnife	Endo Cut I E3-D2-I3	ITKnife2 DualKnife	Pulse Cut Slow 40 W
Submucosal dissection	ITKnife2 DualKnife	Endo Cut I E3-D2-I3 Swift Coag/Dry cut E5 50 W	ITKnife2 DualKnife	Pulse Cut Slow 40 W Forsed Coag 2 50 W
Minor oozing	ITKnife2 DualKnife	Swift Coag E5 50 W	ITKnife2 DualKnife	Forsed Coag 2 50 W
Major bleeding	Coagrasper（G）	Soft Coag E5 80 W	Coagrasper（G）	Soft Coag 80 W

APC：argon plasma coagulation，ITKnife：insulation-tipped knife
VIO300D の setting；E：effect，D：duration，I：interval

（国立がん研究センター中央病院内視鏡科）

あり，初学者においても安全に使用可能である．

ESG-100 は比較的安価でありたいへん素晴らしい装置だが，ともすると「切れすぎる」感覚があり，基本的なスコープ操作ができていなくても，高周波のパワーで切除をカバーしてくれることもしばしば経験する．そのため，エキスパートであればパワフルな切除能力を自在に操り，切除時間の短縮が可能となるが，初学者においては ESD の基本的なスコープ操作が不十分でも切除できてしまうことがあるため，自分のスコープ操作で切除しているのではなく，「高周波装置に切らされている」という状態が危惧される．もちろん，個人的な好みもあるため，当院では症例や術者によって適宜使い分けている．また，Dual ナイフは先端系ナイフであることから，電流密度が IT ナイフ 2 の設定のままでは強すぎることもあるため，適宜 IT ナイフ 2 よりも弱めの設定に変更して使用することも多い．

4．鎮　静

当院ではプロポフォールを内視鏡室にて使用可能であるため，現在はほぼ全例の胃 ESD 症例においてプロポフォールを主体とした鎮静を行っている[4),5)]．鎮痛薬としてはペンタゾシンを使用し，ブスコパン® も禁忌がなければ適宜使用している．プロポフォールのみでは鎮静不良の場合は，ベンゾジアゼピン系薬剤の併用が効果的であることが多い．全身麻酔については，圧倒的に食道 ESD が多く，胃 ESD で全身麻酔が必要になることは少ない．鎮静不良症例や呼吸循環動態に大きなリスクがある症例などは，適宜麻酔科と協議のうえ，その適応を決定している．

この項のまとめ
▶ IT ナイフを用いた胃 ESD の周辺機器や鎮静方法を解説した．

II 実際の切除戦略

1. 従来法

　ITナイフを用いた胃ESDでは，内視鏡画像の遠位側（far side，反転操作ならoral side）にプレカットをおき，そこからITナイフを近位側（near side，反転操作ならanal side）へ動かす（スコープ操作で引くまたはナイフ自体を引く）ことで粘膜切開を行い，全周切開を完成させる．そして，内視鏡画像の近位側から粘膜下層剥離を進めていく．その際は，やはりスコープ操作またはナイフ自体を外側から内側へ動かす（引く）ことで剥離を行い，中心部を船の舳先のように尖らせることを意識しながら，剥離を進めていく（従来法：**図2**）．

2. 近位側アプローチ法

　前述の戦略が従来からのITナイフを用いた胃ESDの基本（従来法）であるが，大きな病変や大彎病変などの困難病変に対処する場合には，異なった切除戦略を適応している．すなわち，内視鏡画像の近位側の粘膜切開をはじめに行い，1/3〜1/2程度の周囲切開を施行し，適宜粘膜下層剥離も追加する．その後，全周切開を完成させ，あとは型どおりに剥離を進め一括切除する（近位側アプローチ法：**図3**）[6]．これは先端系ナイフの切除戦略をITナイフのESDに応用しているということである．また，この戦略は体部病変における反転操作でのESDの場合に適応されるということを認識いただきたい．

　この方法を用いる最大のメリットは，出血制御が良好になるという点である．従来法は，全周切開がそれほど時間を要さず容易に完遂できる病変では何の問題もない．しかしながら，粘膜切開の段階で出血制御に難渋する場合や適切な剥離層に入れない場合などでは，それらを制御・修正することが非常に困難となることをし

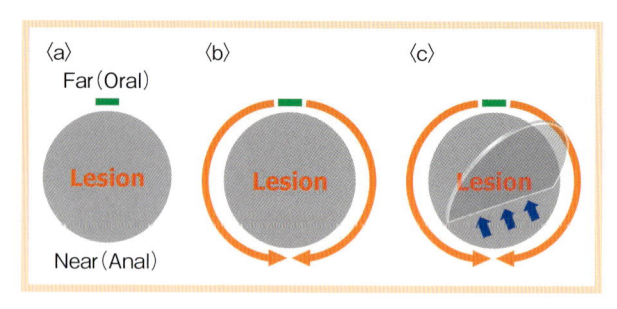

図2　従来法
a：内視鏡画像の遠位側にプレカットをつくる．
b：近位側へスコープまたはITナイフを引きながら切開することにより全周切開をはじめの段階で完成させる．
c：近位側より粘膜下層剥離を進める．

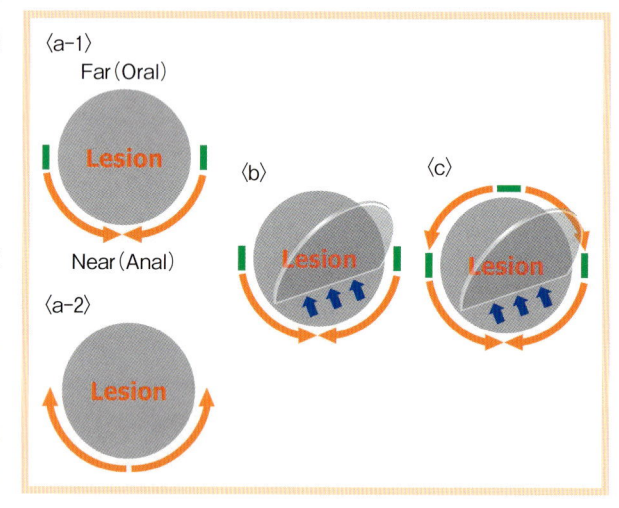

図3　近位側アプローチ法
a-1：側方にプレカットをつくり，近位側の半周以下の粘膜切開をITナイフにて行う．
a-2：先端系ナイフにて近位側から遠位側に向けて半周以下の粘膜切開を行う．
b　：近位側から粘膜下層剥離をITナイフにて進める．
c　：粘膜下層剥離がある程度進んだところで，遠位側にプレカットをつくり，全周切開を完成させ，粘膜下層剥離をさらに進め一括切除する．

ばしば経験する．とくに，粘膜切開の序盤で著明な出血をきたした場合，近位側の粘膜が切開されていないため出血点の視認が難しく，結果として凝固を繰り返し，組織の炭化を招いてし

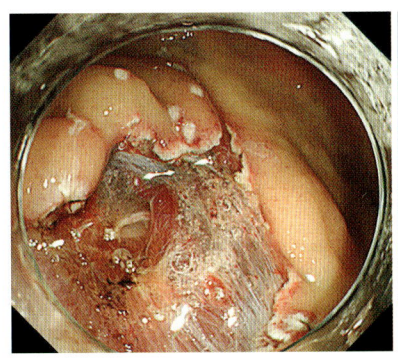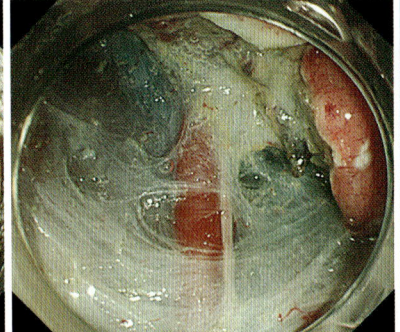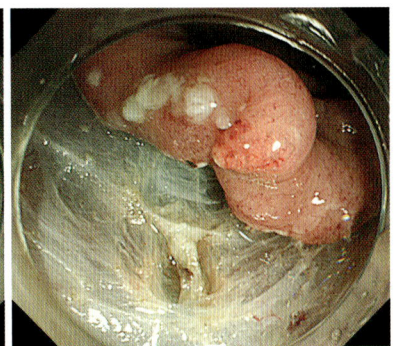

4a|4b|4c

図4 血管・出血点の視認性向上

a：近位側アプローチ法で粘膜切開と粘膜下層剥離を進めたが，太い血管を粘膜下層が
露出した状態で確認できる．

b：さらに周囲の剥離を進め，血管を露出させる．

c：止血鉗子にてプレコアグレーションし，さらに剥離を進める．

まうことがある．その結果，剥離層の認識が不良となり，また組織の炭化のため，その後の粘膜切開・粘膜下層剥離が難しくなってしまう．近位側アプローチ法では，たとえ粘膜切開で出血をきたしても画面の近いところに出血点があり，かつ粘膜切開および粘膜下層剥離を追加して出血点をより露出させることが比較的容易である．そのため，出血点の視認性が向上し，結果として出血制御に難渋しないということにつながる（図4）．

　従来法のように一気に全周切開を完成させたほうがその手技時間は短く，近位側アプローチ法のように粘膜切開を部分的に行っていくほうが時間を要するが，体部大彎病変および大彎にかかる前後壁の病変を対象とした筆者らの検討では全体としての手技時間は近位側アプローチ法のほうが従来法より有意に短かった[6]．それはつまり，出血制御や適切な剥離深度という面において，時間短縮の効果があると考えられる．もちろん，全周切開をスピーディーに行うことができ，かつ出血があってもそれを十分制御できる熟練者においては，従来法で問題なく，近位側アプローチ法は非熟練者において手

技時間を短縮する効果がある[6]．

この項のまとめ
▶ 出血制御を容易にすることを目的とした近位側アプローチ法を体部病変では選択することが多い．

Ⅲ 困難部位（体部大彎，穹窿部）における工夫・コツ

1．体部大彎・穹窿部病変の困難要因

　胃体部大彎は，胃ESDを行ううえでもっとも難しい部位であり，とくに体上部大彎病変および穹窿部病変は最高難度の病変である．その理由としては，重力の影響で液体が貯留しやすく，剥離部位の展開が不良であること，通常の観察では行わないようなスコープ操作が必要であること，出血制御が困難であること，などが挙げられる．従来法では「どハマリ」してしまい，長時間のESDになることを経験してきたため，近年では体部大彎・穹窿部病変はすべて近位側アプローチ法でESDを行っている．また，最近ではトラクション法が，体部大彎・穹窿部病変にはきわめて有用であることが知られており，手技時間を短縮させるために使用すべきである[7),8)]．ただ，忘れてはいけないことは，

トラクションをかければすべてが解決するわけではなく，正確な基本動作の繰り返し・積み重ねが，結果として安全・確実・迅速な一括切除をもたらすということを認識されたい．

2．粘膜切開（開始〜半周）（図 5a〜f）

体部大彎病変に対する近位側（＝肛門側）からのアプローチでは，反転操作で肛門側のやや前壁側・後壁側よりに先端系ナイフでプレカットをそれぞれつくり，IT ナイフを手前に引きながら両者をつなげるように左右から肛門側の粘膜を切開する（図 3a-1）．または，肛門側に先端系ナイフを用いてプレカットをつくり，プレカットから左右に先端系ナイフにて粘膜切開を追加する（図 3a-2）．このとき，常に粘膜下層から内腔側へ跳ね上げるようなイメージで切開することが大切である．

体部大彎は粘膜から粘膜下層に脂肪が多くみられ，他部位よりやや粘膜が厚いことが多く，層の認識が容易ではないことがある．粘膜切開の初期段階で，適切な剥離深度（粘膜下層深層，筋層直上）に到達することが，その後の手技を円滑に進めるコツである．適切な層に入れないと，いつまでたっても出血制御がうまくいかず，苦しい時間が続くことになる．また，脂肪が豊富な大彎病変では，スコープのレンズが脂汚れで曇ってしまうことをよく経験する．その際は，面倒くさがらずに一度スコープを抜去して，レンズを曇りのないクリアな状態にしてから手技を継続する．視界が汚いと，マーキングや剥離ラインの認識を誤り，切れ込みや穿孔につながる可能性がある．

肛門側の粘膜切開および粘膜下層剥離をある程度行った後，前壁側・後壁側の粘膜切開を追加していく．その際，先端系ナイフで少しずつ跳ね上げるように切開してもよいし（近位側→遠位側），口側にプレカットをつくり，IT ナイフで切開してもよい（遠位側→近位側）．粘膜切開はひとまず半周程度までにとどめておく．

3．粘膜下層剥離（半分程度まで）（図 3b，5g〜h）

近位側から IT ナイフを用いて粘膜下層剥離を進めるが，この際外側から内側へナイフを振る操作で剥離を進める．粘膜切開の終点部分に IT ナイフを合わせ，軽く通電することにより，IT ナイフを粘膜下層へ挿入する「とっかかり」をつくることができる．そこから筋層直上を滑らせるように，外から内へ，奥から手前へ，IT ナイフを引きながら，かつ前後左右へのスコープの操作・ひねりとアングル，そして送気量をも微妙に調整しながら，剥離を行う．片側に偏るのではなく，左右からなるべく均等なかたちで剥離を進めていく．剥離部分の中心が船の舳先のような尖った形になることが理想的である．

このとき，体部大彎ではスコープの操作が制限されるため，イメージどおりの切除ラインにコントロールすることが難しい．方向を間違えやすく，穿孔のリスクが高い局面であることを認識する必要がある．また，送気量が多すぎても，胃壁にかかるテンションが高くなり，粘膜下層へ潜り込みにくくなる．送気量が少なすぎても適切な切除ラインを見出せない．テンションが高すぎず，切除ラインが確認できる適切な送気量をコントロールすることが大切である．また，ゲップによりどうしても胃内に十分な送気量を保つことができない場合は，オーバーチューブを挿入し，脱気防止弁などを併用すると，視野が改善する．送気量を支配できないと，きわめて苦しい ESD になってしまう．また，剥離した部分は，周囲の粘膜より一段低いため，さらに水や血液が貯留しやすい状態になる．水や血液は逐一吸引し，視野を確保することに努める．

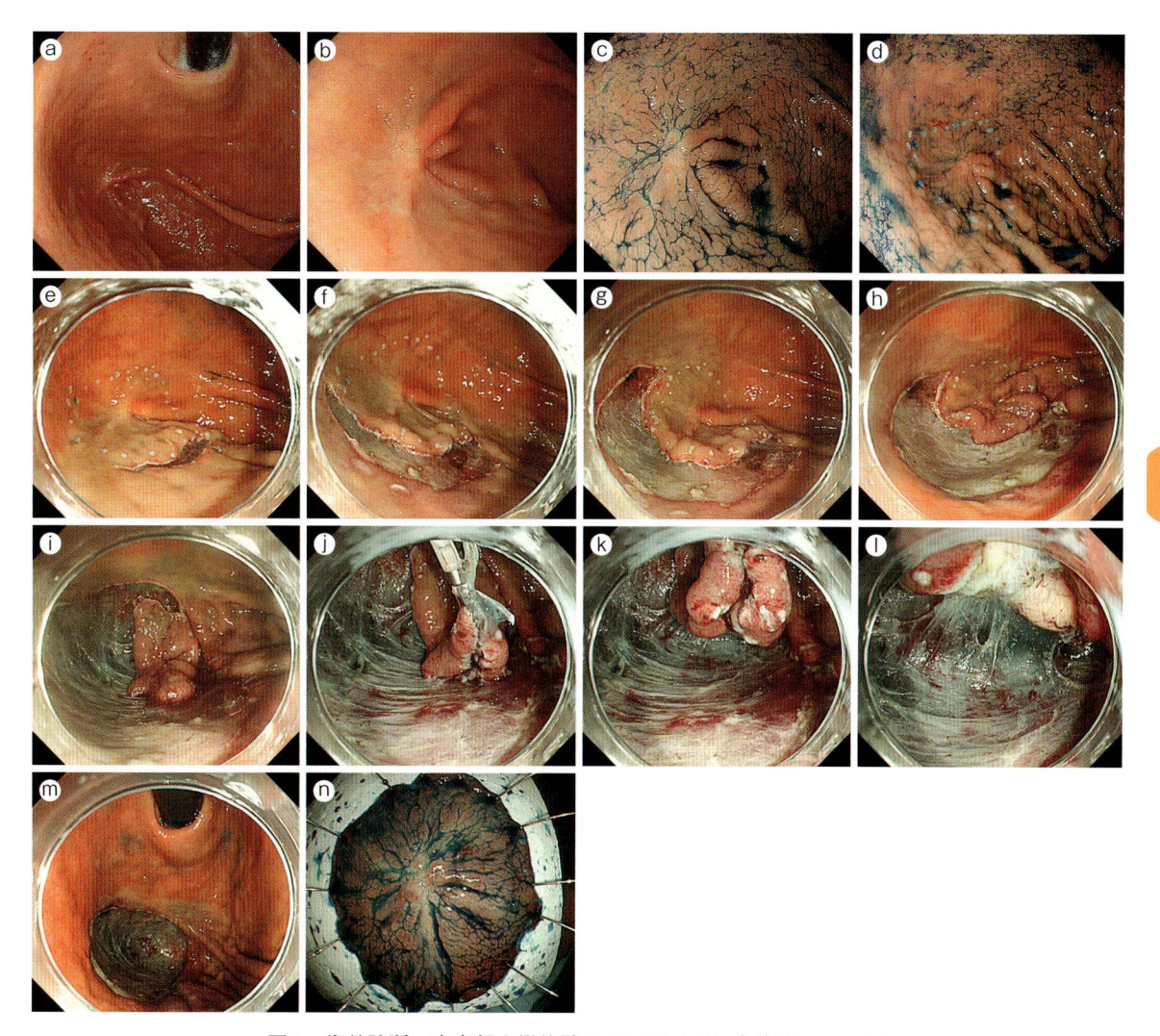

図5　術前診断：穹窿部大彎後壁 0-IIc UL＋T1a（M）25 mm tub1

a：通常観察遠景像，b：通常観察近接像，c：インジゴカルミン撒布像，d：マーキング後

e：近位側アプローチ法にて粘膜切開を行う．f〜h：半周程度の粘膜切開および粘膜下層剥離を行う．

i：全周切開および粘膜下層剥離を進めるが，重力の影響にて剥離ラインの視認が困難になる．

j〜l：デンタルフロスクリップによるトラクション法を用い，剥離された病変側を牽引することにより，
　　剥離ラインが明瞭に視認できるようになる．

m：ESD 後潰瘍，n：切除検体

4．粘膜切開（全周）（図 3c，5i）

　粘膜下層剥離も病変の半分程度が完了した時点で，口側の粘膜切開を行い，全周切開を完成させる．半分程度終了していると安心し，口側から一気に粘膜切開を行うと，ほとんどの場合で出血をきたし血まみれになる．大彎であるた

め血液が貯留し，口側の粘膜切開部分のため粘膜下層が十分開いていないことから，出血点を正確に視認することが難しく，止血に時間を要し，かつ不正確な凝固による不必要な組織の炭化を招くことになる．口側の粘膜切開がもっとも困難な局面であることが多いため，全周切開

をまだ完成させず，さらに口側にプレカットを追加し，部分的に粘膜切開を進めることもある（3/4周性の粘膜切開）．また，穹窿部病変や穹窿部に近い体上部大彎病変では，通常スコープでは病変への近接が困難な場合があり，その際は適宜マルチベンディングスコープへ変更する．

5．粘膜下層剥離～一括切除（図5j～n）

他部位での場合，半分以上の粘膜下層剥離が完了していれば，剥離された部分がめくれるようになるが，大彎病変は重力の影響によりめくれないことも少なくない．以前はトラクション法が広く認識されていなかったため，先端透明フードによるわずかな範囲のみのトラクションにて剥離を進めなければならず，剥離部分が覆い被さるなかでの粘膜下層剥離において，一度出血をきたすときわめて困難な状況に陥った．そのため，可能なかぎり出血させないで剥離することが求められ，血管を視認し，必要に応じてプレ凝固を併用しながら剥離することが重要であった．トラクション法が汎用されるようになり[7),8)]，粘膜下層剥離の際の視野は劇的に改善され，出血しても制御することはそれほど困難ではなくなったが，重力の影響により液体が貯留することは変わらないため，可能なかぎり出血させないことが非常に重要である．

最終段階において，出血が著明な病変では遠位側の粘膜下層剥離を追加できていない（トリミングが進んでいない）状態のこともある．そのため，最遠位側の辺縁の粘膜下層にITナイフを引っかけて剥離を行うが，剥離開始点を誤ることがあり，切れ込みの原因となるため，注意しながら剥離操作を進め，一括切除する．

> **この項のまとめ**
> ▶ITナイフを用いた胃ESDの場合，近位側アプローチ法およびトラクション法を活用することで，出血点および剥離ラインの視認性が向上する．

おわりに

胃ESDは出血との戦いであり，出血を良好に制御できるかどうかが，スムーズに手技を完遂できるかのカギである．体部大彎病変・穹窿部病変や大きな病変などの困難症例では，全周切開を先に完成させるのではなく，近位側から粘膜切開・粘膜下層剥離を進めること（近位側アプローチ法）で出血を制御しやすくなり，結果として「ドはまり」症例を軽減できる．また，困難病変に対するときは，ひとりで完遂することにこだわらず，自分の限界を感じたときには速やかにエキスパートに交代する勇気を恐れてはいけない．

文　献

1) Emura, F., Mejía, J., Donneys, A., et al.：Therapeutic outcomes of endoscopic submucosal dissection of differentiated early gastric cancer in a Western endoscopy setting (with video). Gastrointest. Endosc.　82；804-811, 2015

2) Repici, A., Zullo, A., Hassan, C., et al.：Endoscopic submucosal dissection of early gastric neoplastic lesions：a western series. Eur. J. Gastroenterol. Hepatol.　25；1261-1264, 2013

3) Schumacher, B., Charton, J. P., Nordmann, T., et al.：Endoscopic submucosal dissection of early gastric neoplasia with a water jet-assisted knife：a Western, single-center experience. Gastrointest. Endosc.　75；1166-1174, 2012

4) Kiriyama, S., Gotoda, T., Sano, H., et al.：Safe and effective sedation in endoscopic submucosal dissection for early gastric cancer：a randomized comparison between propofol continuous infusion and intermittent midazolam injection. J. Gastroenterol.　45；831-837, 2010

5) Nonaka, S., Kawaguchi, Y., Oda, I., et al.：Safety and effectiveness of propofol-based monitored anesthesia care without intubation during ESD for early gastric and esophageal cancers. Dig. Endosc.　27；665-673, 2015

6) Mori, G., Nonaka, S., Oda, I., et al.：Novel strategy of endoscopic submucosal dissection using an insulation-tipped knife for early gastric cancer：near-side approach method. Endosc. Int. Open 3；E425-E431, 2015

7) Suzuki, S., Gotoda, T., Kobayashi, Y., et al.：Usefulness of a traction method using dental floss and a hemoclip for gastric endoscopic submucosal dissection：a propensity score matching analysis（with videos）. Gastrointest. Endosc.

83；337-346, 2016

8) Yoshida, M., Takizawa, K., Ono, H., et al.：Efficacy of endoscopic submucosal dissection with dental floss clip traction for gastric epithelial neoplasia：a pilot study（with video）. Surg. Endosc. 30；3100-3106, 2016

（野中　　哲，小田　一郎，阿部清一郎，
鈴木　晴久，吉永　繁高，斎藤　　豊）

（臨牀消化器内科 Vol. 32 No. 4，409-416，2017　改訂）

2 胃 ESD
(2) Dual ナイフ J

Summary

　早期胃癌に対する ESD は，手技の成熟，周辺機器の充実だけでなく，ストラテジーなども確立され，胃癌治療ガイドラインの適応あるいは適応拡大病変であれば，ほとんどの場合安全で根治的な切除ができるようになってきた．しかしながら，難易度の高い治療困難病変も存在し，治療時に難渋することも少なくない．とくに穹窿部や体部大彎病変に対する ESD は，病変に近接できない，重力の影響で病変が水没してしまうなどの理由で難易度が高い．そのため，治療困難部位に対する ESD を行う場合は事前に予測されうる場面を想定し，術者の経験や施設の設備などと照らし合わせて綿密な治療計画を作成しておかなければならない．

Key words : 胃 ESD，早期胃癌，技術的困難性

はじめに

　早期胃癌に対する内視鏡的粘膜下層剥離術（endoscopic submucosal dissection ; ESD）は保険適用から約10年経ち，早期胃癌に対する標準的な治療方法の一つとして確立され，高周波発生装置や ESD ナイフなどの周辺機器の発達やストラテジーの確立などにより，他臓器の ESD に比して胃 ESD は比較的難易度が低いと考えられている．しかしながら，胃 ESD においても未だに治療困難として認識される病変が存在することも事実である．

　本稿では先端系ナイフを用いた ESD（とくに Dual ナイフ J）のコツと ESD 困難部位に対する対処法について解説する．

Dual ナイフ J を用いた ESD のコツ

1．Dual ナイフ J

　Dual ナイフに送水機能を追加したナイフである．Dual ナイフの特性は残しつつ，送水機能を追加することで手技中に処置具の交換なしに露出した粘膜下層へ追加局注することが可能である．短いニードルの先端に半月状の小さなディスクがあり，ナイフを収納した状態でもシース先端に0.1 mm のディスク部が残るため，そのままマーキングや止血処置が可能である．

また安定性を考慮して意図的に先端部のみ太めてあるが，それ以外は細めのシースを用いているため吸引性にも優れている．先端ナイフ長が2 mm（胃用）のものと 1.5 mm（食道・大腸用）のものの2種類がある（**図1**）．

2．術前準備

病変の部位や大きさ，潰瘍瘢痕の有無，鎮静効果などを術前に確認し予測される状況を想定したうえで周到に治療環境を整備することが非常に重要である．慶應義塾大学医学部腫瘍センターでは術前に上記内容を確認し，それをもと

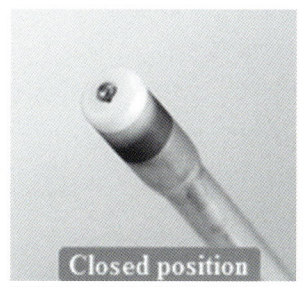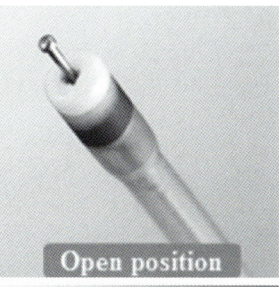
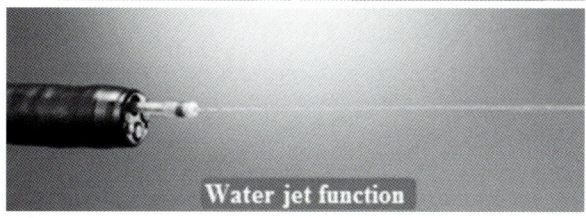

1a|1b
1c

図1　Dual ナイフ J
a：ナイフを収納した状態
b：ナイフが出た状態
c：送水機能

にスコープ選択，患者体位，カウンタートラクションの必要性，鎮静法の選択（通常麻酔，全身麻酔）などを決定している．とくに術前に ESD 治療困難病変と予測される症例に対する鎮静法の選択は重要であり，当院では長い治療時間を要すると予測される症例や術前内視鏡時の鎮静不良症例には，デクスメデトミジン塩酸塩鎮静下で ESD を施行している[1,2]．

3．ESD の実際

胃 ESD における高周波発生装置の条件設定は**表**に示すとおりである．

1）マーキング

セラミックチップの先端に小さなディスク（0.1 mm）の部分だけが残るため，閉じた先端を粘膜面に軽くあてることによりシャープなマーキングが可能である．

2）粘膜切開

Dual ナイフ J は非常にシャープな切開が可能となるが，接地が悪いとうまく切開できないため適切な距離で接地し，セラミックチップを滑らせるように粘膜を切開することが重要である．

3）粘膜下層剥離

ESD において，速やかに粘膜下層中層にある血管網の直下に潜り込み，mucosal flap を形成することが非常に重要である．そして，この剥離深度を適切に維持するように剥離していく．また，Dual ナイフ J は送水機能が付いているた

表　胃 ESD における高周波発生装置の設定

	Device	VIO300D	ESG-100
Marking	Dual ナイフ J	Soft Coag., effect 5, 50 W	Soft Coag., 50 W
Mucosal incision	Dual ナイフ J	Dry Cut, effect 3, 30 W	Pulse Cut Slow, 40 W
Submucosal dissection	Dual ナイフ J	Swift Coag., effect 4, 30 W	Forced Coag 2., 20〜30 W
Hemostasis using Dual knife J	Dual ナイフ J	Swift Coag., effect 4, 30 W	Forced Coag 2., 20〜30 W
Hemostasis using Coagrasper	Coagrasper	Soft Coag., effect 5, 80 W	Soft Coag., 80 W

（慶應義塾大学医学部腫瘍センター）

め粘膜下層にナイフで追加局注しつつ剥離が可能となるため，結果として非常に効率的かつ安全で質の高い ESD が可能となる．

Ⅱ ESD 困難部位に対する対処

1．ESD 困難部位

　穹窿部や体部大彎が治療困難部位として認識される理由としては，穹窿部は壁が薄く，筋層が錯綜しており剥離層を認識しづらいことと，スコープの近接が困難であることが挙げられる．体部大彎は重力方向に病変が存在するため，送水した水や血液に覆われてしまい，視認しながらの処置が非常に困難になること，粘膜下層に脂肪や血管が多いこと，穹窿部病変と同様に近接しづらいことが挙げられる．

2．治療困難部位（穹窿部・体部大彎）に対する ESD

　穹窿部や体部大彎は通常スコープでは近接困難なため，粘膜下層に潜り込めず，良好な視野を保つことが非常に難しい．その際もっとも有用な方法は，2 チャンネル-マルチベンディングスコープ（オリンパス社，GIF-2TQ260M；以下，M スコープ）を使用することである．この M スコープは通常の上下左右の湾曲部に加えて，その湾曲部全体を上下 70°ずつ動かすことができる第 2 湾曲部がある．この第 2 湾曲部を使用することにより，通常スコープでは近接できない部位も処置可能なレベルまで近接することができる（図 2）．

　また，M スコープを使用する方法以外のもう一つの工夫として右側臥位で治療することが挙げられる（図 3）．右側臥位では通常の左側臥位

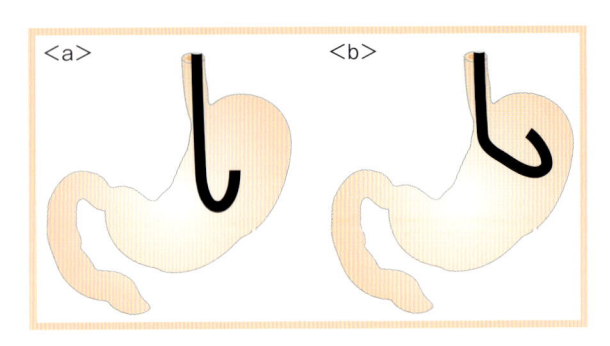

図 2　通常スコープと M スコープの比較
a：通常スコープ
b：M スコープの第 2 湾曲部を用いた穹窿部への近接

と反対の方向に重力が働くため，病変の水没を免れることができ，粘膜下層などが展開しやすくなる．右側臥位での注意事項は重力が逆になるため胃内容物が逆流しやすくなり誤嚥性肺炎のリスクなどが懸念されることであり，状況によって体位を使い分けるほうがよいかと思われる[3]．

Ⅲ 治療困難部位に対する ESD の実際

1．穹窿部 ESD の実際

　M スコープの第 2 湾曲部を用いて病変に近接し，ある程度粘膜下層に潜り込めることができた後，全周切開を行う．全周切開後の粘膜下層剥離は先端系ナイフを使用する場合，もし，粘膜下層の潜り込みが難しい場合は，糸付きクリップ法[4]などを用いてカウンタートラクションをかけることによって，粘膜下層を展開しやすくさせる．また，右側臥位では上記のような特殊な方法を使用しなくても重力と対側なため，重力が利用できることから粘膜下層が展開

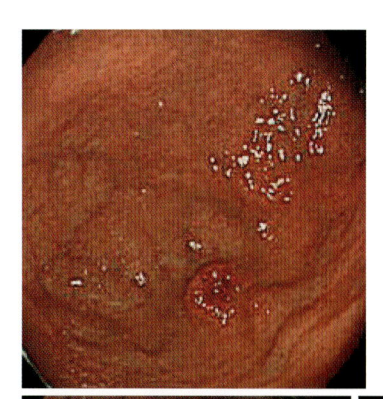

図3　右側臥位 ESD
a：穹窿部に 10 mm 大の 0-Ⅱc 病変を認めたが，左側臥位では病変に近接できず．
b：右側臥位に変更すると GIF-Q260J にて病変への近接が可能となった．
c：粘膜下層へのアプローチも容易となる．
d：重力により病変が展開した．

3a / 3b 3c 3d

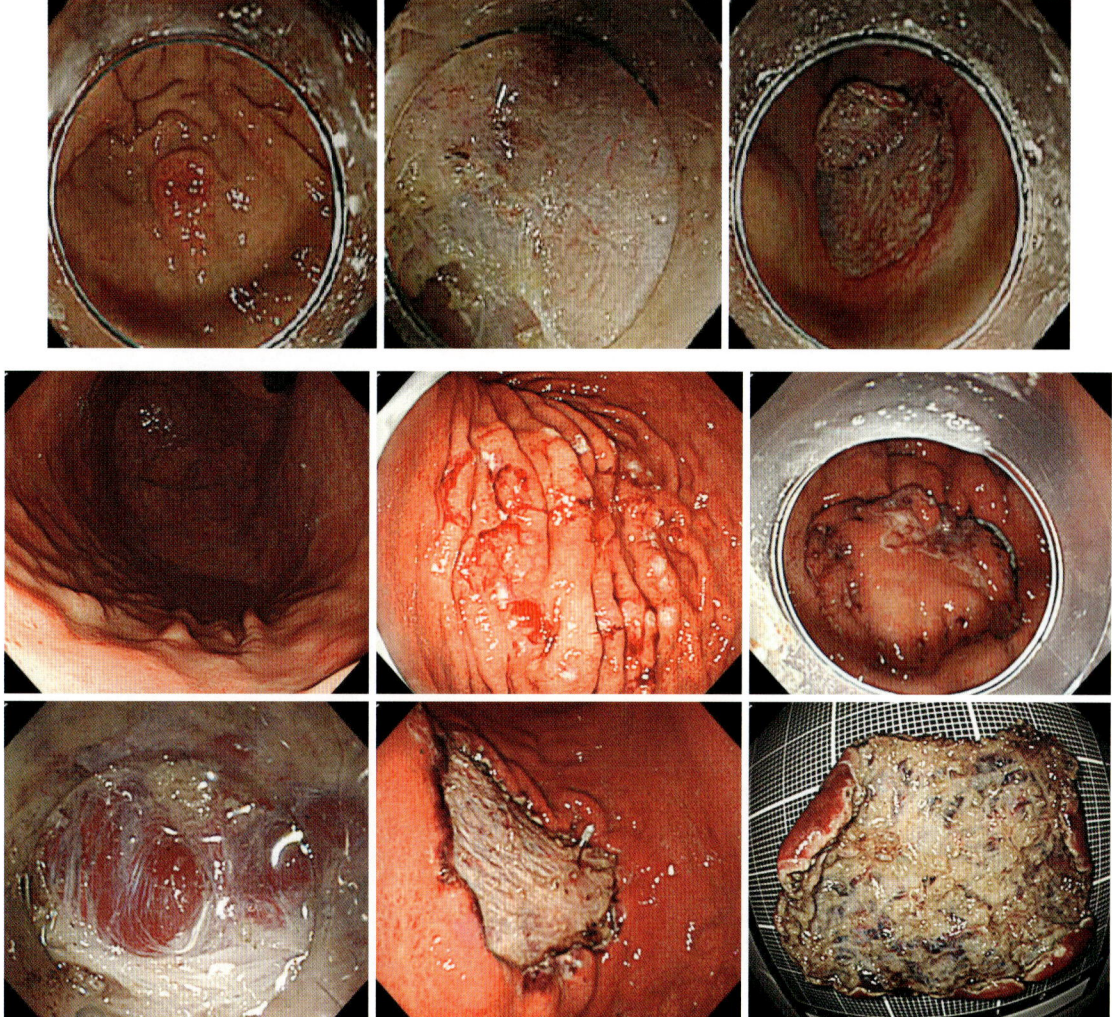

図4　体部大彎 ESD

4a 4b 4c / 4d 4e 4f

a：体上部大彎に病変を認めた．
b：マーキング後，順方向では筋層と垂直に対峙してしまう．
c：反転操作にて全周切開後，出血を極力起こさないように浅めに切開し，その後深切りを行う．
d：体部大彎には太い血管が存在するため，粘膜下層内の血管網と筋層の間にあるわずかな隙間に潜り込む．
e：潰瘍底には止血処置後の変化が少ない．
f：切除検体の裏側には大量の血管が認められた．

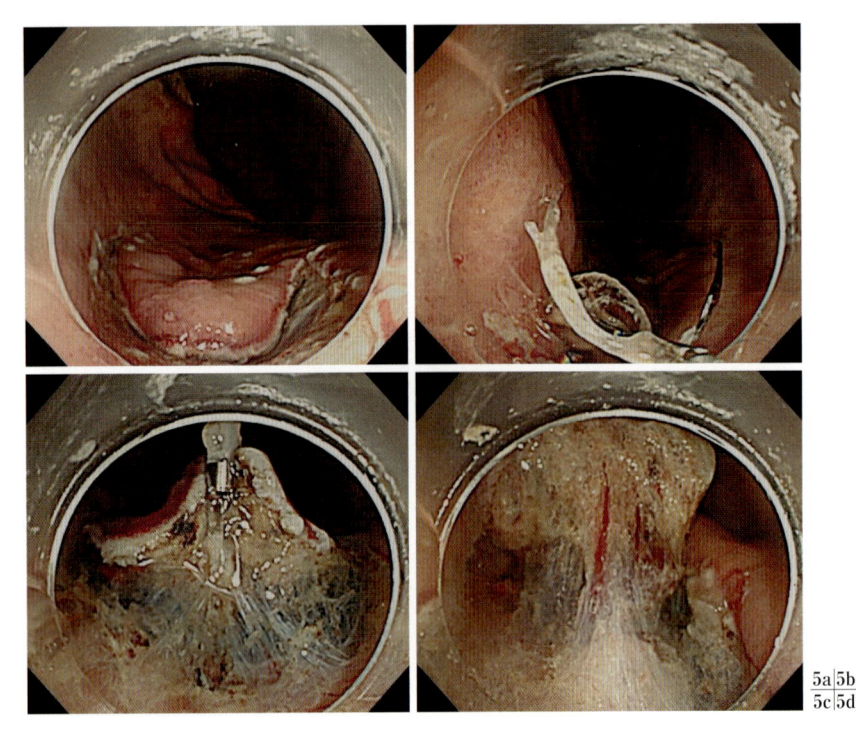

5a|5b
5c|5d

図5　体部大彎病変に対する糸付きクリップ法
a：体中部大彎病変に対する粘膜切開および深切り後.
b：辺縁に糸付きクリップを掛ける.
c：糸を引っ張る.
d：良好なカウンタートラクションが得られる.

しやすいことが多い(図2).

2．体部大彎 ESD の実際

　体部大彎病変が困難である理由として，重力が働く方向に病変が存在するため，水や血液などの液体によって病変が水没しやすいことが挙げられる．とくに粘膜切開で出血してしまうと血液で病変が水没し出血している血管を見つけることが至難の業になることがあり，時には処置自体が中止になるおそれもある.

　粘膜切開・剝離における注意すべきポイントとして，体部大彎の粘膜下層は太い血管が豊富にあるため，粘膜下層内の血管網と筋層の間にあるわずかな隙間にいかに出血を少なく到達するかが重要である．その隙間に入ることができ

れば処置しやすくなり，血管の視認も格段に向上する(**図4**)．また，粘膜下層が展開しにくい場合には，カウンタートラクションを得る方法として，先述の糸付きクリップ法(**図5**)やエンドリフター(オリンパス社)[5]などを用いることで容易に粘膜下層が視認しやすくなるだけでなく，剝離も容易になる．エンドリフターは病変の切開縁を把持し手前に引くことで粘膜下層を容易に展開することができる(**図6**).

この項のまとめ
▶穹窿部ESDではMスコープを使用し，状況によっては右側臥位を利用する.
▶体部大彎病変ではエンドリフターや糸付きクリップなどのカウンタートラクションを利用する.

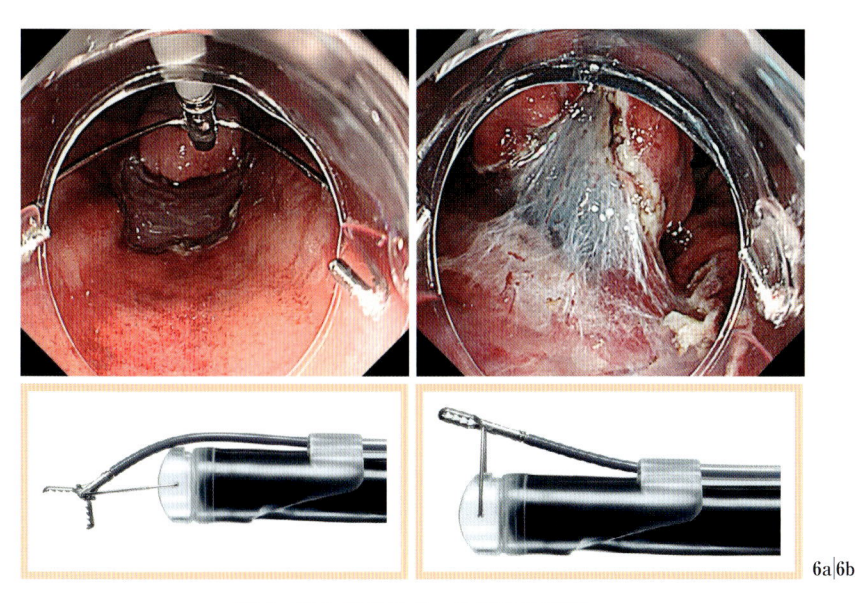

図6　エンドリフターを用いた ESD
a：ハンドル部をゆっくり押し出し辺縁を把持.
b：ハンドル部をゆっくり引いて粘膜を持ち上げることで良好なカウンター
　　トラクションを得られる.

おわりに

　おもに ESD 困難部位に対する先端系ナイフ
を用いた ESD について解説した. 難易度にか
かわらず, ESD で非常に重要なことは周到な準
備とリスクマネジメント, ストラテジーであ
る. 治療環境が整っていない状況で安易に ESD
を施行することは避け, 病変の困難性を術前に
予測し, 術者の技量や経験のバランスをはかる
ことが必要である.

文　　献

1) Takimoto, K., Ueda, T., Shimamoto, F., et al.：
Sedation with dexmedetomidine hydrochloride
during endoscopic submucosal dissection of gas-
tric cancer. Dig. Endosc.　23；176-181, 2011

2) Nishizawa, T., Suzuki, H., Sagara, S., et al.：Dex-
medetomidine versus midazolam for gastrointes-
tinal endoscopy：a meta-analysis. Dig. Endosc.
27；8-15, 2015

3) 三井康裕, 北村晋志, 岡本耕一, 他：右側臥位
ESD 施行後に膿気胸を併発した早期胃穹窿部癌
の 1 例. Gastroenterol. Endosc.　57；2513-2518,
2015

4) Oyama, T.：Counter traction makes endoscopic
submucosal dissection easier. Clin. Endosc.　45；
375-378, 2012

5) Schölvinck, D. W., Goto, O., Bergman, J. J., et al.：
The Efficacy of an endoscopic grasp-and-trac-
tion device for gastric endoscopic submucosal
dissection：an ex vivo comparative study(with
video). Clin. Endosc.　48；221-227, 2015

（前畑　忠輝, 落合　康利, 佐々木　基,
木口　賀之, 光永　豊, 飽本　哲兵,
藤本　愛, 後藤　修, 西澤　俊宏,
矢作　直久）

（臨牀消化器内科 Vol. 32 No. 4, 417-422, 2017　改訂）

3 大腸 ESD
(1) quality controlled ESD

Summary

　ESD は大きな病変や瘢痕症例の内視鏡的一括切除を可能にしたが，局所切除にすぎず，リンパ節転移のない症例が対象である．その危険因子である先進部の組織型・浸潤様式，脈管侵襲の有無は切除後の病理組織診断で確認するほかない．一括切除のみならず，十分な厚さの粘膜下層を含んだ損傷や熱変性の少ない切除標本が不可欠である．大腸 ESD においても技術的なポイントは，食道・胃 ESD と同様に切開縁直下の横走血管網を適切に処理し，固有筋層と血管網の間の層に至ることである．さらに剝離深度をこの層に維持することで，血管の豊富な症例や線維化例などの困難例の対処も可能にし，安全かつ効率的な切除と質の高い切除標本を得ることにつながる．

Key words : 大腸 ESD，quality control，剝離深度

はじめに

　内視鏡的粘膜下層剝離術（endoscopic submucosal dissection；ESD）は，病巣周囲の粘膜を全周性に切開し粘膜下層を直接剝離する治療法である．理論的には病変の大きさ，部位，形態を問わず内視鏡的な一括切除が可能である．

　現在では，大腸においても解剖学的特徴に合った方法を選択すれば，比較的安全かつ確実に施行可能となっている．しかし，大腸は内腔が狭く屈曲しているうえに壁が薄いため，胃に比べ難易度および偶発症の危険性は数段高い．

安全性と根治性を損ねないために，罹患部，切除標本ともに切除の質を担保することが不可欠である．

　筆者ら（神戸大学医学部附属病院）は，粘膜下層の血管網を適切に処理し，血管網と固有筋層間の適切な剝離深度に至り，この剝離深度を維持することで，ESD が安全・確実に再現性をもってスムーズに施行可能となること，さらには線維化を伴う病変や出血が頻発する困難例をも対処可能とし，質の高い切除標本を得ることにつながることを示してきた[1)~9)]．本稿では，筆者らの提唱する quality controlled ESD の原理を提示する．

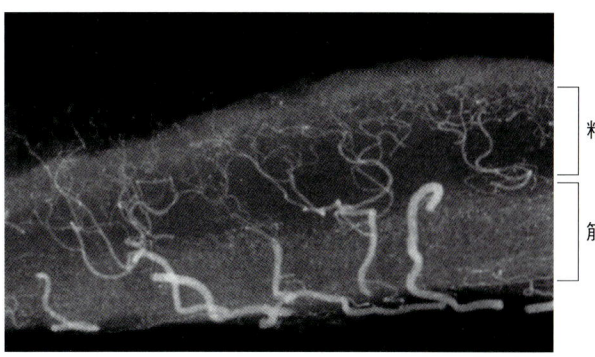

図1　消化管の血管構築
　消化管の血管は筋層をほぼ垂直に貫いて流入し，粘膜下層の中層で網目状に分岐して横走する．しかし，その横走血管網の下には血管も線維も疎な見通しの良い層が存在する．この層が剥離深度として適している．

粘膜下層

筋層

適切な切開深度と剥離深度（図1，2）

　ESD の手技は粘膜切開と粘膜下層剥離の二つの手技で構成されている．いずれも筋層より浅い深度で施行されなければならないが，切開をどの程度の深さで行うか，粘膜下層のどの深度で剥離すべきかという明確な基準はなかった．切開は浅くなりすぎないように，剥離はおよそ下1/3という漠然とした提案があったのみである．しかしこれでは相対的な基準である．粘膜あるいは筋層から同じ距離で切開および剥離したとしても，局注量の多寡によって実際の切開，剥離の深度は深くも浅くもなりうる．また，初期には粘膜下層の浅い層で剥離して，穿孔を防止するという提案もあったが，これでは垂直断端陽性になる可能性があるばかりか，浸潤距離，先進部の組織型，浸潤様式，脈管侵襲の重要な所見を失うことになる．筆者らは，粘膜下層の横走血管網の存在に着目し，適切な切開深度は粘膜筋板の下かつ血管網の上，適切な剥離深度は血管網の下かつ固有筋層の上と明確に定義した[7]．

この項のまとめ
▶適切な切開深度は粘膜筋板の下かつ血管網の上，適切な剥離深度は血管網の下かつ固有筋層の上である．

ESD の適応から見た求められる標本の質（図3）

　冒頭に述べたように，ESD はいかに大きな病変や瘢痕合併例の内視鏡的一括切除を可能にしたとはいえ，局所切除にすぎず，浸潤距離，先進部の組織型，浸潤様式，脈管侵襲の有無を正確に判定する必要がある．これらの項目のうち，ある程度術前診断可能なものは浸潤距離のみで，そのほかの因子は切除標本の病理組織診断により判定するほかない．また，根治性を担保するためには当然，垂直断端陰性でなければならない．浸潤距離についてはさらなる適応拡大の余地を残しているが，他の因子は転移や予後との強い相関が示唆されている[10),11)]．これらの因子を正確に判定するには，十分な厚さの粘膜下層（理想的には粘膜下層全層）を含んだ損傷や熱変性の少ない切除標本が不可欠である．とくに，脈管侵襲は非連続的に存在する．浅い層での剥離や過度の凝固でこれらの所見が失われると，誤って治癒切除と判定される可能性すらある．

この項のまとめ
▶十分な厚さの粘膜下層（理想的には粘膜下層全層）を含んだ損傷や熱変性の少ない切除標本が不可欠である．

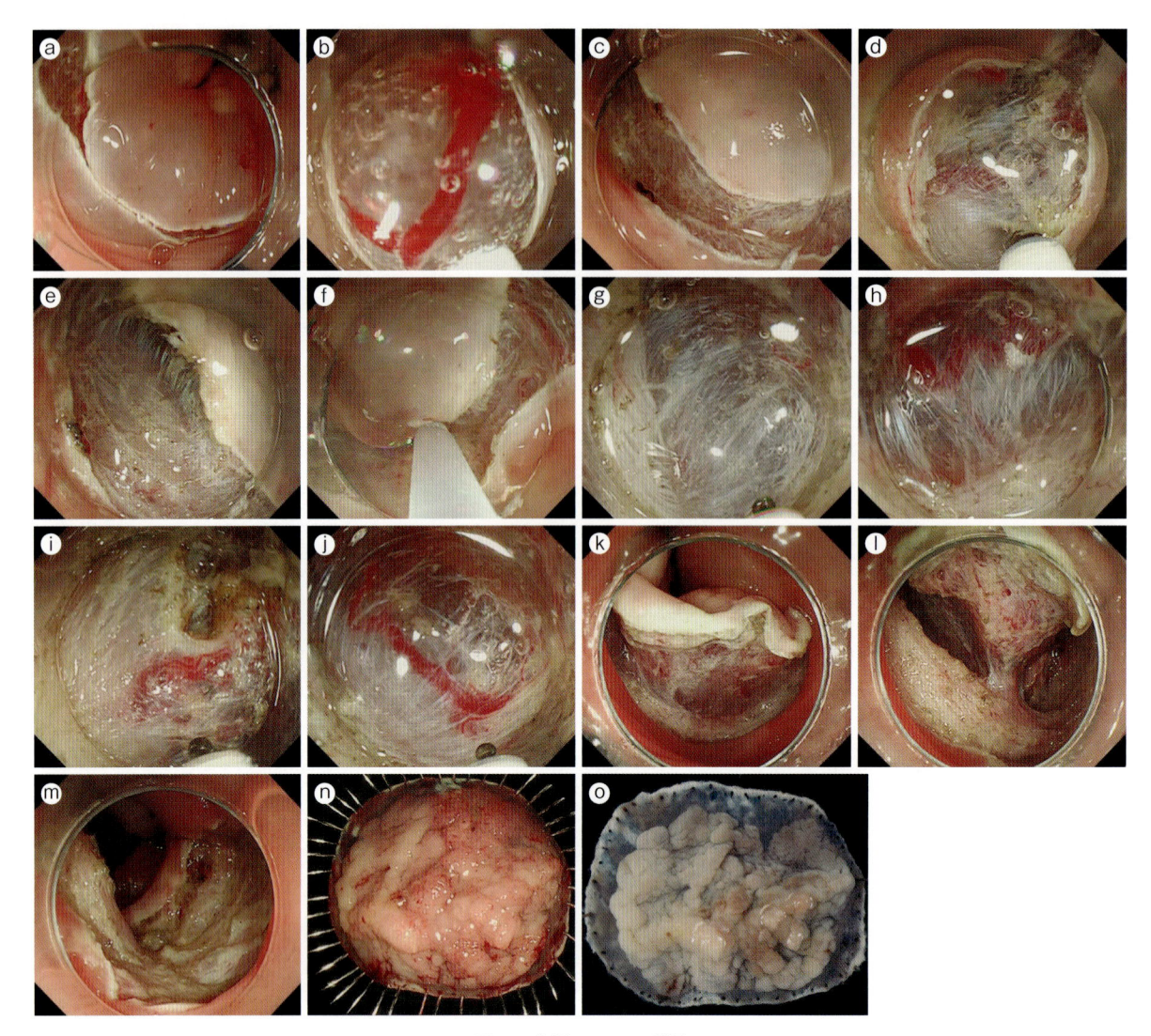

図2　大腸 ESD の手順

a：粘膜切開を行う．最初の切開は粘膜筋板までの深度にとどめ，出血を未然に防ぐ．

b：粘膜切開のトリミングを行う．展開を妨げている横走血管を Flush ナイフで pre-coagulation し切離する．

c：横走血管を処理すると，視野が展開する．

d, i, j：穿通枝も Flush ナイフで precoagulation し切離する．シースより太い血管は最初から止血鉗子を使用してもよい．

e～h：粘膜下層剝離を進める．剝離深度は粘膜下層の最下層，筋層の直上の血管が疎な領域である．適宜 Flush ナイフで追加局注を行う．

k，l：bilateral flap を作り，最後に中央を剝離すると効率的である．

m～o：ESD 後潰瘍底，切除標本および固定標本

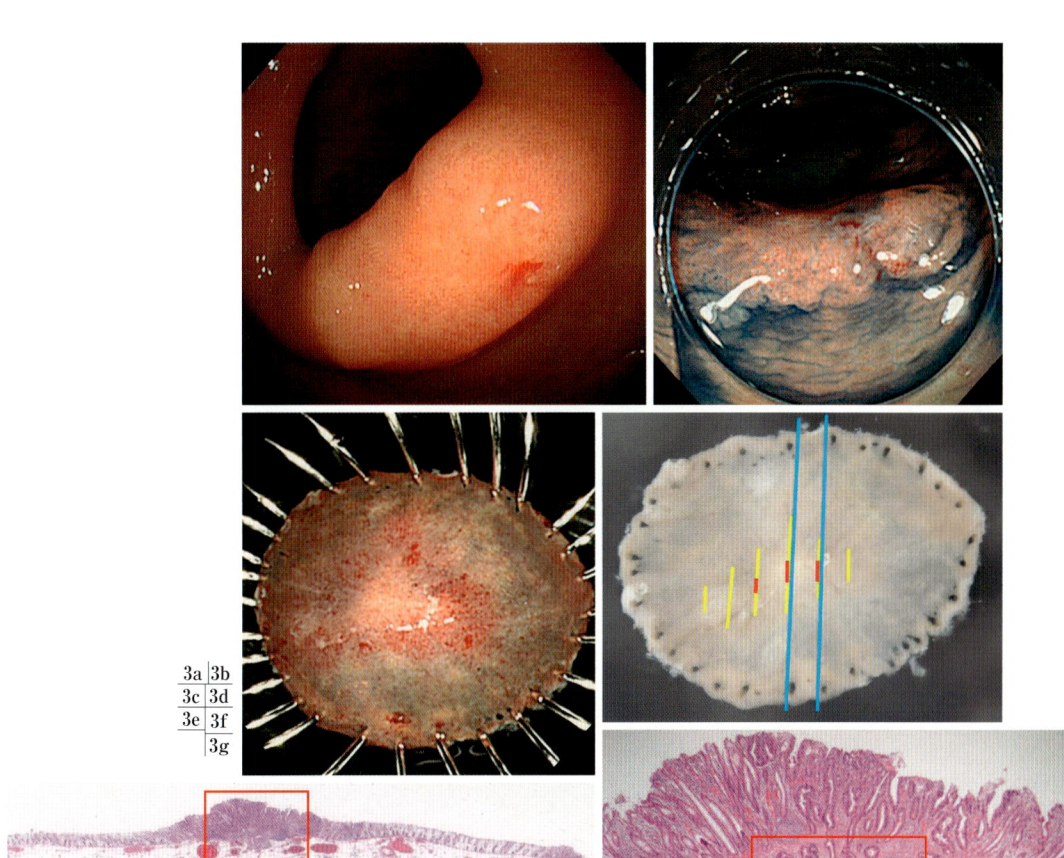

図3　横行結腸LST-NG(laterally spreading tumor non-granular type)
　a：横行結腸 30 mm 大の LST-NG，b：インジゴカルミン染色像
　c：ESD 切除標本
　＜マッピングと病理組織像＞
　病理組織診断は adenocarcinoma，specimen size 33×22 mm，tumor size 16×8 mm，LST-NG(pseudo-depressed)，tub1，pSM(筋板より 600 μm)，ly1，v0，pHM，pVM0 であった．
　浅い層での剥離や過度な凝固により，深部浸潤所見やリンパ管浸潤の所見を見失ったり，垂直断端陽性になるリスクがあるため，筋層直上での剥離深度が望まれる．
　d：マッピング，e：d の切片のルーペ像
　f，g：粘膜下層浸潤およびリンパ管浸潤部の拡大像

 剥離深度の重要性

　消化管壁の血管は，固有筋層を貫いて流入し，粘膜下層中層で横走し網目状に分岐する．

血管の密度が高い部位では，枝分かれした血管網と血管周囲の線維により，fascia ともいえる層が形成される．その横走する血管網の下と固有筋層の間には，血管も線維も疎な見通しのよ

い層が存在する．したがって，切開縁の血管網を適切に切離してこの層に至り，剥離深度をこの層に維持しながら，穿通枝を事前に認識して適切に切離することができれば，円滑かつ最少の血管処理回数で ESD を施行することが可能である．上記剥離深度はもっとも電気抵抗の少ない層であるため，剥離もスムーズで筋層および病変への凝固の影響がもっとも少ないきれいな剥離面と切除標本が得られる．また，切除標本には粘膜下層の血管網をすべて含んだ分厚い粘膜下層が付着している．これは手技的に有用であるというだけではなく，前述の因子を正確に判定することが可能な，質の高い切除標本を得ることに繋がる．このような標本で治癒切除と判定した症例の長期予後は良好で，今のところ再発転移症例を認めていない[8]．血管網と筋層間の適切な剥離深度は，quality controlled ESD におけるもっとも重要な留意点である．

> **この項のまとめ**
> ▶ 血管網と筋層間の適切な剥離深度は，quality controlled ESD におけるもっとも重要な留意点である．

当院における大腸 ESD の高周波装置，デバイス

当院では大腸 ESD において，高周波装置は，VIO300D（ERBE 社）を**表**に示す設定で使用しており，ナイフは Flush ナイフ BT（ボールチップ型）ないし細径 Flush ナイフ BT（FlushKnife BT-S，富士フイルム）を使用している（**図 4**）．これらのナイフは，局所注射，切開，剥離など複数の機能を有することが利点である．Flush Knife BT-S は従来型のデバイスの径を細くしたことにより，デバイスを内視鏡の鉗子口に入れた状態でも十分に水を吸引できるようになり，またデバイスの鉗子口への出し入れもスムースとなった．実臨床においても，とくにサイズの大きな食道病変において，有意に治療スピードを向上することが示された[12]．

適切な剥離深度を得る手技上のコツとピットフォール

切開時の出血は，出血点が確認しにくい．また，切開縁が開いていないため，止血鉗子で把持しづらい．無効な止血操作を繰り返すうち，切開縁の粘膜下層は凝固の影響で収縮し，さらに硬く切れにくくなる．粘膜下層の横走する血管網は切開縁同士を繋ぎとめているため，切開縁が拡がるどころか閉じてしまい，適当に剥離を試みては出血を繰り返すということになる．これを確実に切離できなければ，剥離深度を得ることは困難である．

表　大腸 ESD の高周波設定

大腸 ESD		VIO300D	
処　置	モード	設定値	
粘膜切開	Endo Cut I	Effect 2，Duration 3，Interval 3	
粘膜下層剥離	Forced Coag	Effect 2，50 W（適時微調整）	
	Swift Coag	Effect 2，50 W（適時微調整）	
プレ凝固（one-ten）	Forced Coag	Effect 1，10 W（FlushKnife BT/BT-S 使用時）	
止　血	Soft Coag	Effect 5，100 W 止血鉗子使用時（適時 Effect による調整）※	

※切開速度のコントロール，強い線維化，脂肪の多い局面での一時的な処理として選択

（神戸大学医学部附属病院）

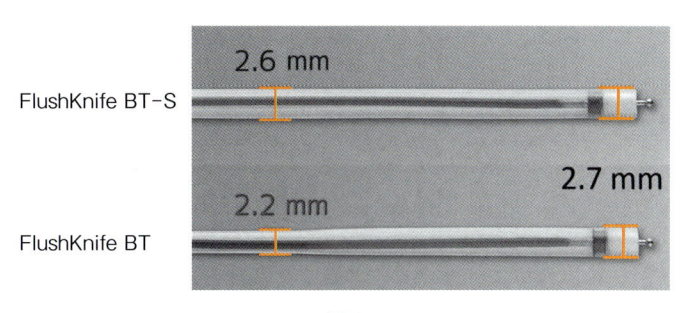

図4

重要な課題は，「いかにして粘膜下層の血管網を適切に処理するか」ということである．それには，血管を傷つけないように粘膜を浅めに切開した後に血管網を処理する方法が適している．

筋板直下の浅い切開にとどめると，網目状の血管網が透見されるはずである．

次いで，血管と血管の隙間を剥離し，血管網を露出させ，太い血管の場合は止血鉗子でprecoagulationの後，中小の血管はナイフ自体で血管の両側をprecoagulationし，凝固モードで切離する（切れにくい場合はカットモードも適宜使用する）と，出血をきたすことは少ない．以前われわれはsoft coagulationモードを使用したFlushナイフBTによるprecoagulationを提唱していた[13]が，最近ではより血管の深部まで凝固できる超低出力設定のForced Coag mode（effect 1，10 watt）を使用している（図5）．Forced Coag modeでありながら，放電は認められず，血管のprecoagulationに適した方法と考えている．血管の切離には，血管の下から内腔に向けてすくい上げるように施行するアームカットが薦められる．筋層から遠ざかる方向の操作であるため，安全かつ十分な凝固時間をかけた処理が可能で，出血をきたすことが少ない．また，切開縁の展開を阻む硬い血管および血管周囲の線維を垂直に切離するため，もっとも適切なテンションを対象に与えることができる．血管網が処理できたならば，切開縁は面白い

ように展開する．適宜，切開を追加し血管網を処理して展開される範囲を拡げていくと，ほどなくアタッチメントごと粘膜下層に潜り込むことができるようになる．

ここまで出血させることなく処理がされていれば，透見性のよい澄み切った粘膜下層を観察することができるであろう．筋層・穿通血管もよく観察できるため，その後の剥離操作を容易かつ安全に進めることが可能である．

ESDにおいては，ここまでの剥離深度を得てmucosal flapを形成するまでのステップがもっとも重要である．筆者らはESD開始当初，胃ではITナイフとneedleナイフを併用，大腸ではFlexナイフとヒアルロン酸ナトリウムの局注を併用するなどさまざまな方法を試み，最終的にFlushナイフを用いる方法にたどりついた．

Flushナイフは，効率的に剥離深度を設定しmucosal flapを形成するうえできわめて有用なデバイスである．まず，筋板直下までの浅い粘膜切開となるため，切開時出血をきたすことが少ない．横走血管の処理においても，送水機能を利用して血管の間隙に，適宜追加局注することで血管網を同定・挙上させ安全に血管網を露出することが可能である．血管網の切離においても，シース先端をプロテクターやストッパーとして利用することで，血管網の下から筋層を保護しつつ，容易にアームカットを実施することが可能である．Flushナイフの後に開発され

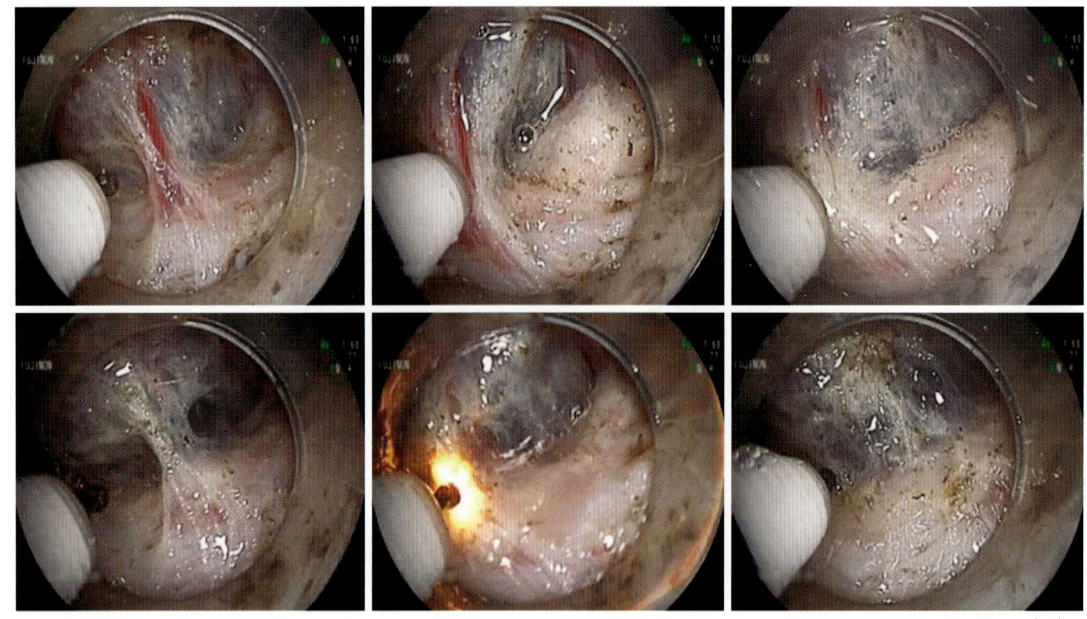

図5 血管の処理

5a	5b	5c
5d	5e	5f

a：血管を事前に認識し，左右を剝離し露出する．

b：ナイフのボールチップを血管に押し当て，超低出力設定（effect 1, 10 watt）で precoagulation する．

c：血管の左右対側から同様に precoagulation を行う．

d：血管が白色し血流が低下したことを確認する．

e，f：血流が戻らないうちに Forced Coag mode で切離する．

たボールチップ型 Flush ナイフ（FlushKnife BT）は血管網をすくい上げるように処理することができ，precoagulation 能力・止血能も従来型に比べて有意に改善したため，より効率的に血管網を処理することが可能となった[4]．また，近年ハサミ型のデバイスが登場しこれらの操作をより簡単に施行する工夫もみられるようになった[14]．さらに，糸付きクリップやバネなどを用いてトラクションをかける工夫も提案されている[15]．

この項のまとめ
▶ 重要な課題は，「いかにして粘膜下層の血管網を適切に処理するか」ということである．

Ⅵ 剝離深度を維持するための手技上のコツとピットフォール

いったんこの層に入ることができても，粘膜下層の血管構築と適切な剝離深度に対する理解がなければ，たびたび血管網や穿通枝を傷つけ出血を繰り返す．穿孔を恐れるあまり浅い層で剝離を行うと，横走血管に向かい出血をきたす要因となる．度重なる出血と止血操作は，粘膜下層の透見性を損ね，穿孔や病変損傷のリスクを高めることになる．病変・罹患部位への熱変性の影響も無視できない．

対策は，デバイスによらずアタッチメントで視野を確保し，血管網の下に追加局注を頻繁に行い，剝離深度を維持しながら血管と筋層を事前に認識し，剝離操作を行うことに尽きる．と

くに血管を視認したならば，それは横走血管であるのか穿通枝であるのか常に鑑別すべきである．横走血管であれば切らずにその下を剝離，穿通枝ならば露出させ，precoagulation の後，根部近くで切離する．

　また筋層の視認も重要である．露出するほど深く剝離するのは，危険も伴うが筋線維束が透見できる程度の深さは必要である．また，太い血管の流入部では筋層が欠損しており，誤って出血させて止血に手間取ると，穿孔の危険性もあるので注意を要する．とくに直腸では疎な筋層が瓦状に重なっており，血管の流入部の筋層

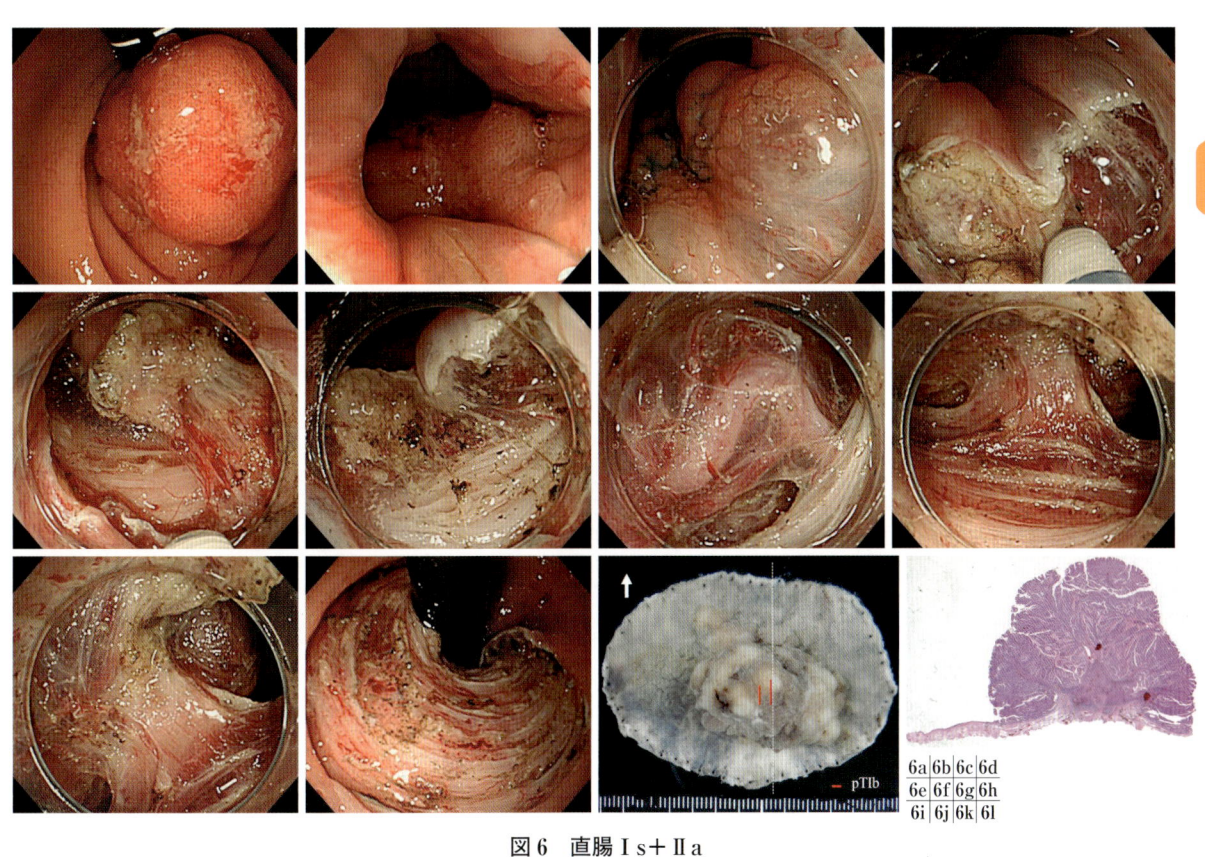

図 6　直腸 I s ＋ II a

a，b：巨大な隆起を伴う病変．肛門まで進展し，軽度の痔核も伴っている．
　　c：肛門側より局注，切開を開始する．
　　d：痔核は Flush ナイフで precoagulation 後切離，あるいは止血鉗子を使用し処理を行う．
e，f：内輪筋上に縦走するトライツ靱帯を切離すると，視野が展開する．
　　g：粘膜下層剝離．血管網の下，筋層直上の血管が疎の領域を剝離する．穿通枝は precoagulation を行い切離する．
　　h：中心の隆起部は粘膜下層に著明な線維化を伴っていた．まず線維化の周囲の粘膜下層を剝離する．また直腸の内輪筋は疎であることも確認できる．
　　i：左右の非線維化部分の粘膜下層直上同士を繋ぐように，線維化部分を慎重に剝離する．
　　j：切除後潰瘍底
k，l：病理結果は carcinoma（tub1）with adenoma，specimen size 66×43 mm，tumor size 50×30 mm，pT1b（3,500 μm），ly0（D2-40），v0（EVG），budding（G1），pHM0，pVM0 であった．

はくさび状に押し拡げられている．誤って筋線維束の間に迷い込まないよう，筋層と血管網の間を剝離することを常に念頭において，disorientation を防止しなければならない．結腸は，一般的に直腸ほど太い血管は認められないが，内視鏡の操作性が悪いことも多々あり，いかにして病変を展開していくかというストラテジーがより重要となる．

　高度線維化を伴う場合も，剝離困難となるおもな要因の一つである．手技上の注意点は，前述の剝離深度に至り，可及的に周囲を剝離して線維化領域を限局化することにある．アタッチメントで十分なカウンタートラクションを同部にかけ，左右の筋層表面と線維化の立ち上がりにある筋線維束直上のラインを精密に処理することで，面状の線維化領域を安全・確実に剝離できることが多い．一方，巨大な隆起を伴っている病変は筋層がテント状に牽引される〔筋層牽引所見：muscle retracting sign；MR sign[16]〕ほどの線維化を伴っていることがある．これには，癌の深部浸潤による場合と蠕動などの機械的刺激による場合があるが，いずれの場合も安全・確実な剝離はきわめて困難であった．近年，大きな隆起を伴っている病変に対し pocket creation method を用いることで MR sign が認められた場合でも安定した視野を得て有効なカウンタートラクションをかけることができるようになった[17]（図6）．線維化が厳しい場合，直腸では，筋層を削ぐような切除や，あえて内輪筋と外縦筋の間で剝離し確実な断端陰性切除を目指すことも試みている[18]．しかし，結腸でMR sign が認められた場合は，穿孔の危険性を考慮して中止することも検討すべきである．

　以上，困難例を含め ESD を安全・確実に再現性をもって施行するには，粘膜下層の血管網を適切に処理し，血管網と固有筋層間の剝離深度に至ることが手技上の要点であること，さらに適切な剝離深度を維持することが，脈管侵襲や浸潤距離・様式をも評価可能な質の高い切除標本を得るうえでもきわめて重要であることを示した．

> **この項のまとめ**
> ▶ 粘膜下層の血管網を適切に処理し，血管網と固有筋層間の剝離深度に至ることが手技上の要点である．
> ▶ 適切な剝離深度を維持することが，脈管侵襲や浸潤距離・様式をも評価可能な質の高い切除標本を得るうえでもきわめて重要である．

おわりに

　2007 年に胃 ESD が保険収載されて早 10 年がたち，いまや虫垂開口部内に進展する病変・バウヒン弁上に存在する病変・肛門管に進展する病変・直腸全周性の病変など，かつては想像すらされなかった複雑な領域における ESD も可能となった[19]~[22]．しかしこれらはすべて前述の ESD の基本と原理に基づいている．使用するデバイスは好みに応じて何を選んでもよい．しかし，すべての ESD 施行医は適切な剝離深度を維持し，病変および筋層へのダメージを最小限にすることに留意して，quality controlled ESD を行っていただきたい．

文　献

1) 豊永高史：ESD アトラス—処置具の選択と部位別攻略法．金原出版，東京，2006
2) Toyonaga, T., Nishino, T., Hirooka, T., et al.： Intraoperative bleeding in endoscopic submucosal dissection in the stomach and strategy for prevention and treatment. Dig. Endosc. 18； S123-S127, 2006
3) Toyonaga, T., Man-I, M., Ivanov, D., et al.： The results and limitations of endoscopic submucosal dissection for colorectal tumors. Acta Chir. Iugosl. 55； 17-23, 2008
4) Toyonaga, T., Man, I-M., Fujita, T., et al.： The

performance of a novel ball-tipped Flush knife for endoscopic submucosal dissection：a case-control study. Aliment. Pharmacol. Ther. 32；908-915, 2010

5) Toyonaga, T., Man-i, M., Fujita, T., et al.：Retrospective study of technical aspects and complications of endoscopic submucosal dissection for laterally spreading tumors of the colorectum. Endoscopy 42；714-722, 2010

6) 豊永高史, 西野栄世, 横崎 宏, 他：内視鏡手技における注意点―SM 浸潤の可能性がある大腸癌に対する ESD. 胃と腸 46；1511-1519, 2011

7) Toyonaga, T., Nishino, E., Man-I, M., et al.：Principles of quality controlled endoscopic submucosal dissection with appropriate dissection level and high quality resected specimen. Clin. Endosc. 45；362-374, 2012

8) Toyonaga, T., Man-i, M., East, J. E., et al.：1,635 Endoscopic submucosal dissection cases in the esophagus, stomach, and colorectum：complication rates and long-term outcomes. Surg. Endosc. 27；1000-1008, 2013

9) 豊永高史, 西野栄世, 横崎 宏, 他：深達度からみた大腸 ESD の実際と限界. 胃と腸 48；145-154, 2013

10) Nakadoi, K., Tanaka, S., Kanao, H., et al.：Management of T1 colorectal carcinoma with special reference to criteria for curative endoscopic resection. J. Gastroenterol. Hepatol. 27；1057-1062, 2012

11) 味岡洋一, 大倉康男, 池上雅博, 他：早期大腸癌の内視鏡治療の適応拡大(1)T1b 癌(1,000 μm 以深 SM 癌)リンパ節転移リスク層別化の検討. 杉原健一, 他 編：大腸疾患 NOW2016. 63-68, 日本メディカルセンター, 東京, 2016

12) Ohara, Y., Toyonaga, T., Hoshi, N., et al.：Usefulness of a novel slim type FlushKnife-BT over conventional FlushKnife-BT in esophageal endoscopic submucosal dissection. World J. Gastroenterol. 23；1657-1665, 2017

13) Tanaka, S., Toyonaga, T. and Morita, Y.：Endoscopic vessel sealing：a novel endoscopic precoagulation technique for blood vessels during endoscopic submucosal dissection. Dig. Endosc. 25；341-342, 2013

14) Akahoshi, K., Okamoto, R., Akahane, H., et al.：Endoscopic submucosal dissection of early colorectal tumors using a grasping-type scissors forceps：a preliminary clinical study. Endoscopy 42；419-422, 2010

15) Yamasaki, Y., Takeuchi, Y., Uedo, N., et al.：Traction-assisted colonic endoscopic submucosal dissection using clip and line：a feasibility study. Endosc. Int. Open 4；E51-E55, 2016

16) Toyonaga, T., Tanaka, S., Man-I, M., et al.：Clinical significance of the muscle-retracting sign during colorectal endoscopic submucosal dissection. Endosc. Int. Open 3；E246-E251, 2015

17) Hayashi, Y., Sunada, K., Takahashi, H., et al.：Pocket-creation method of endoscopic submucosal dissection to achieve en bloc resection of giant colorectal subpedunculated neoplastic lesions. Endoscopy 46(Suppl. 1 UCTN)；E421-E422, 2014

18) Rahni, D., Toyonaga, T., Ohara, Y., et al.：First reported case of per anal endoscopic myectomy (PAEM)：A novel endoscopic technique for resection of lesions with severe fibrosis in the rectum. Endosc. Int. Open 5；E146-E150

19) Jacob, H., Toyonaga, T., Ohara, Y., et al.：Endoscopic submucosal dissection of cecal lesions in proximity to the appendiceal orifice. Endoscopy 48；829-836, 2016

20) Yoshizaki, T., Toyonaga, T., Tanaka, S., et al.：Feasibility and safety of endoscopic submucosal dissection for lesions involving the ileocecal valve. Endoscopy 48；639-645, 2016

21) Tanaka, S., Toyonaga, T., Morita, Y., et al.：Feasibility and safety of endoscopic submucosal dissection for lower rectal tumors with hemorrhoids. World J. Gastroenterol. 22；6268-6275, 2016

22) Ohara, Y., Toyonaga, T., Tanaka, S., et al.：Risk of stricture after endoscopic submucosal dissection for large rectal neoplasms. Endoscopy 48；62-70, 2016

（小原　佳子, 豊永　高史, 田中　心和,
石田　　司, 森田　圭紀, 梅垣　英次）

（臨牀消化器内科 Vol. 32 No. 4, 433-442, 2017　改訂）

3 大腸 ESD
(2) ポケット法(PCM)

Summary

　ポケット法は安全・確実な大腸 ESD を可能にする．その利点をとくに二つあげるとすれば，一つめは，先端細径フードで粘膜下層に潜り込むシンプルな操作で，剥離すべき粘膜下層組織に牽引・反対牽引をかけることができ，効率的な ESD を可能にすること．二つめは，ポケット内では筋層・粘膜下層を目視しながら，筋層直上のラインで粘膜下層を剥離することができるので，厚い粘膜下層の付いた良質な病理標本を得ることができることである．このような，筋層・粘膜下層を目視しながらの剥離は ESD の安全性にも大きく貢献する．これらのほかにも内視鏡操作性の安定化など，ポケット法は多くの利点を有しており，大腸 ESD の標準的な手法としてぜひ習得していただきたい．

Key words : ポケット法，牽引，切除標本，ST フード

I 物体を切るときの牽引の重要性

　布や紙など，柔らかい物体をハサミや刃物で丁寧に切ろうとするとき，その両側を左右にのばして(牽引・反対牽引をかけ)切る部分を伸展させておくことは，日常生活のなかで自然に行われている．もちろん，このことは外科手術においても常識であり，メスで組織を切ろうとするとき，片手だけでは行わず，術者の残りの手や助手の手などで，切ろうとする組織に対して牽引・反対牽引をかけている．そして，このことは大腸 ESD(endoscipic submucosal dissection)においても同様である．ただし，大腸 ESD は承知のとおり内視鏡下で行うため，これら牽引の確保には工夫が必要である．大腸 ESD では体位変換が比較的容易なので，まず重力をうまく利用するのがよい．また，近年では糸付きクリップや SO クリップ[1]の有用性も報告されている．しかし，ポケット法(pocket-creation method；PCM)[2,3]なら，それらの補助デバイスを使用せず，先端細径透明フード(small-caliber-tip transparent hood；ST hood)の先端によるシンプルな作用を利用して牽引力を得ることが可能である．

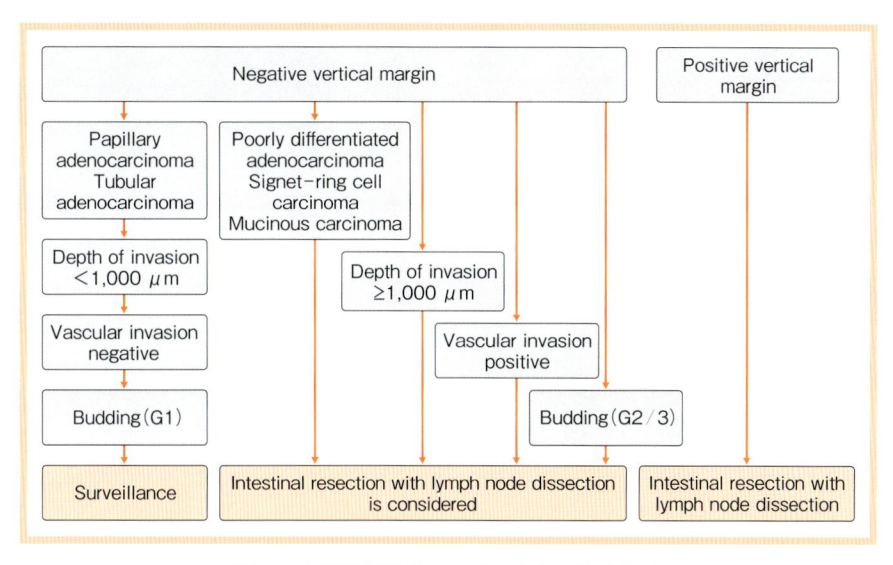

図1　内視鏡切除後 pT1(SM)癌の治療戦略
垂直断端陽性と分化度以外の因子は粘膜下層内に含有される.
〔大腸癌治療ガイドライン 2014 年 英語版. Int. J. Clin. Oncol. 20；207-239, 2015[4]より引用〕

この項のまとめ
▶ ポケット法なら大腸 ESD において効率的な牽引を維持できる.

Ⅱ 粘膜下層の付いた病理標本を得ることの重要性

「大腸癌治療ガイドライン」(図1)によると,とくに pT1 癌において分化型の癌であれば,垂直断端はもちろんのこと,粘膜下層内の病理所見(浸潤距離,脈管侵襲や簇出)の重要度も高く,十分な粘膜下層の付いた病理標本を得られる切除方法が求められる[4),5)]. つまり,腫瘍のみならず,できるだけ厚い粘膜下層を最低限の熱焼灼で剥離する必要がある. そのためには,盲目的なナイフ操作による粘膜下層剥離は望ましくない. 理想は,外科手術同様,よい視野のなかに切るべき組織のみならず,安易に傷つけてはいけない血管などの組織も確実に視認し,止血処置などを加えながら,丁寧に粘膜下層を剥離すべきである. PCM における内視鏡視野(図2)では,粘膜下層と筋層を内視鏡視野の中に視

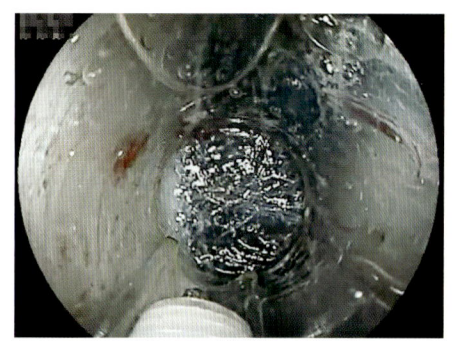

図2　ポケット内での内視鏡画面
画面の左側に白色調の筋層を視認可能. 画面の右側が病変の裏側である. ST フードの先端による画面左右方向への牽引により,粘膜下層組織はよく伸展されている. 実際にはこの左の筋層の表面を基準に,その直上の粘膜下層をこの画面では上下に剥離してポケットを広げていく.

認することができ,その筋層を基準に粘膜下層組織に理想的な切除ラインを描きながら剥離することが可能である. また,PCM の内視鏡視野では,血管や線維化,不規則な筋層の走行なども視認しやすく,それらに応じた処置を適宜追

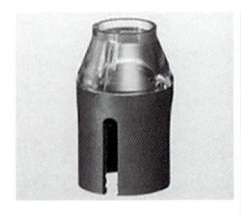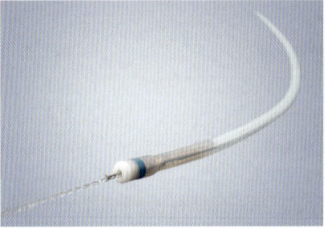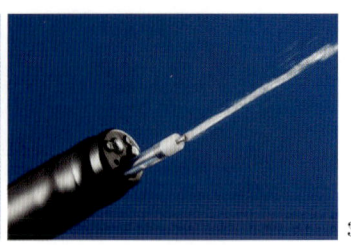

3a│3b│3c

図3
a：STフード(DH-15GR，富士フイルム社)
b：DualKnife J(KD-655Q，オリンパス社)
c：FlushKnife BT-S(DK2620J-B15S-，富士フイルム社)

加することができる．

この項のまとめ
▶垂直断端を意識して粘膜下層を剥離することが重要である．

 PCMの利点

　PCMの利点を列挙すると，以下のとおりである．① 小さな粘膜切開のため，局注液の漏出が少なく，粘膜の膨隆を長時間維持できる．② ポケット内では，剥離先進部の粘膜下層組織にフード先端で牽引・反対牽引をかけることができ，粘膜下層剥離が容易になる(図2)．③ 内視鏡画面内に筋層走行を視認できるので，安全に筋層直上での粘膜下層剥離が可能となり，十分な厚さの粘膜下層が付いた組織標本を得ることができる．④ 筋層が内視鏡に対して垂直方向に存在していても，ポケット内に入った内視鏡でそのアプローチアングルを接線方向に調整することができる．⑤ ポケットの中では呼吸変動や心拍動と内視鏡先端が同期し安定した操作性を維持できる．

この項のまとめ
▶最初の粘膜切開は小さく行う．

 PCMに適したデバイス

　PCMには，STフード(富士フイルム社)(**図3a**)と局注液としての0.4%ヒアルロン酸ナトリウム溶液(ムコアップ®，生化学工業製)を使用するのがもっとも適している．そして使用する高周波ナイフは，Dualナイフ J(オリンパス社)(**図3b**)やFlushナイフ BT-S(富士フイルム社)(**図3c**)といったいわゆる先端系ナイフが適している．Dualナイフ Jはナイフ先端形状が半球様のディスク状になっており，粘膜下層組織のフッキングが容易である．一方，Flushナイフ BT-Sはナイフ先端のボールチップを用いた血管に対する予防止血に適している．ほぼ全例，これらのいずれかナイフのみでESDを完遂している．われわれは高周波装置としてERBE社のVIO-300Dをおもに使用しており，粘膜切開時はEndo Cut I(effect 1, duration 4, interval 1)，粘膜下層剥離はSwift Coag(effect 4, maximum wattage 25-30)を用いている(**表**)．

この項のまとめ
▶STフードと先端系ナイフを使用する．

 PCMの手順

　PCMの手順を**図4**に示す．① 周囲から病変に向かって0.4%ヒアルロン酸ナトリウムを局

表　高周波装置(VIO-300D，ERBE社)設定

	DualKnife J(KD-655Q)	FlushKnife BT-S 1.5(DK2620J-B15S-)
Mucosal incision	Endo Cut I effect 1, duration 4, interval 1	Endo Cut I effect 1, duration 4, interval 1
Submucosal dissection	Swift Coag effect 4, maximum wattage 25	Swift Coag effect 4, maximum wattage 25-30
Precoagulation	Spray Coag effect 1, maximum wattage 8	Spray Coag effect 1, maximum wattage 8

（自治医科大学消化器内科）

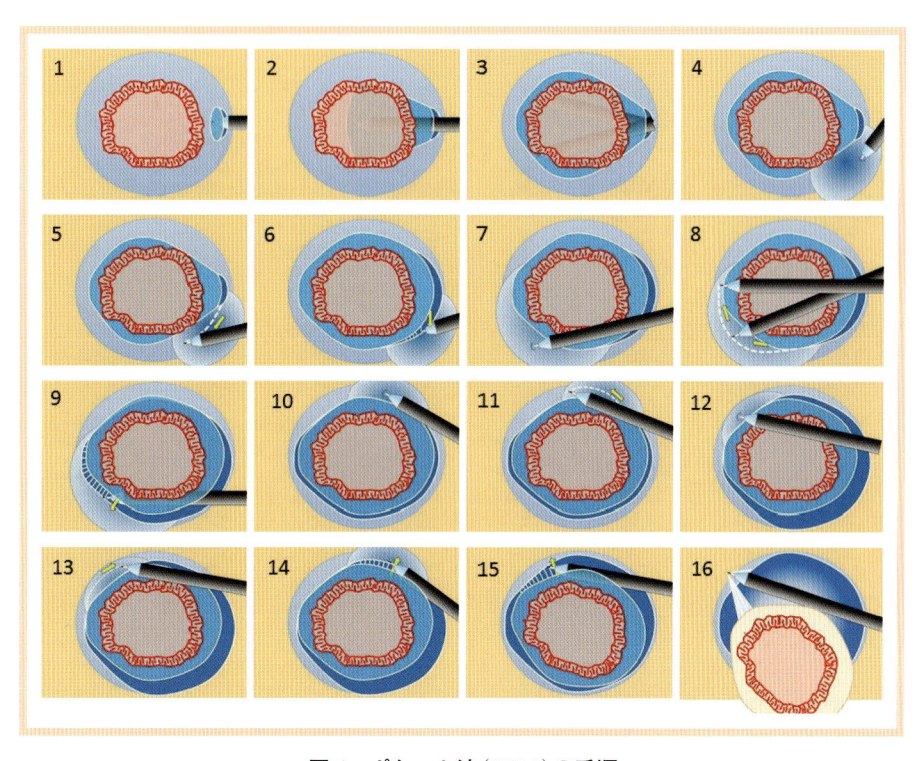

図4　ポケット法(PCM)の手順

注した後，幅2cm弱に粘膜切開する．粘膜切開より病変側の粘膜直下を数回なぞるように剝離を加えると，フード先端が粘膜下層に潜り込めるようになる．② 粘膜下層に潜り込み白色調の筋層を視認したら，筋層直上の粘膜下層組織に横方向への剝離ラインを想定し，その剝離ラインに沿って横方向に粘膜下層を剝離しながらポケットを作っていく．食道ESDで報告され

ているトンネル法[6]のように直線的に口側へと粘膜下層剝離するのではない．ポケット内では筋層を視認しながら，筋層を傷つけないように，粘膜下層の血管を不用意に損傷しないように，粘膜下層剝離していくとよい．③ ポケットが病変の中央を越え，病変面積に対して7～8割くらい剝離したら，ポケットの開放に移る．④ まず，粘膜切開部分の重力側のポケット外側の

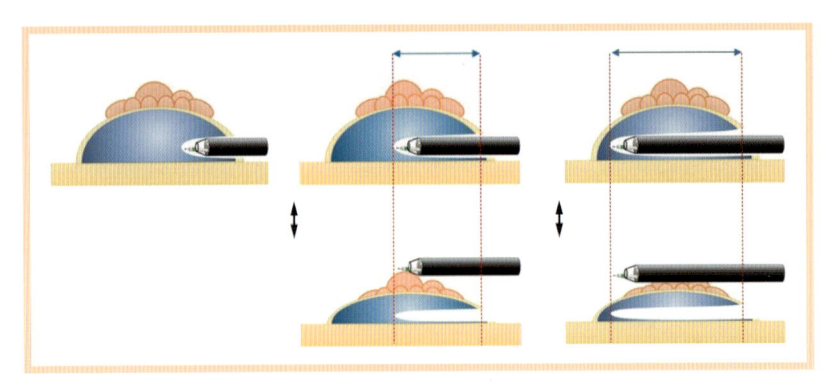

図 5
ポケットの奥行を内視鏡の出し入れで測る.

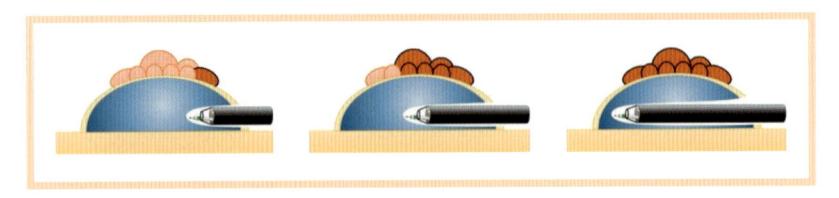

図 6
腫瘍の色調変化でポケットの奥行を判断する.

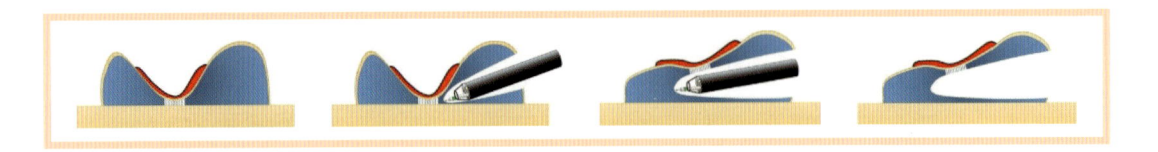

図 7
粘膜下層に強い線維化を有した病変では，剥離後の浮き上がりが
ポケットの奥行を知る目安となる.

粘膜下層に粘膜側から局注し粘膜膨隆を作る．⑤局注した部分の粘膜切開（長さ1〜2 cm）を行う．⑥〜⑨ポケットの中から粘膜の切開創に向かって，粘膜下層をフッキングしてから剥離する．粘膜切開した分の粘膜下層は確実に剥離する．追加局注・粘膜切開・粘膜下層剥離を段階的に繰り返し，ポケットの開放が病変の口側に回り込むまで行う．⑩〜⑯重力反対側も同様に追加局注・粘膜切開・粘膜下層剥離を段階的に繰り返し，一括切除に至る．

ポケットの奥行については，ESD 中にいくつかの方法で判断できる．ESD 中に内視鏡をポケットから引き出し，それに要した長さと同じ長さをポケットの外で挿入しポケットの奥行をイメージする（**図5**）．また，剥離した部分の腫瘍の色調変化などもポケットの奥行を判断するうえでの参考になる（**図6**）．局注しても浮き上らないような線維化の強い病変では，線維化部分の剥離後に，浮かなかった部分がブカブカと浮いてくるのが目安になる．線維化部分の剥離完了は，ほとんどの場合ポケット内からの視認にて確認可能である（**図7**）．ポケットを開放していくときは，それまでポケット内で確保されていた牽引・反対牽引や，ポケットの抑えによ

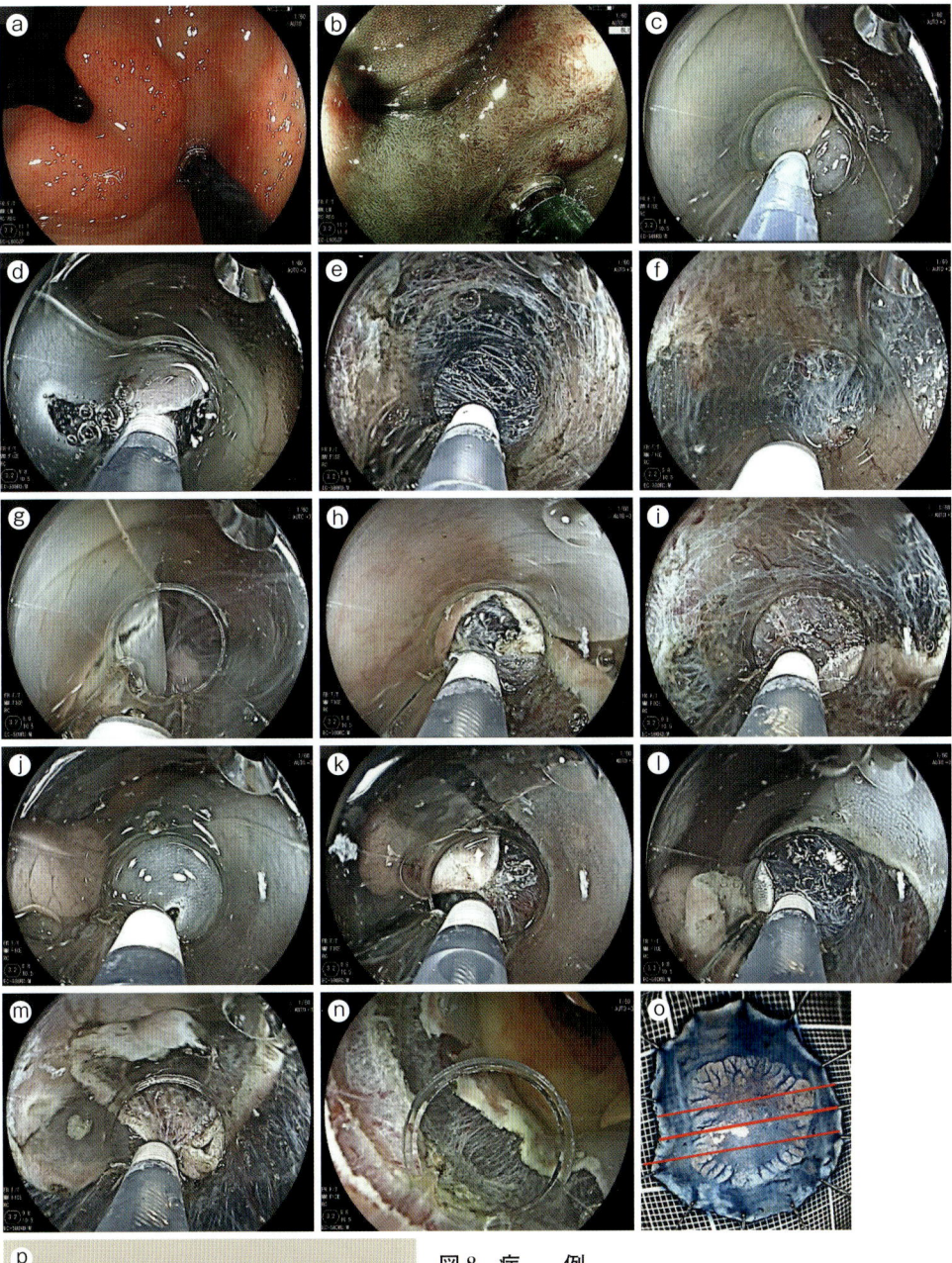

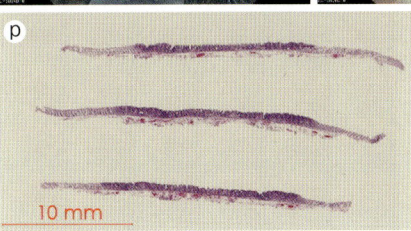

10 mm

図8　症　例

a：白色光による観察，b：BLI 拡大観察

c：ヒアルロン酸ナトリウム溶液の局注，d：肛門側の粘膜切開開始

e：フードによって伸展した粘膜下層組織，f：粘膜下層の線維化

g：重力側の粘膜切開，h：ナイフで粘膜下層をフッキングしての剥離

i：ナイフの右下に粘膜切開された創を確認できる．

j：重力反対側の粘膜切開，k：重力によって牽引された粘膜下層

l：ナイフで粘膜下層をフッキングしての剥離．この時点で粘膜切開
　　を全周とした．

m：最後の粘膜下層を剥離して一括切除完了，n：ESD 直後の剥離層

o：切除標本と p の切り出しに対応した線（赤線）

p：o の赤線部分の病理標本

る内視鏡の安定性が失われるので注意が必要である．ポケットの開放は原則として，追加局注・粘膜切開・ポケット内から外への粘膜下層剥離の段階的作業を，重力側より行っていく．

> **この項のまとめ**
> ▶病変部分の粘膜下層剥離は筋層を視認しながら行う．

 ## Ⅵ PCM の実際（症例提示）

　症例は横行結腸の大きさ約 2 cm の LST-NG（laterally spreading tumor non-granular type），pseudo-depressed type（**図 8a**）．Ⅵ 軽度不整の pit pattern，BLI（Blue LASER Imaging）では JNET type 2B（**図 8b**）を認め，粘膜内癌を疑い ESD を行った．

　最初に，周囲から病変に向かって 0.4％ヒアルロン酸ナトリウム溶液（0.001％エピネフリンと 0.004％インジゴカルミンを添加）を局注し，できるだけ病変全体を膨隆させる（**図 8c**）．粘膜切開直後では，フードが粘膜下層にまだ潜り込めないので，ナイフのシースのエッジで切開した粘膜の病変側を引き上げ，ナイフを横方向に数回往復させて，粘膜直下の粘膜下層組織をイメージしながら盲目的に剥離すると（**図 8d**），ポケットの入り口が大きくなりフード先端が粘膜下層に潜り込めるようになる．粘膜下層に潜り込み白色調の筋層（内視鏡画面右下）を視認したら，その筋層直上の粘膜下層に剥離ラインを想定し，視認できる筋層からの適切な距離を維持しつつ，粘膜下層を本画面の上下方向に剥離する（**図 8e**）．ポケット内では粘膜下層の組織を通して，粘膜下層の線維化（**図 8f**）や血管の穿通枝，筋層の不規則な走行を視認できるので，それぞれに応じたあらかじめの対応を適宜行うことができる．病変中央の線維化部分を剥離し，線維化のない部分に達したので，ポケット状に

剥離するのを終了し，ポケットの開放に移行する．ポケットの開放に当たっては，原則として重力側より行う．まずポケットの外側に追加局注してから，約 1〜2 cm 粘膜切開する（**図 8g**）．ポケットの中から粘膜下層組織をナイフ先端にフッキングし粘膜の切開創に向けて払うように剥離する（**図 8h**）．重力側の局注・粘膜切開を病変口側にまで行うと，病変の口側の粘膜の切開創をポケット内から粘膜下層越しに視認できるようになる（**図 8i**）．同部分を剥離し，重力側から重力反対側の剥離に移行する．ほとんどの場合，この時点ではポケットの抑えによる安定した内視鏡操作性は失われている．重力反対側のポケット外側に追加局注を行い，粘膜切開を行う（**図 8j**）．重力反対側は重力による牽引を利用しつつ，粘膜下層をポケットの中から外へと払うように剥離し（**図 8k〜l**），一括切除完了した（**図 8m〜n**）．切除した病変は，病変径 21×17 mm，切除径 33×30 mm であった（**図 8o〜p**）．病理診断は，高分化型管状腺癌，pTis，ly0，v0，pHM0，pVM0 であった．

> **この項のまとめ**
> ▶ポケットの開放は，追加局注・粘膜切開・粘膜下層剥離の繰り返しである．

おわりに

　ポケット法は多くの利点を有しており，大腸 ESD の標準的な手法としてぜひ習得していただきたい．

文　献

1) Sakamoto, N., Osada, T., Shibuya, T., et al. : The facilitation of a new traction device（S-O clip）assisting endoscopic submucosal dissection for superficial colorectal neoplasms. Endoscopy　40（Suppl. 2）; E94-E95, 2008

2) Hayashi, Y., Sunada, K., Takahashi, H., et al.：Pocket-creation method of endoscopic submucosal dissection to achieve en bloc resection of giant colorectal subpedunculated neoplastic lesions. Endoscopy 46(Suppl. 1 UCTN)；E421-E422, 2014

3) Hayashi, Y., Miura, Y. and Yamamoto, H.：Pocket-creation method for the safe, reliable, and efficient endoscopic submucosal dissection of colorectal lateral spreading tumors. Dig. Endosc. 27；534-535, 2015

4) Watanabe, T., Itabashi, M., Shimada, Y., et al.：Japanese Society for Cancer of the Colon and Rectum (JSCCR) Guidelines 2014 for treatment of colorectal cancer. Int. J. Clin. Oncol. 20；207-239, 2015

5) 大腸癌研究会 編：大腸癌治療ガイドライン医師用 2016 年版．金原出版，東京，2016

6) Pioche, M., Mais, L., Guillaud, O., et al.：Endoscopic submucosal tunnel dissection for large esophageal neoplastic lesions. Endoscopy 45；1032-1034, 2013

（林　　芳和，山本　博徳）

（臨牀消化器内科 Vol. 32 No. 4，443-449，2017　改訂）

第5章

安全な ESD のコツと偶発症の対処　**3** 大腸 ESD（2）ポケット法（PCM）

105

第6章 ESD 周術期管理

1 食 道

Summary

食道 ESD は 2008 年保険収載となり，難易度がやや高いものの低侵襲・高い根治性により全国的に広く普及してきている．一方で，食道は胃と比較し内腔が狭く，また壁が薄く漿膜がないため，穿孔などの偶発症が比較的起こりやすい臓器であり，術中・術後の管理が非常に重要である．食道 ESD における後出血率は 1 %程度であり，とくに問題となることは少ない．

また，穿孔率も 2 %程度と高頻度ではないものの，穿孔例においては重篤な縦隔炎，敗血症による死亡例も報告されており，外科との連携を含めた厳重な術後管理が必要である．さらに，3/4 周以上の広範囲剥離症例では術後狭窄が 70〜90 %に起こるが，そのような広範囲剥離症例に対してはステロイド経口投与，ステロイド局注療法，ステロイド経口＋局注併用療法が有用である．

Key words : 食道 ESD，術後管理，食道 ESD 後狭窄，ステロイド経口＋局注併用療法

はじめに

食道癌は 2015 年には本邦で約 23,900 人が罹患し，年間死亡者数は 11,400 人で，全悪性新生物死の約 3.1 %を占めると国立がん研究センターでは推計している．とくに男性における死亡数順位は肺癌，胃癌，大腸癌，肝臓癌，膵癌に次ぐ第 6 位となっている[1]．また，従来，食道癌は早期発見が比較的難しく，進行癌が全体の約 65 %を占め，その予後は不良であった．

しかし近年，内視鏡画像の高解像度化や Nar-row Band Imaging(NBI)，Blue Laser Imaging(BLI)，Linked Color Imaging(LCI)などの画像強調観察などの内視鏡機器の飛躍的進歩によって，効率的に表在癌の診断が可能となってきた．さらに，食道上皮性腫瘍に対する内視鏡的粘膜下層剥離術(endoscopic submucosal dissection；ESD)が 2008 年 4 月より保険収載され，早期に発見できれば広範囲病変であっても一括切除が可能となり，内視鏡治療にて根治可能となってきている[2),3)]．

その一方で，食道は胃と比較し内腔が狭く，また壁が薄く漿膜がないため，穿孔などの偶発

症が比較的起こりやすい臓器であり，術中・術後のリスクマネジメントが非常に重要である．しかし，食道 ESD における後出血率は 1% 程度であり，とくに問題となることは少ない．また，穿孔率も 2% 程度と高頻度ではないものの，穿孔例においては重篤な縦隔炎，敗血症による死亡例も報告されており，外科との連携を含めた厳重な術後管理が必要である．また，3/4 周以上の広範囲剝離例では術後狭窄が高頻度に起こり頻回の拡張術が必要となるため[4]，患者や医療経済上の負担が大きいことが問題となっている．このため 2007 年 4 月版の「食道癌診断・治療ガイドライン」では，絶対的適応として EP/LPM 症例で，周在性が 2/3 周以下との制限が設けられていた[5]．

しかし近年，術後狭窄に対してステロイド（steroid hormones；SH）局注療法[6),7)]や SH 経口投与[8)〜10)]，口腔粘膜上皮細胞シート移植[11)〜16)]，PGA（polyglycolic acid）フェルト＋フィブリン糊被覆法[17]，生体吸収型ステント[18]などが有用であるとのさまざまな報告がなされるようになってきている．これらの狭窄予防の

さまざまな取り組みから，2012 年 4 月版の「食道癌診断・治療ガイドライン」では，十分な術前説明と狭窄予防が必要であるが，周在性についての制限が緩和されるに至っている[19]．しかしながら，そのようなさまざまな狭窄予防対策を行っても，全周切除症例などに対しては未だ十分な狭窄予防対策を成しうるには至っていない．

そこで本稿では，食道 ESD における術後管理を食道 ESD 後狭窄予防対策も含めて概説する．

 ## Ⅰ 術中・術後管理

当科（長崎大学消化器内科）で 2006 年 4 月〜2016 年 4 月の間に ESD を施行した食道上皮性腫瘍 617 病変の治療成績は，一括治癒切除率 90.6%，一括完全切除率 96.1%，一括切除率 99.8% であった（**表1**）．偶発症に関しては，穿孔率 0%，後出血率 0.6% と低率であったが，術後狭窄率は後述するさまざまな狭窄対策を行っているにもかかわらず，全体で 6.3% と高率で

表1　食道上皮性腫瘍の治療成績

	食道癌（SCC） （n＝409）	食道癌（Barrett） （n＝23）	HGIN （n＝185）	Total （n＝617）
一括治癒切除率	87.0% 356/409	82.6% 19/23	99.5% 184/185	90.6% 559/617
一括完全切除率	94.6% 387/409	95.7% 22/23	99.5% 184/185	96.1% 593/617
一括切除率	99.8% 408/409	100% 23/23	100% 185/185	99.8% 616/617
平均切除径	46.7 mm （18〜120）	46.9 mm （15〜83）	32.0 mm （13〜70）	42.3 mm （13〜120）
平均腫瘍径	25.9 mm （2〜110）	20.9 mm （4〜75）	11.2 mm （1〜35）	21.3 mm （1〜110）

SCC：squamous cell carcinoma，HGIN：high-grade intraepithelial neoplasia
（長崎大学消化器内科 2006 年 4 月〜2016 年 4 月）

表2　食道上皮性腫瘍治療後の偶発症

	食道癌（SCC）(n＝409)	食道癌（Barrett）(n＝23)	HGIN (n＝185)	Total (n＝617)
穿　孔	0.0% 0/409	0.0% 0/23	0.0% 0/185	0.0% 0/617
後出血	0.7% 3/409	4.3% 1/23	0.0% 0/185	0.6%* 4/617
術後狭窄	8.8% 36/409	4.3% 1/23	1.1% 2/185	6.3%* 39/617

*後出血・狭窄を認めた症例は全例保存的に治療可能であった.
（長崎大学消化器内科 2006 年 4 月〜2016 年 4 月）

あったが（**表2**），全体の治療成績は偶発症発生率も含め，既報と同等の成績であった.

このように食道 ESD によって飛躍的に内視鏡的粘膜切除術（endscopic mucosal resection；EMR）時代と比べて良好な治療成績が得られるようになった一方，治療難易度が高く，術中・術後のリスクマネジメントが非常に重要であり，術中出血・術後出血，穿孔対策について，具体的に解説する.

1．術中出血・術後出血の対策

出血の定義に関してはさまざまな提案があるが，われわれは，術中出血コントロール不良の定義については術中出血を認め，治療後のヘモグロビン値が治療前と比較し 2.0 g/dl 以上低下した場合としている．後出血は吐下血の症状を認め，ヘモグロビン値が 2.0 g/dl 以上低下した場合としている．また，当院では「抗血栓薬服用者に対する消化器内視鏡診療ガイドライン」が改訂された 2012 年 7 月以降，ガイドラインに従い，基本的に抗血栓薬継続下で ESD を行っている.

1）術中出血への対応

食道の血管は粘膜下層深部を太い静脈が縦走しているため，横切開時にはゆっくり，粘膜筋板直下の浅い層で粘膜切開を行っている．また，後壁側（5〜7 時方向）は大動脈から直接分枝する食道固有動脈が穿通枝として流入しているため，後壁側の剝離時には穿通枝に注意し，適宜 pre-coagulation を行い，出血を未然に防ぐようにしている.

そのような対策を行うことにより，自験例においては，術中出血コントロール不良例は抗血栓薬継続例の 62 例を含め，全617 例で 1 例も認めなかった．つまり，食道 ESD においては抗血栓薬服用の有無にかかわらず，術中出血が大きな問題となることは少ないと思われる.

2）後出血への対応

後出血は，胃と比較し，血管が少なく，出血リスクは 1% 程度と低いと考えられている．しかし通常，胃と同様に，後出血予防のため，ESD 終了後に露出血管に対して止血鉗子にて post-coagulation を行うことが推奨される．また，当科では抗血栓薬継続下 ESD 症例において，さらなる後出血予防対策として，内視鏡的 PGA フェルト＋フィブリン糊被覆法を行っている.

自験例の出血率は，抗血栓薬継続下 ESD において被覆法を行った症例で 2.3%（1/43），被覆法を行わなかった症例で 5.3%（1/19），抗血

栓薬休薬例 0%（0/5），抗血栓薬非内服例 0.4%（2/550）であった．被覆法の有無で後出血率に有意差は認めなかったが，抗血栓薬継続例では非内服例より有意に（p＜0.01）後出血率が高いという結果であった．ただし，食道全体における後出血率は 0.6%（4/617）と低値であり，食道 ESD において後出血が大きな問題となることは少ないと思われる．

2．穿孔対策

食道 ESD における穿孔率は，0～2%と報告されており[20]～[22]，穿孔の頻度は EMR と同等といわれている．自験例においても，穿孔は 617 例中 1 例も認めず 0%で，既報と同様に良好であった．ただし，穿孔例においては重篤な縦隔炎，敗血症による死亡例も報告されており，安全かつ正確な手技に加え，偶発症発生時の適切な管理の必要がある．

術中に穿孔を認めた場合は，患者の状態が安定していればまず穿孔部周囲の粘膜下層を十分に剥離した後，穿孔部をクリップで閉鎖する．しかし，食道固有筋層は脆弱であるため，クリップにてかえって損傷を広げることもあり，注意を要する[23]．穿孔部は内視鏡的に閉鎖できなくても，感染を併発しなければ 2 週間程度の絶食で閉鎖することが多いとされている．穿孔部閉鎖に時間を費やすと重篤な縦隔炎をきたすこともあり，無理に穿孔部を閉鎖しようとして状況を悪化させる前に，速やかに処置を終了することも選択肢の一つであり，冷静に状況を判断することが重要である[24]．

また，CO_2 送気は空気送気と比較し，消化管管腔内や体腔からの吸収が速やかで，穿孔をきたした場合に重篤な縦隔気腫や緊張性気胸を低減でき，万が一の穿孔発生時のため，食道 ESD 施行時に CO_2 送気は必須である．

3．術後管理

当科では，ESD 後 1 日目に血液生化学所見および理学所見を確認し，飲水開始，とくに問題なければ，術後 3 日目より食事を開始し，通常，ESD 6 日後に退院としている．抗菌薬の投与に関しては，誤嚥性肺炎などの予防のため，ESD 当日を含め 3 日間，スルタミシリントシル酸塩（ユナシン®）を投与しているが，抗菌薬の予防的投与を支持する明らかなエビデンスはないのが現状であり，今後，検討が必要と考えている．

術後狭窄対策

上記のごとく，食道 ESD によって広範囲病変の一括切除が可能になった一方，3/4 周以上の広範囲切除を行うと高率に術後狭窄が起こる[4]ことがわかっており，この術後狭窄の克服が食道 ESD の最大の課題となっている．

そこで，食道 ESD 症例を対象に，術後狭窄に対する SH 経口投与，SH 局注療法，細胞シート移植療法，SH 経口＋局注併用療法の有用性を検討した．

対象は観察期間 4 カ月以上で 3/4 周以上の広範囲剥離を行った食道 ESD 症例のうち，SH 投与または細胞シート移植を行った 206 病変とした．その内訳は SH 経口投与群（以下，経口群）91 例，SH 局注療法群（以下，局注群）83 例，細胞シート移植療法群（以下，細胞シート群）10 例，SH 経口＋局注併用療法群（以下，併用群）22 例となっている（**表3**）．

1．SH 経口投与・局注療法

1）SH 投与方法

SH 経口群では，全周剥離症例では術後 2 日目よりプレドニゾロン（PSL）を 0.5 mg/kg/day（30 mg/day）より開始，漸減しながら 18 週間経口投与，3/4 周以上全周未満症例は同様の量で

表3　食道 ESD 後狭窄の対策の検討

背　　景	SH 経口群	SH 局注群	細胞シート群	SH 経口＋局注併用群	合計
主病変数(n)	91	83	10	22	206
年齢(歳)(中央値)	47〜84(67)	42〜89(67)	55〜74(65)	53〜85(68.5)	42〜89(67)
性別(男：女)	76：15	69：14	9：1	20：2	174：32
観察期間(月)(中央値)	8〜85(48)	8〜65(33)	26〜41(34)	8〜24(12)	4〜81(36)

(長崎大学消化器内科 2006 年 4 月〜2016 年 4 月)

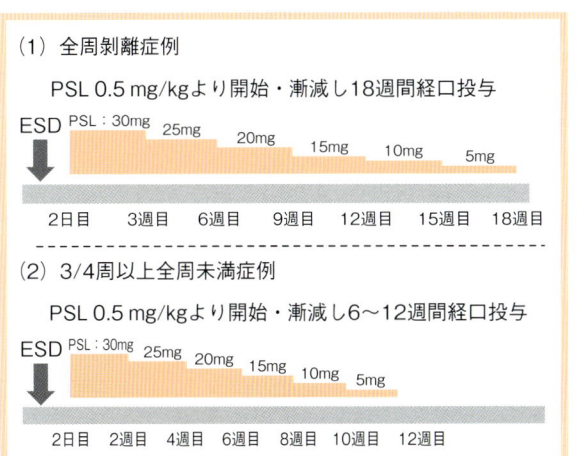

図1　SH 経口投与方法

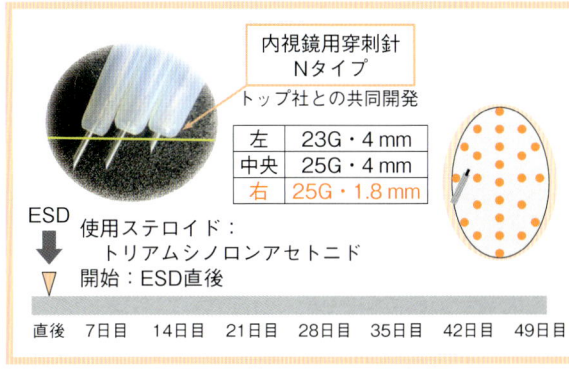

図2　SH 局注方法

6〜12 週間経口投与を行った(**図1**)．また，SH 内服中は感染症(肺結核・ニューモシスティス カリニ肺炎)予防のため，SH 投与開始 2〜4 週 後よりイソニアジド，スルファメトキサゾール・トリメトプリム(ST 合剤)を SH 内服終了まで予防投与している．

　SH 局注群(トリアムシノロンアセトニド/ト リアムシノロン)では，ESD 終了直後にトリアムシノロン 40〜120 mg を 20〜60 カ所に分け1回局注し終了とした．その局注量は切除長軸径が3 cm 未満のものは 40 mg，3 cm 以上のものは 80 mg，後述する SH 抵抗性因子2因子以上のものは 120 mg とした(**図2**)．

　トリアムシノロン局注は SH の筋層内注入に伴う筋層の脆弱性の惹起とそれに伴う後穿孔，また，狭窄後の拡張術時の高い穿孔率が問題と なることがある．トリアムシノロンは懸濁性 SH のため一度筋層内注入になってしまうと3 週間以上組織内にとどまり，水溶性 SH である ベタメタゾンなどと比較し，後穿孔のリスクが高くなるとされている．そこでわれわれはトップ社とともに安全な局注のための針の開発を行った．この局注針は 25 G・突出長 1.8 mm の鈍針となっており，筋層内注入のリスクを低減し，スタンプを押すような感覚で ESD 後の薄い残存粘膜下層に安全に局注することが可能なようにデザインされている．当科では2011年より本針を用いて SH 局注を行っており，局注に伴う後穿孔などの合併症は経験していない．本針は 2012 年 11 月よりトップ社から内視鏡用穿刺針Nタイプとして全国発売されている(図2)．

　拡張術追加基準は，自覚症状を認め，径9〜10 mm のスコープが通過しない場合とした．

表4 経口群 vs 局注群の比較検討(全体)

Total(n=174)	経口群(n=91)	局注群(n=83)	p値
拡張回数(回)(中央値)	0～48(0.0)	0～22(0.0)	N. S.
拡張期間(日)(中央値)	0～357(0.0)	0～346(0.0)	N. S.
狭窄率	15.4%(14/91)	13.3%(11/83)	N. S.
上皮化までの期間(日)(中央値)	23～245(60)	28～332(66)	N. S.
重篤な有害事象	1.1%(1/91)	0.0%(0/83)	N. S.

表5 経口群・局注群の比較検討(全周剝離症例のみ)

Total(n=27)	経口群(n=24)	局注群(n=3)	p値
拡張回数(回)(平均)	0～11(1.2)	2～22(9.7)	p<0.05
拡張期間(日)(平均)	0～248(53.4)	42～332(140.0)	N. S.
狭窄率	33.3%(8/24)	100%(3/3)	p<0.05
上皮化までの期間(日)(平均)	57～245(110.8)	71～332(180.0)	N. S.
重篤な有害事象	4.2%(1/24)	0.0%(0/3)	N. S.

2) SH 投与(経口投与・局注療法)の有用性

経口群91例および局注群83例における ESD 後狭窄予防効果の比較検討を行った(**表4**).

両群とも拡張回数・拡張期間の中央値は 0 回・0日で,狭窄率においても経口群15.4%(14/91),局注群13.3%(11/83)で有意差を認めず,両群とも良好な狭窄予防効果を示した.これらの結果は,他報告においても[25]～[28],狭窄率(全周症例含む)はトリアムシノロン局注療法において平均14.1%(10/71)(0～30.8%)であり,当院とほぼ同様の結果であった.

しかし,全周剝離症例27例に限って経口群と局注群を比較検討すると(**表5**),経口群では必要拡張回数の平均値が1.2回であり,局注群の9.7回に比べて有意に拡張回数が少ないという結果であった.また,狭窄率においても経口群は33.3%(8/24)であり,局注群の100%(3/3)と比較して有意(p<0.05)に低く,全周剝離症例においては経口群が局注群と比較し,より有用と思われた.ただし,経口群は全周剝離症例の場合,長期投与(18週間)が必要で,自験例において1.1%(1/91)に重症サイトメガロウイルス腸炎を発症しており,集学的治療にて軽快しえたが,SH 長期投与に伴う重症感染症などに十分留意する必要がある.

> **【症例1】18週間経口投与例(全周症例),**
> **47歳・女性,表在癌(0-Ⅱc)(図3)**
>
> 上部消化管内視鏡検査にて胸部中部食道に全周のルゴール不染帯として描出されるⅡc型食道表在癌を認め(図3a),全周剝離を行った.切除長軸径55 mm・全周切除(病変径57×47 mm,切除径57×55 mm)(図3b)となった.病理組織結果は squamous cell carcinoma, MM, ly0, v0, LM(−),VM(−)であり,一括治癒切除であった.SH 経口投与18週間とし,拡張術を必要とせず,16週間後,狭窄なく治癒している(図3c～e).

2. 細胞シート移植療法

ただし,全周剝離症例では経口投与18週間においても,狭窄症例を約33%に認めており,経口投与単独では限界があるのも事実である.

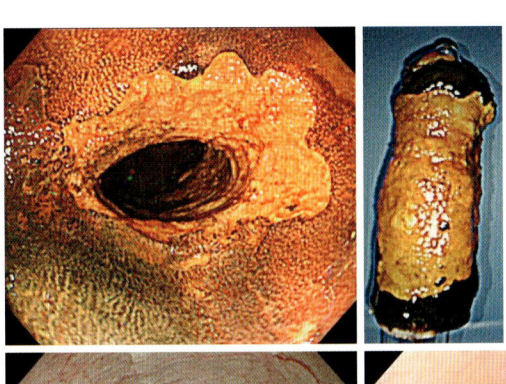

図3 症例1：SH 経口投与症例（18 週間投与），47 歳・女性，表在癌（0-Ⅱc）の内視鏡像
a：胸部中部食道の色素内視鏡像（ルゴール散布）
b：ESD 後切除標本
c：ESD 後潰瘍（ESD 終了時）
d：ESD 後潰瘍（2 週間後）
e：ESD 後潰瘍瘢痕（16 週間後）

3a	3b	
3c	3d	3e

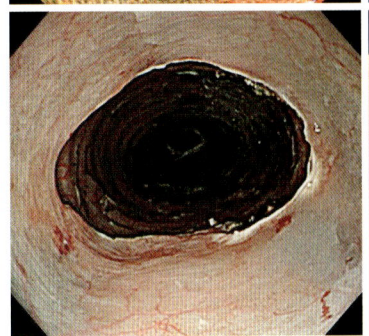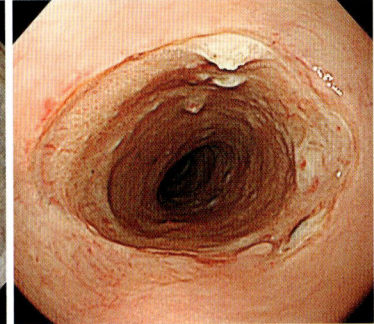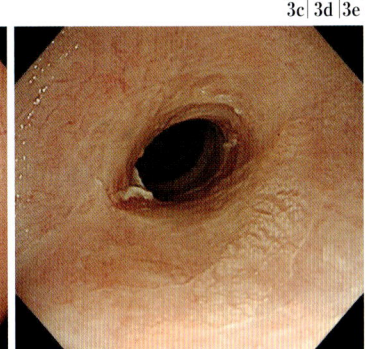

そこでわれわれは術後狭窄に対する新たな試みとして，2013 年 7 月より東京女子医科大学（TWIns）と共同で移送（長崎-東京）を伴った口腔粘膜上皮細胞シート移植の臨床研究を行った．この細胞シート移植の臨床研究は長崎-東京間の移送を伴っており，消化器領域では世界初の試みとなっている．この細胞シート移植は東京女子医科大学で細胞シート工学を応用し，ESD 治療後の食道狭窄抑制を目指した再生医療が前臨床研究を経て 2008 年からヒト臨床研究が行われ，良好な治療成績が得られている[11]〜[16]．この細胞シート移植は ESD 後狭窄予防の新しいモダリティとして期待されている．

1）細胞シート移植の概要

図4 に臨床研究の概要を示す．まず，当院で患者の自己口腔粘膜組織および血清を採取し，東京女子医科大学に空輸する．その後，東京女子医科大学の細胞培養センター（Cell Processing Center）で温度応答性培養皿を用い，口腔粘膜上皮細胞シートを作製し，当院へ再空輸す

る．その後，ESD を施行し終了直後に潰瘍面に対して経内視鏡的に細胞シートを移植するという方法をとっている．2013 年 7 月より 2014 年 10 月までに計 10 症例に対して細胞シート移植を施行した．全例が全周剥離症例 2 例を含む 3/4 周以上の広範囲剥離症例であった（表6）．

【症例2】細胞シート移植症例，55 歳・男性，表在癌（0-Ⅱc）（図5）

胸部食道に二つの食道表在癌を認め（図5a，b），まとめて ESD にて一括切除し，最終的に切除長軸径 80 mm，7/8 周切除（図5c, d）となり，ESD 終了直後に計 6 枚の細胞シート移植を施行した（図5e）．1 週間後には移植した部位を起点に徐々に上皮化が進み（図5f），2 週間後には 50％程度上皮化（図5g），3 週間後には 80％程度上皮化し（図5h），4 週間後に狭窄なく完全に上皮化した（図5i）．

2）細胞シート移植の有用性

細胞シート群 10 例と経口群 91 例を比較検討

第6章

ESD 周術期管理 ❶ 食 道

113

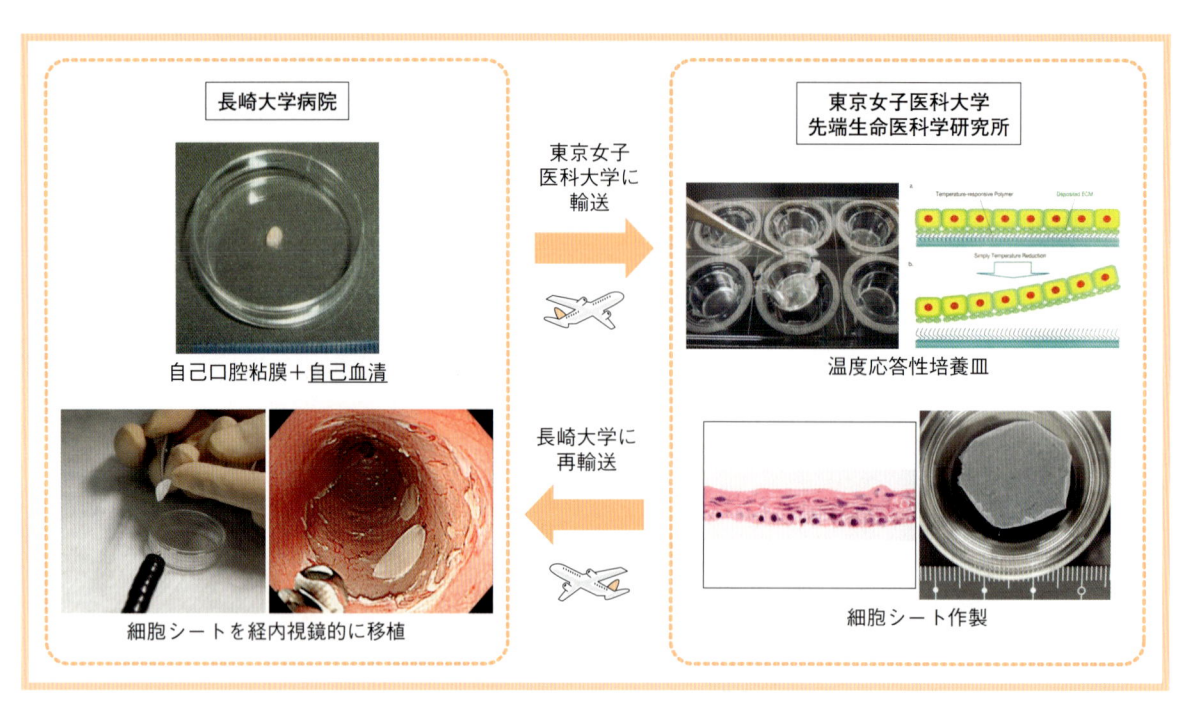

図4　移送を伴った細胞シート移植の臨床研究概要

表6　細胞シート移植10症例の概要

症例	年齢・性別	部位	切除範囲	切除長径	切除面積	シート枚数	シート移植率	深達度
1	55 歳・M	胸部	7/8 周	80 mm	4,400 mm^2	6	13.1%	LPM
2	68 歳・M	胸部	9/10 周	75 mm	5,200 mm^2	7	12.9%	LPM
3	73 歳・M	胸部	5/6 周	45 mm	1,350 mm^2	5	35.6%	LPM
4	58 歳・M	胸部	7/8 周	55 mm	2,530 mm^2	8	30.4%	EP
5	67 歳・M	胸部	5/6 周	50 mm	1,650 mm^2	8	46.5%	LPM
6	56 歳・M	胸部	5/6 周	55 mm	2,200 mm^2	6	26.2%	LPM
7	63 歳・M	胸部	9/10 周	73 mm	4,015 mm^2	8	19.1%	MM
8	72 歳・M	胸部	全周	95 mm	7,985 mm^2	13	15.6%	MM
9	62 歳・F	胸部	全周	53 mm	2,650 mm^2	5	18.1%	SM2
10	74 歳・M	胸部	7/8 周	46 mm	2,070 mm^2	6	27.8%	LPM

※ ▭ 狭窄症例

すると(**表7**)，細胞シート群の狭窄率・拡張回数(中央値)は40%(4/10)・0回であり，経口群の15.4%(14/91)・0回と比較し有意差を認めず，細胞シート群の狭窄予防効果は経口群と同等であった．さらに潰瘍治癒期間(中央値)は細胞シート群36日であり，経口群60日と比較し有意に(p<0.001)短いという結果であった．

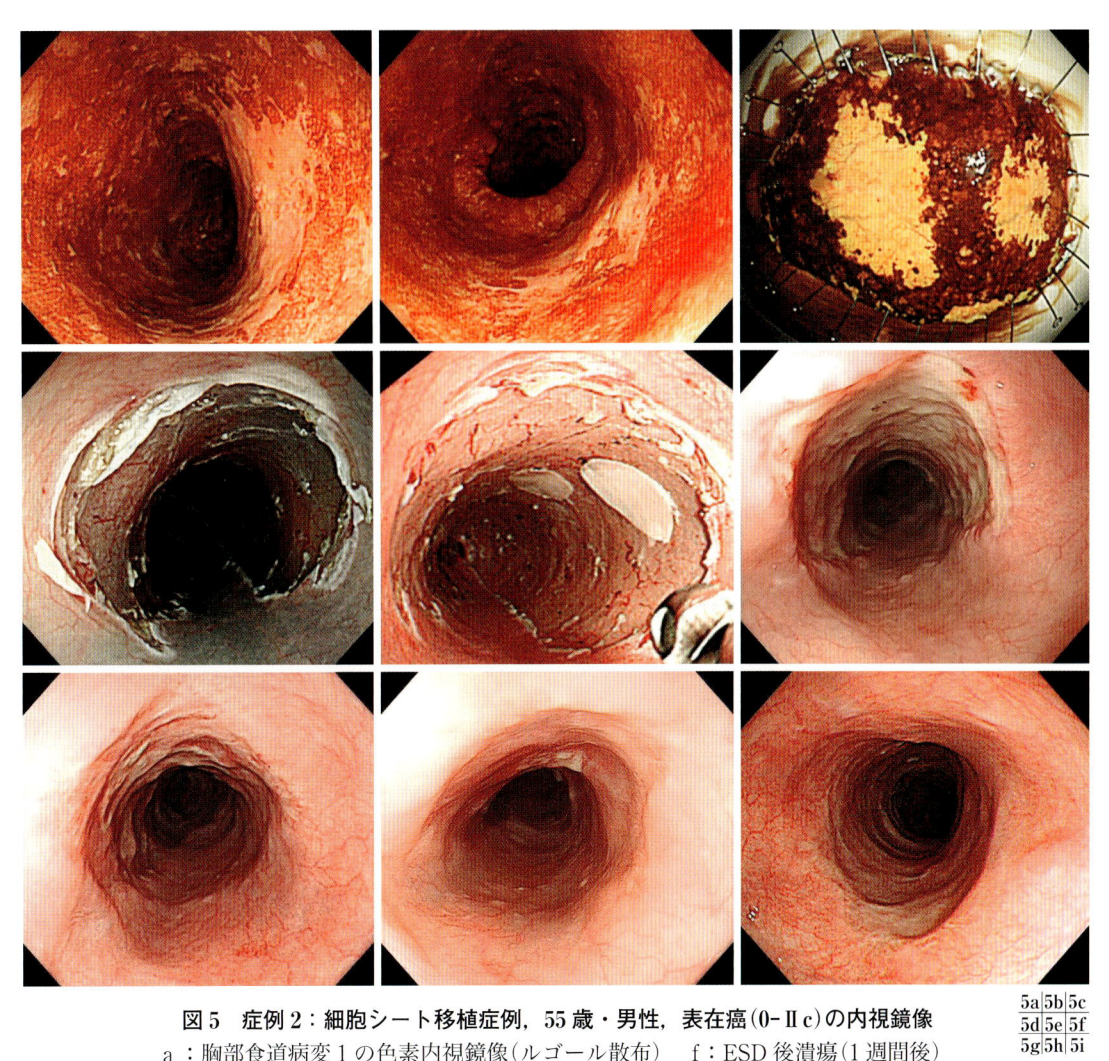

図5　症例2：細胞シート移植症例，55 歳・男性，表在癌(0-Ⅱc)の内視鏡像

5a	5b	5c
5d	5e	5f
5g	5h	5i

a：胸部食道病変 1 の色素内視鏡像(ルゴール散布)　　f：ESD 後潰瘍(1 週間後)

b：胸部食道病変 2 の色素内視鏡像(ルゴール散布)　　g：ESD 後潰瘍(2 週間後)

c：ESD 後切除標本　　　　　　　　　　　　　　　h：ESD 後潰瘍(3 週間後)

d：ESD 後潰瘍(ESD 終了時)　　　　　　　　　　i：ESD 後潰瘍(4 週間後)

e：ESD 直後(細胞シート移植後)

表7　細胞シート群 vs 経口群の比較検討

Total(n＝101)	細胞シート群(n＝10)	経口群(n＝91)	p 値
拡張回数(回)(中央値)	0〜7(0.0)	0〜48(0.0)	N. S.
拡張期間(日)(中央値)	0〜98(0.0)	0〜357(0.0)	N. S.
狭窄率	40.0%(4/10)	15.4%(14/91)	N. S.
上皮化までの期間(日)(中央値)	28〜172(36)	23〜245(60)	p＜0.001
重篤な有害事象	0.0%(0/10)	1.1%(1/91)	N. S.

表8 狭窄予防治療抵抗性因子

(1) 切除範囲	9/10 周以上
(2) 切除長軸径	5 cm 以上
(3) 部位	頸部食道
(4) CRT/ER 治療歴	（＋）

表9 狭窄予防治療抵抗性因子数別の狭窄率

	亜全周			全周
	0 因子	1 因子	2 因子以上	
経 口	2.6% (1/38)	0.0% (0/13)	31.3% (5/16)	33.3% (8/24)
局 注	8.9% (4/45)	0.0% (0/21)	28.6% (4/14)	100% (3/3)
細胞 シート	0.0% (0/2)	33.3% (1/3)	33.3% (1/3)	100% (2/2)
合 計	4.9% (6/122)		30.3% (10/33)	44.8% (13/29)

└─ p＜0.001 ─┘ └─ N. S. ─┘
└──────── p＜0.0001 ────────┘

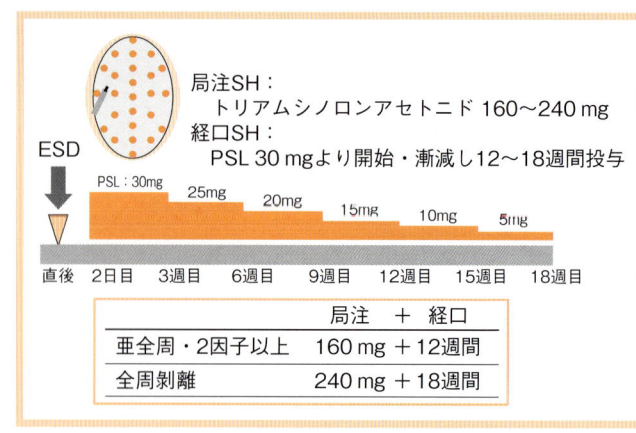

図6 SH 経口＋局注併用療法

3. 狭窄予防治療抵抗性因子の検討

SH 経口，局注，細胞シート群いずれも拡張回数・拡張期間の中央値は0回・0日で，狭窄率においても経口群 15.4%（14/91），局注群 13.3%（11/83），細胞シート群 40.0%（4/10）で，良好な狭窄予防効果を示した．しかし，3群全体において29例の狭窄症例を認めており，その狭窄症例の特徴および解析を行ったところ，① 切除範囲 9/10 周以上，② 切除長軸径 5 cm 以上，③ 頸部食道，④ 化学放射線療法（chemoradiation therapy；CRT）・内視鏡切除（endoscopic resection；ER）治療歴の4因子が狭窄予防治療抵抗性因子であった（表8）．

そこで，この治療抵抗性因子数別に狭窄率を検討した．表9で示すとおり，亜全周で2因子未満の症例では狭窄率 4.9%（6/122）であるのに対し，亜全周・2因子以上では 30.3%（10/33），

全周剥離症例では 44.8%（13/29）と有意に（p＜0.001）狭窄率が高いという結果であり，亜全周・2因子以上または全周症例が狭窄予防治療抵抗性症例と考えられた．

そこでさらなる狭窄対策が必要と考え，狭窄予防治療抵抗性症例（亜全周・2因子以上または全周症例）に対し，SH 経口＋局注併用療法を試みることとした．

4. 狭窄予防治療抵抗性症例に対する
SH 経口＋局注併用療法の有用性
＜SH 経口＋局注併用療法の方法＞

SH 経口＋局注併用群では，ESD 終了直後にトリアムシノロン 160～240 mg を局注し，術後2日目より PSL を 12～18 週間経口投与した（図6）．

【症例3】 SH 経口＋局注併用群（全周症例），
55 歳・男性，表在癌（0-Ⅱc）（図7）

上部消化管内視鏡検査にて胸部中部食道から下部食道にかけて全周のルゴール不染帯として描出されるⅡc 型食道表在癌を認め（図7a），全周剥離を行った．切除長軸径 70 mm・全周切除（病変径 60×68 mm，切除径 70×68 mm）（図7b）となった．病理組織結果は squamous cell carcinoma, LPM, ly0, v0, LM（－），VM（－）であり，

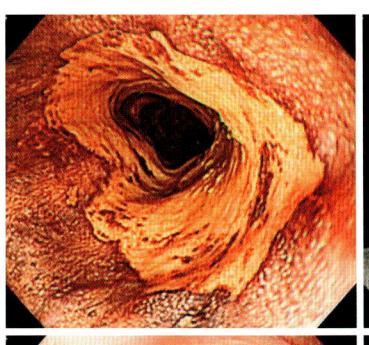
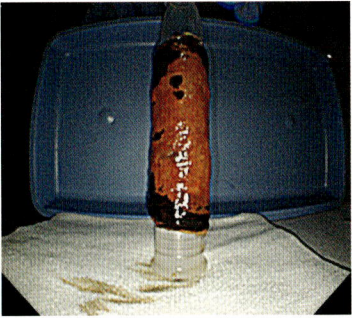

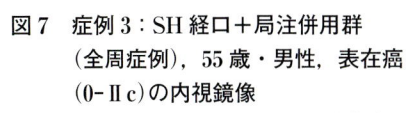

図7　症例3：SH 経口＋局注併用群
（全周症例），55 歳・男性，表在癌
（0-IIc）の内視鏡像

a：胸部中部食道の色素内視鏡像（ル
　　ゴール散布）
b：ESD 後切除標本
c：ESD 後潰瘍（4 週間後）
d：ESD 後潰瘍（8 週間後）
e：ESD 後潰瘍（18 週間後）

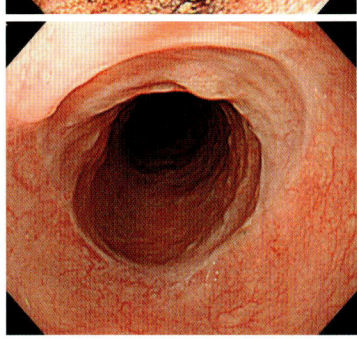
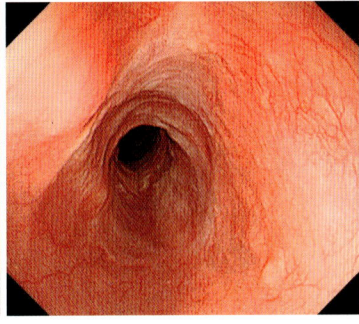
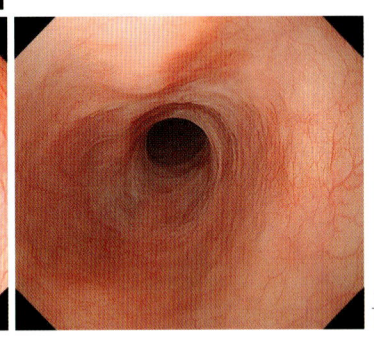

7a｜7b
7c｜7d｜7e

　一括治癒切除であった．本症例は，SH 経口 18
週間＋ケナコルト-A® 局注 180 mg 併用療法を
施行した．併用療法により拡張術を必要とせず，
18 週間後，狭窄なく治癒している（図7c〜e）．

　併用群の狭窄率は，亜全周・2 因子以上で
12.5％（1/8），全周で 14.3％（2/14）であり，その
他 3 群（経口群，局注群，細胞シート群）の亜全
周・2 因子以上 30.3％，全周 44.8％と比較し有
意に（p＜0.05）低値であった（**表 10**）．

5．ESD 後狭窄に対する治療選択

　図8に ESD 後狭窄に対する治療選択を示す．
　亜全周症例では前述の狭窄予防治療抵抗性因
子 4 因子のうち 0〜1 因子の症例は SH 経口投与
7〜8 週間またはトリアムシノロン局注 40〜80
mg，2 因子以上の症例は経口 12 週間＋トリア
ムシノロン局注 160 mg 併用療法が適当と思わ
れる．また，全周剥離症例は経口 18 週間＋トリ
アムシノロン局注 240 mg 併用療法が適当と思
われる．

表 10　SH 経口＋局注併用群の狭窄率

	亜全周			全周
	0 因子	1 因子	2 因子以上	
経　口	2.6% (1/38)	0.0% (0/13)	31.3% (5/16)	33.3% (8/24)
局　注	8.9% (4/45)	0.0% (0/21)	28.6% (4/14)	100% (3/3)
細胞 シート	0.0% (0/2)	33.3% (1/3)	33.3% (1/3)	100% (2/2)
合　計	4.9% (6/122)		30.3% (10/33)	44.8% (13/29)
併　用	―		12.5% (1/8)	14.3% (2/14)

$p < 0.05$

おわりに

　食道 ESD における偶発症と対策について，
術後狭窄予防対策を中心に解説した．食道癌の
早期発見は NBI などに代表される特殊光観察
などの内視鏡機器の飛躍的進歩によって新しい

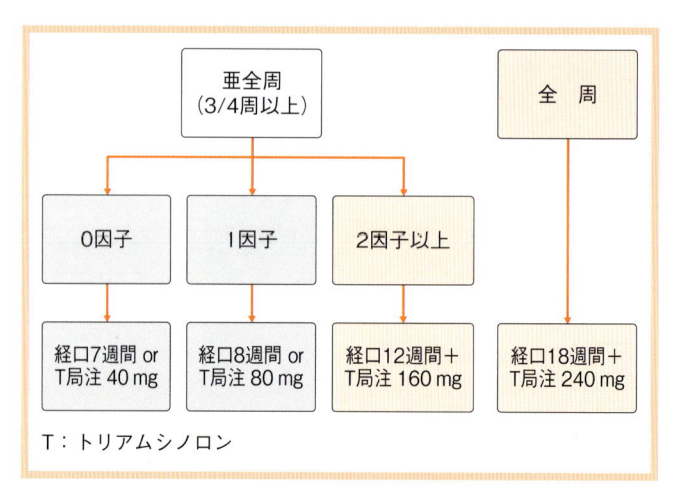

図8 ESD後狭窄に対する治療選択

時代を迎えた．早期に発見できれば，食道癌であっても，ESDに代表される低侵襲な内視鏡治療によって根治可能な時代となってきている．

しかし，その一方で，穿孔などの重篤な合併症が時に致命的となることもあり，術後管理はきわめて重要である．また，術後狭窄予防対策も患者のQOL維持のために非常に重要であり，その狭窄予防にSH経口投与，局注療法，SH経口＋局注併用療法や細胞シート移植は有用である．

今後，さらなる手技の標準化や内視鏡機器の進歩により，より偶発症の少ない安全な内視鏡治療として，ESDが広く普及することが期待される．

　謝　辞：本研究を進めるに当たり，多大な御協力を頂いた長崎大学病院消化器内科　福田浩子先生，南ひとみ先生，松島加代子先生，赤澤祐子先生，竹島史直先生，宿輪三郎先生，同院移植・消化器外科　小林慎一朗先生，金高賢悟先生に深く感謝申し上げます．

文　献

1）厚生労働省大臣官房統計情報部 編：人口動態統計

2）Oyama, T., Tomori, A., Hotta, K., et al.：Endoscopic submucosal dissection of early esophageal cancer. Clin. Gastoenterol. Hepatol.　13；S67-S70, 2005

3）小山恒男：早期食道癌に対するESDの基本．消化器内視鏡　22；534-537, 2010

4）井上晴洋：食道全周性ESDと予防的拡張術．胃と腸　44；394-397, 2009

5）日本食道学会 編：食道癌診断・治療ガイドライン2007年4月版．金原出版，東京，2007

6）竹内　学：ステロイド局注による食道ESD後の狭窄予防．臨牀消化器内科　25；749-752, 2010

7）田中心和，森田圭紀，豊永高史：食道ESD後狭窄予防に対するトリアムシノロンアセトニド局注の有用性と偶発症の検討．Plvs vertle ESD！ さらなる挑戦　消化管ESDの課題と展望．142-145, 診断と治療社，東京，2011

8）Yamaguchi, N., Isomoto, H., Nakayama, T., et al.：Usefulness of oral prednisolone in the treatment of esophageal stricture after endoscopic submucosal dissection for superficial esophageal squamous cell carcinoma. Gastrointest. Endosc.　73；1115-1121, 2011

9）Yamaguchi, N., Isomoto, H., Shikuwa, S., et al.：Effect of oral prednisolone on esophageal stricture after complete circular endoscopic submucosal dissection for superficial esophageal squamous cell carcinoma. Digestion　83；291-295, 2011

10）Isomoto, H., Yamaguchi, N., Nakayama, T., et al.：Management of esophageal stricture after complete circular endoscopic submucosal dissection for superficial esophageal squamous cell carcinoma. BMC Gastroenterol. 4；46, 2011

11) Ohki, T., Yamato, M., Murakami, D., et al.：Treatment of esophageal ulcerations using endoscopic transplantation of tissue-engineerd autologous oral mucosal epithelial cell sheets in a canine model. Gut 56；313-314, 2007

12) 大木岳志, 大和雅之, 岡野光夫, 他：口腔粘膜上皮細胞シート移植による食道 ESD のための再生医療. 消化器内視鏡 19；679-688, 2007

13) 大木岳志, 大和雅之, 太田正穂, 他：食道 ESD 後の培養細胞シートの現状. 消化器内視鏡 24；110-113, 2012

14) Ohki, T., Yamato, M., Ota, M., et al.：Prevention of esophageal stricture after endoscopic submucosal dissection using tissue-engineered cell sheets. Gastroenterology 143；582-588, e1-e2, 2012

15) Kanai, N., Yamato, M., Ohki, T., et al.：Fabricated autologous epidermal cell sheets for the prevention of esophageal stricture after circumferential ESD in a porcine model. Gastrointest. Endosc. 76；873-881, 2012

16) 金井信雄, 大木岳志, 大和雅之, 他：食道 ESD 後狭窄抑制のための細胞シート移植, 現状と展望. 消化器内視鏡 25；692-694, 2013

17) Iizuka, T., Kikuchi, D., Yamada, A., et al.：Polyglycolic acid sheet application to prevent esophageal stricture after endoscopic submucosal dissection for esophageal squamous cell carcinoma. Endoscopy 47；341-344, 2015

18) Saito, Y., Tanaka, T., Andoh, A., et al.：Novel biodegradable stents for benign esophageal strictures following endoscopic submucosal dissection. Dig. Dis. Sci. 53；330-333, 2008

19) 日本食道学会 編：食道癌診断・治療ガイドライン 2012 年 4 月版. 金原出版, 東京, 2012

20) 田中雅樹, 小野裕之, 滝沢耕平, 他：食道表在癌に対する ESD の治療成績. 胃と腸 48；1253-1261, 2013

21) 南ひとみ, 井上晴洋, 池田晴夫, 他：食道 ESD の実際―三角ナイフ. 胃と腸 44；374-377, 2009

22) 竹内 学, 小林正明, 小山恒男：EMR と ESD 施行にあたって―手技の実際とコツ 食道における EMR/ESD. 消化器の臨床 9；140-147, 2006

23) 小山恒男, 高橋亜紀子, 依光展和, 他：食道 ESD の適応と実施の判断. 消化器内視鏡 26；1248-1252, 2014

24) 石原 立：食道病変に対するスタンダードなアプローチ. 消化器内視鏡 26；1260-1263, 2014

25) 鼻岡 昇, 石原 立, 竹内洋司：食道癌 ESD 後狭窄の予防に対するステロイド局注の第 II 相臨床試験. Gastroenterol. Endosc. 54；968, 2012

26) Hashimoto, S., Kobayashi, M., Takeuchi, M., et al.：The efficacy of endoscopic triamcinolone injection for the prevention of esophageal stricture after endoscopic submucosal dissection. Gastrointest. Endosc. 74；1389-1393, 2011

27) 船川慶太, 佐々木骨導, 嵜山敏男, 他：食道 ESD 術後狭窄予防におけるトリアムシノロン局注療法の有効性の検討. Gastroenterol. Endosc. 54（Suppl. 1）；1223, 2012

28) 浦牛原幸治, 平昭衣莉, 柴田 勇, 他：食道 ESD 後の狭窄予防処置―トリアムシノロン 2 回局注法の安全性. Prog. Dig. Endosc. 81；48-52, 2012

（山口 直之, 大仁田 賢, 中尾 一彦, 江口 晋, 磯本 一, 金井 信雄, 大木 岳志, 大和 雅之）

（臨牀消化器内科 Vol. 32 No. 4, 473-484, 2017 改訂）

2　胃

Summary

　早期胃癌に対する内視鏡治療は広く普及しており，とくに ESD は大きな病変であっても一括切除，切除後の十分な病理組織学的評価が可能である．ESD におけるおもな偶発症は出血と穿孔であり，偶発症を予防することで良好な視野を確保し，治療時間の短縮や安全な ESD につながる．どれだけ予防していても完全に偶発症が 0 になることはない．実際に偶発症をきたした場合は，患者の全身状態に注意しつつ，落ち着いて対処することが，さらなる偶発症を招かないために重要である．

Key words : 胃 ESD，偶発症，出血，穿孔

はじめに

　早期胃癌に対する内視鏡切除は外科手術と比して，低侵襲・機能温存の点から有益であり，とくに内視鏡的粘膜下層剝離術（endoscopic submucosal dissection；ESD）は大きな病変であっても一括切除，切除後の十分な病理組織学的評価が可能であり，近年では広く普及している．ESD におけるおもな偶発症は出血と穿孔であり，偶発症に適切に対応することでスムーズかつ安全に ESD を行うことができる．

Ⅰ　出血の対策と術後管理

　ESD では高周波ナイフを用いて病変の周囲粘膜の切開や粘膜下層の剝離を行うため，出血は軽微なものを含めるとほぼ必発である．出血をコントロールすることは，施行時の良好な視野を保ち，治療時間の短縮や安全な ESD につながる．

1．術前の対策

　まずは術前に患者情報の把握を行うことが重要である．出血傾向をきたすような基礎疾患（肝硬変・透析）の有無，抗凝固薬や抗血小板薬の内服の有無の確認は必須である．また病変の部位においても粘膜下層を走行する血管の太さ

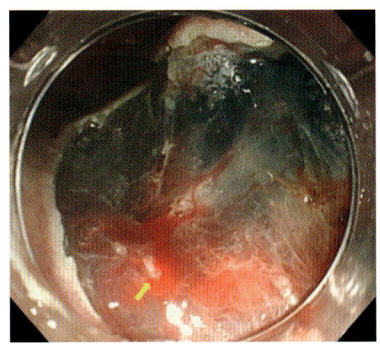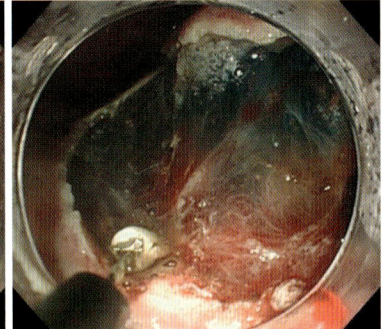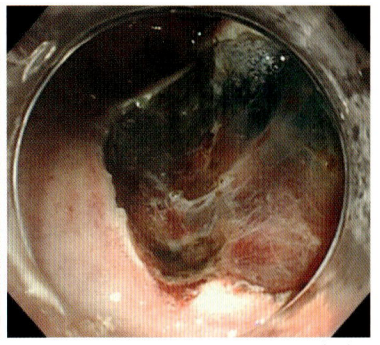

図 1　デバイスを用いた止血
a：洗浄により出血点確認，b：デバイスによる凝固波で止血，c：止血後の潰瘍底

や密度が異なり，これらを意識することで出血の程度を事前に想定することができる．たとえば，胃体部の前後壁や大彎では太い穿通枝が多く存在することが知られている．

2．術中の対策

　出血が予測される部位においては，粘膜切開時に粘膜下層の太い血管を傷つけてしまわぬように血管の少ない浅めの層で切開することで出血をする前に血管を視認できる．血管が多い場合には凝固波を用いた切開を行うことで出血を減らすことができる．粘膜下層剝離の際は，適切な局注を行い，血管の存在を認識することが重要である．細い血管であれば，高周波ナイフによる通常の凝固波でほとんど出血することなく剝離可能だが，やや太めの血管では高周波ナイフの移動速度を落とし，凝固波を長踏みすることで出血を予防することができる．また 1 mm 以上の太い血管の場合は，止血鉗子を用いて Soft 凝固で pre-coagulation を行うことが出血の予防につながる．

　しかし以上のことを注意していても出血をきたしてしまう場合がある．術中に出血を認めた場合にはアタッチメントやウォータージェットを用いて速やかに出血点を同定する．湧出性出血であればデバイスを用いた凝固波で止血（**図 1**）することも可能であるが，数回の凝固で止血しない場合や噴出性出血を認めた場合には躊躇せず止血鉗子に切り替えてピンポイントに凝固止血をする．筋層への熱損傷を極力避けるために血管を止血鉗子で把持した後，潰瘍面から離れるようにやや引き上げながら通電処理することを心がける．また，鉗子を閉じたまま，もしくはデバイスでわずかに触れるようにし，押し付けず通電凝固をする場合もある．いずれの場合も筋層への熱損傷が過度に加わると遅発性穿孔のリスクになるため，深部にある筋層を意識して処理をすることが重要である．また，噴出性出血の場合，近接するとアタッチメント内に血液が溜まり視野がとれないことがある．その場合，出血点から少し距離をおき，デンタルフロスクリップを用いて病変を牽引することで出血点の同定が容易になることもある．

　出血はたとえ軽微なものであっても，放置すると視野が悪くなり，そのまま手技を続けることにより手技時間の延長やさらなる出血・穿孔などほかの偶発症の原因となりうる．アタッチメントの利用や洗浄でも出血点の同定が困難なときは剝離を追加して，視野を展開することによって出血点が視認できることもある．また出血が多い場合には体位変換が有効な場合もある．一つの方法にこだわらず，きちんと出血点

を確認し，ピンポイントで止血することが重要である．また通常の消化管出血の止血に用いられるクリップに関しては剝離の妨げになるため，剝離中には極力使用しない．それ以外にも，ESD中の血圧が高いことも出血の一因となるため，鎮痛薬，鎮静薬の投与が十分であっても血圧が高値の際は少量の降圧薬（塩酸ニカルジピン）の投与による降圧コントロールを行っている．

3．術後への対策

また，止血という点においては，後出血の予防も重要である．予防策としては，切除後の潰瘍底を観察し，露出血管や血管の断端を止血鉗子で予防的に焼灼（post-ESD coagulation；PEC）することが重要である[1]．近年では抗凝固薬や抗血小板薬を内服中の患者が増加しており，休薬をせずにESDをする機会も増加している．このような患者では出血のリスクは高く，また後出血が遅れて起こるとの報告もある[2]．このような症例では，PECのみでは不十分と考えられ，当院では近年，後出血予防に有効であると報告されているPGA（ポリグリコール酸）シートとフィブリン糊を潰瘍底に貼付する方法や留置スネアとクリップを用いた巾着縫合術で潰瘍底を縫縮する処置を追加で行っている．

> この項のまとめ
> ▶出血をコントロールすることが，治療時間の短縮や安全なESDにつながる．

Ⅱ 穿孔の対策と術後管理

ESDによる穿孔は術中の偶発症としてはもっとも危険なものである．穿孔の頻度に関しては施設によりさまざまな報告があるが，胃においては0.5〜5.3%[3,4]と報告されている．

1．術前の対策

術前の予防策としては，内視鏡所見からESDのストラテジーを考え，切開・剝離の難しい部位を事前にイメージしておくことが挙げられる．そして，穿孔が発生した場合を想定し，対処法に関する十分な知識をもつことが重要である．

2．術中の対策

術中穿孔の多くはブラインド操作によって生じるため，穿孔の予防においても，良好な視野を確保し，ブラインド操作を減らすことが重要である．そのためには先に述べた出血の対策を適切に行い，適宜な局注を追加することで，粘膜下層・筋層を視認し，剝離の際はなるべくデバイスを筋層と平行に動かすように心がける．粘膜下層や筋層の視認が困難な場合には，デンタルフロスクリップを用いたトラクションが有効であり[5]，剝離ラインを視認することで，ブラインド操作を減らすことができる（**図2**）．穿孔は起こさないことが重要であるが，線維化・潰瘍所見，出血に対する止血の際などに予期せぬ穿孔をきたしてしまう場合がある．

ESDによる穿孔は小穿孔であることが多く，クリップによる閉鎖，保存的治療が可能であり，その安全性に関しても報告されている[6]．また，切除途中で病変が残存する場合は，慌ててクリップをかけることでクリップが邪魔となりその後の剝離操作に難渋することがある．クリップをかけるのりしろが十分取れない場合は，速やかにのりしろを確保するために切開剝離を進め，クリップ閉鎖術を行う．

1）クリップ閉鎖について

クリップ閉鎖には，穿孔部をクリップ単独で完全に閉鎖するsimple closure（**図3**）とomental patchと呼ばれる方法がある[7]．omental patchは穿孔部が大きく，クリップ単独での縫縮が困

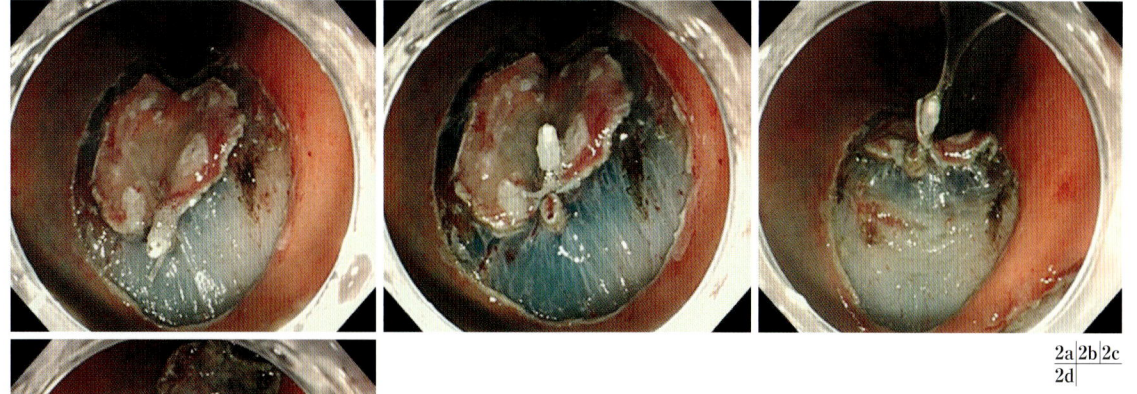

2a|2b|2c
2d

図2 デンタルフロスクリップを用いた牽引
a：クリップ装着直後，b：牽引をして局注後の視野，
c：約1/2剥離後の視野，d：約3/4剥離後の視野

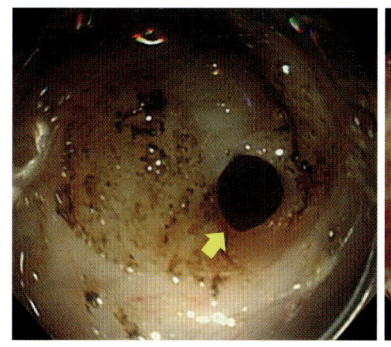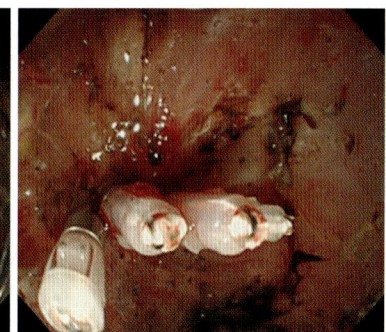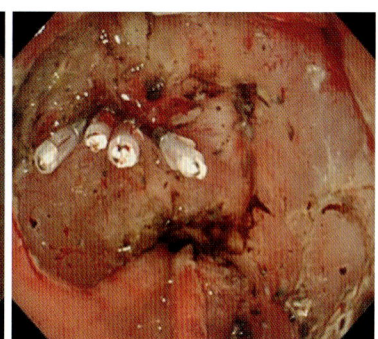

3a|3b|3c

図3 クリップを用いた simple closure
a：ESD 術中穿孔，b：クリップによる閉鎖後（近景），c：クリップによる閉鎖後（遠景）

難な場合に，大網や穿孔部周囲の脂肪組織を内腔に吸引し，穿孔部を縫縮する方法である．クリップをかける際は，クリップで筋層を裂いてしまわないように，脱気を用いて筋層のテンションを減らして縫縮を行うことがポイントである．クリップによる閉鎖が困難な大穿孔の場合，当院ではOTSC®（Over The Scope Clip）やPGA シートを用いた閉鎖法（**図4**）を試みており，有効であった症例を経験している[8]．それ

以外にも留置スネアを用いた縫合で潰瘍底を縫縮する方法も報告されている．

2）コンパートメント症候群について

閉鎖までの間に，腹腔内に多量の空気が漏れると腹部コンパートメント症候群をきたし，腹圧により呼吸や循環動態の低下を生じることがある．このような場合には速やかに腹腔穿刺を行い，脱気する．ESD は原則として生体内で吸収に優れていると報告のある CO_2 送気[9]で行う

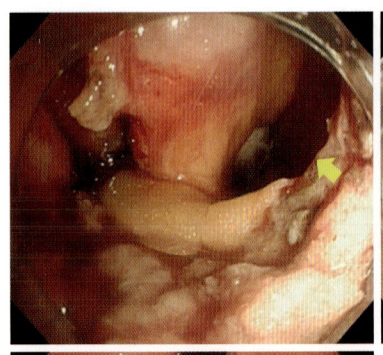
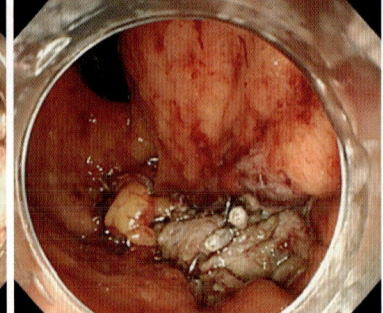
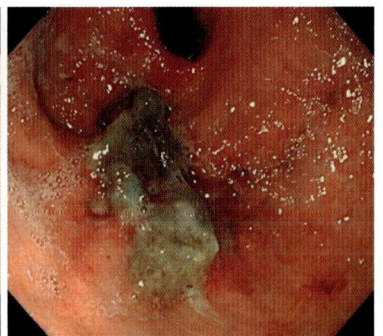
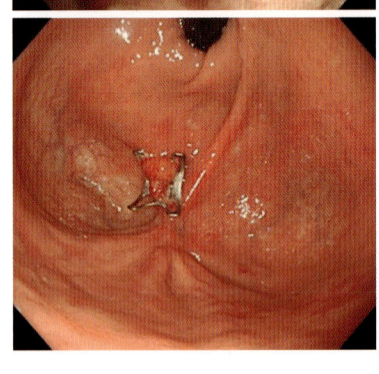

4a|4b|4c
4d

図4 OTSC®(Over The Scope Clip)や PGA シートを用いた閉鎖
a：ESD 術中巨大穿孔，b：OTSC 2 個による縫縮，
c：PGA シートとフィブリン糊を用いた被覆，d：ESD 4 カ月後の潰瘍底

べきであるが，通常送気であればすぐに CO_2 送気に切り替え，気腹の程度，バイタルサインにも気を配りながら処置を行うことが重要である．

3．術後管理

ESD 術中穿孔の縫縮後は経鼻胃管を挿入し，開放・適宜用手吸引して減圧をはかり，絶飲食で予防的抗菌薬(セフェム系)・プロトンポンプインヒビター(PPI)を投与する．翌々日に確認内視鏡を行い，穿孔部の閉鎖が不完全であればクリップ閉鎖を追加する．閉鎖を確認した場合は，飲水から再開としており，入院期間の延長は通常のクリニカルパスと比較しても数日程度である．いずれも大きな穿孔をきたした場合には，緊急で外科手術を行う可能性もあるため，外科医と連絡をとり，過不足のない治療選択を行うことが重要である．

> **この項のまとめ**
> ▶穿孔が発生した場合を想定し，対処法に関する十分な知識をもつことが重要である．

Ⅲ その他の偶発症の対策

頻度は低いが留意すべき偶発症として狭窄，肺炎，空気塞栓などが「胃癌に対する ESD/EMR ガイドライン」[10]で挙げられており，これらの偶発症においても常に念頭におく必要がある．

胃 ESD における狭窄はおもに噴門や幽門輪に切開ラインがかかる病変の場合に注意が必要である．狭窄発生率は，噴門にかかる病変の17%，幽門輪にかかる病変の 7%であり，リスク因子としては粘膜欠損が3/4 周以上もしくは長軸方向に 5 cm 以上であると報告されている[11]．術中の注意点としては腫瘍境界をしっかりと認識し，過度にマージンをとりすぎないこと，術後の対策としては，過去の報告[11]と同様に内視鏡的バルーン拡張術で対応している．食道 ESD の狭窄予防と同様，予防的にステロイドを用いることもあるが，胃におけるステロイドの効果についてはまだ議論の余地がある．

本邦における ESD は麻酔科医による挿管管理下で行われていることは少なく，多くは意識下鎮静法で施行されている．そのため，手技中の口腔内分泌物の誤嚥による肺炎をきたすこともある．予防策としては，こまめに口腔内吸引を行うことや左側臥位の体位を保つことが挙げられる．口腔内吸引を施行すると咳嗽反射を生じることがあり，高周波ナイフで通電をしているタイミングは避けてこまめに吸引を行うことがポイントである．また手技時間が長くなると，開始時の左側臥位から自然に仰臥位気味に体位がかわっている場合もあり，デバイスの交換時などに体位を再度調整することも重要である．手技の長時間化も肺炎のリスクとなるため，上記に述べた出血や穿孔などの合併症の予防・適切な対処により手技時間の短縮を心がける必要がある．

発生頻度は低いが空気塞栓の報告があり，一度生じてしまうと致命的になることがほとんどである．対策としては ESD 中の送気を CO_2 で行うことが挙げられる．

> **この項のまとめ**
> ▶ 頻度は低いが，狭窄，肺炎，空気塞栓などの報告があり，これらの偶発症においても念頭におく必要がある．

Ⅳ 胃 ESD における一般的な術後管理と退院後の対応

静岡がんセンターでは 4 泊 5 日のクリニカルパスを用いている．患者は ESD 当日の午前中に入院し，午後に ESD を行っている．ESD 後には PPI は静注で使用し，ESD 翌日には血液生化学所見，セカンドルック内視鏡検査，腹部 X 線検査と身体所見を確認し，飲水を開始とする．ESD 後 2 日目に身体所見を確認し，食事・内服を開始とし，その後，症状がなければ ESD 後 4 日目に退院としている．

退院後の患者指導内容として，2 週間以内は後出血のリスクが高いため，運動制限，禁酒，刺激の少ない食事内容や長時間の入浴を避けるように指導している．

おわりに

胃 ESD における偶発症の予防および対処法，術後の管理や退院後の指導について述べた．ESD を行ううえでは，偶発症に対する知識とその対応策を事前に勉強し，偶発症を想定しておくことが必要である．実際に偶発症をきたした場合は，患者の全身状態に注意しつつ，落ち着いて対処することが，さらなる偶発症をきたさないために重要であると考える．

文　献

1) Takizawa, K., Oda, I., Gotoda, T., et al. : Routine coagulation of visible vessels may prevent delayed bleeding after endoscopic submucosal dissection—an analysis of risk factors. Endoscopy　40 ; 179-183, 2008

2) Igarashi, K., Takizawa, K., Kakushima, N., et al. : Should antithrombotic therapy be stopped in patients undergoing gastric endoscopic submucosal dissection? Surg. Endosc.　2016 Aug 16. (Epub ahead of print)

3) 小田一郎，森　源喜，阿部清一郎，他：ガイドラインの考え方と日常臨床での用い方(3)偶発症，術後長期経過．臨牀消化器内科　30 ; 657-664, 2015

4) 小野裕之，野中　哲，上堂文也，他：十二指腸における非乳頭部腫瘍に対する EMR，ESD の現状と問題点．胃と腸　46 ; 1669-1677, 2011

5) Yoshida, M., Takizawa, K., Ono, H., et al. : Efficacy of endoscopic submucosal dissection with dental floss clip traction for gastric epithelial neoplasia : a pilot study（with video）. Surg. Endosc. 30 ; 3100-3106, 2016

6) Yoshida, N., Wakabayashi, N., Kanemasa, K., et al. : Endoscopic submucosal dissection for colorectal tumors : technical difficulties and rate

of perforation. Endoscopy 41 ; 758-761, 2009

7) Minami, S., Gotoda, T., Ono, H., et al. : Complete endoscopic closure of gastric perforation induced by endoscopic resection of early gastric cancer using endoclips can prevent surgery (with video). Gastrointest. Endosc. 63 ; 596-601, 2006

8) Ono, H., Takizawa, K., Kakushima, N., et al. : Application of polyglycolic acid sheets for delayed perforation after endoscopic submucosal dissection of early gastric cancer. Endoscopy 47 (Suppl. 1 UCTN) ; E18-E19, 2015

9) Nonaka, S., Saito, Y., Takisawa, H., et al. : Safety of carbon dioxide insufflation for upper gastrointestinal tract endoscopic treatment of patients under deep sedation. Surg. Endosc. 24 ; 1638-1645, 2010

10) 小野裕之, 八尾建史, 藤城光弘, 他:胃癌に対する ESD/EMR ガイドライン. Gastroenterol. Endosc. 56 ; 310-323, 2014

11) Coda, S., Oda, I., Gotoda, T., et al. : Risk factors for cardiac and pyloric stenosis after endoscopic submucosal dissection, and efficacy of endoscopic balloon dilation treatment. Endoscopy 41 ; 421-426, 2009

(岩井　朋洋, 滝沢　耕平, 角嶋　直美,
田中　雅樹, 川田　　登, 小野　裕之)

(臨牀消化器内科 Vol. 32 No. 4, 459-464, 2017　改訂)

③ 大　腸

Summary

　大腸 ESD の偶発症はその頻度こそ低いものの，重篤な経過となる危険性があり周術期管理は非常に重要である．偶発症が生じないよう安全な ESD を心がけることがもっとも肝要であるが，万が一の場合には迅速かつ適切な対応が要求される．後出血はデバイスや手技が向上したとしても少ないながら一定の割合で起こりうるという認識が必要である．退院後の対応も含めた丁寧なインフォームドコンセントが望まれる．大腸 ESD における術中穿孔に対しては，適切なクリッピングにてその後の手技継続，保存的な経過観察が可能なことも多い．周術期管理としては，きわめてまれながら遅発性穿孔のリスクも念頭におき，外科との連携も密にして症状増悪を認めた場合にはタイミングを逃さず緊急手術を考慮する．

Key words : 大腸 ESD，周術期管理，偶発症，遅発性穿孔，後出血

はじめに

　大腸病変に対する内視鏡的粘膜下層剝離術（endoscopic submucosal dissection；ESD）は近年多くの施設で施行されている．大腸 ESD において出血・穿孔などの偶発症は頻度こそ低いもののある一定の割合で起こりうると考えなければならない．大腸はその臓器の特性上，偶発症を生じてしまった場合に腹膜炎など重症化する危険性もあり，偶発症予防および周術期管理は重要な役割をもつと考えられる．

　本稿ではおもに偶発症に関し，大腸 ESD の周術期管理について概説したい．

出血の対策と周術期管理

　大腸 ESD における出血は術中出血と後出血に分類される．出血の定義に関してはヘモグロビンが2 g/dl以上低下した場合や輸血を要した場合などさまざまな提案があるが，明確な根拠をもとに定められたものはない．後出血は術後に顕性の血便がみられ，輸血またはなんらかの止血処置を要したものと定義され，多少便に血

127

表1 当院における大腸 ESD 短期成績

	1998〜2011 年	2012〜2016 年
ESD 切除病変数	766	789
切除径(mean, range [mm])	38.3(7〜150)	39.3(8〜152)
切除時間(mean±SD [min])	101±69	102±71
一括切除割合	90.1%	93.8%
治癒切除割合	86.8%	87.5%
術中穿孔割合	3.3%	2.2%
後出血割合	2.0%	1.7%
遅発性穿孔割合	0.13%	0.13%

いずれの時期においても，後出血は一定の割合で起こりうると考えられる．

液が混じる程度の少量の出血はこれに含まれない[1]〜[3]．また，後出血の発生頻度は 1.5〜2.8% と報告されている[1],[4]．

大腸 ESD において後出血はある一定の割合で起こりうるという認識のもとにインフォームドコンセントや周術期管理を考えていく必要がある．後述のように，ESD 後に確認の内視鏡検査を施行し，露出血管をはっきりと認めないような症例であっても後出血は起こりうる．常に，万が一，後出血が生じた場合どのような症状が生じるか，退院後に症状を認めた場合患者本人がまずどのような対応をすべきかを，退院後の生活上の注意点も含め，慎重なインフォームドコンセントを行うことも周術期管理の一環として重要であると考える．

1. 当院における大腸 ESD の成績とクリップ縫縮法の報告

当院(国立がん研究センター中央病院内視鏡科)では 1998 年に大腸 ESD を開始してから，止血デバイスを含めさまざまなデバイスを導入し，それに伴い治療手技も標準化を進めていった．2012 年より現行で用いられているすべての

デバイスが導入され，手技の院内標準化も完了した．この時期の前後で後出血の頻度を見てみると，大腸 ESD を開始してから 2011 年までは 2.0%，2012 年以降で 1.7% であり，既報と同等の成績であった(**表1**)．デバイスが充実し治療ストラテジーが標準化された後半期で，穿孔の発生率は 3.3% から 2.2% と低下している一方で，後出血については頻度にそこまでの差はなく，一定の頻度で起こりうる偶発症であるという認識が必要と思われる．

近年われわれは大腸 ESD 後の粘膜欠損に対するクリップ縫縮法を考案し報告している[5]．ESD 後の粘膜欠損部をクリッピングするときに，欠損部の辺縁粘膜に小切開を加え，これを起点としてクリップ把持を行う方法である．この方法を用いることでクリップ把持が容易となりよりスムースな縫縮が可能となる(**図1**)．当院では抗凝固薬内服症例や，手技中に筋層が薄いと認識された症例などに対して本法を用い創の縫縮を行っている．しかしながら現時点では後出血予防としてのエビデンスが確立されているわけではない．

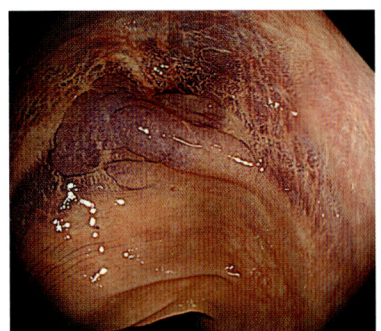
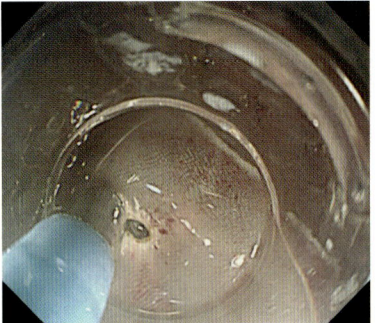
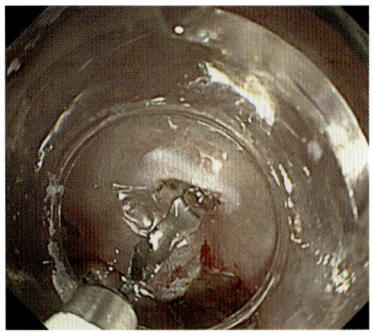

1a|1b|1c
|1d

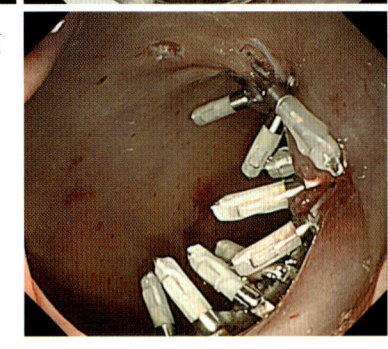

図1　大腸 ESD 後の創縫縮の例

a, b：ESD にて一括切除後，辺縁にナイフでアンカーとなる
　　　小切開を加える．
c, d：クリップが滑ることなく縫縮が可能となった．

表2　大腸 ESD における偶発症対策

	出血・後出血	穿孔・遅発性穿孔
術前	・出血リスクの適切な評価 ・抗血栓薬内服の適切なマネジメント	・十分な前処置 ・病変の洗浄 ・穿孔リスクの評価 ・CO_2送気システム
術中	・PGA シートおよびフィブリン糊による潰瘍底被覆 ・ループデバイスを用いた閉創	・クリップ・ループデバイスによる閉創 ・腸管液吸引，体位変換による便汁漏出予防
術後	・術後・退院後の指導，説明 ・緊急内視鏡による対応	・丁寧な身体所見の評価 ・ドレナージチューブによる減圧処置 ・外科との綿密な連携

2．周術期における偶発症への対応

　術前・術中・術後における偶発症の対応について**表2**にまとめた．そのほかにも，PGA（ポリグリコール酸）シートおよびフィブリン糊を用いて大腸 ESD 創を被覆する方法や[6]，開閉可能なクリップを用いて周辺粘膜を把持し，牽引しながら大きな創を閉創クリッピングする方法[7]が報告されている．PGA シート被覆に関し

ては，胃 ESD では後出血を減少させるとの報告があるが[8]，大腸においてはまだまとまった報告はない．また海外の報告ではあるが，大腸を含めた消化管の内視鏡治療後にゲル状のペプチドを散布することにより後出血のリスクを減少させる可能性を示唆する報告もあり[9]，より簡便な方法も模索されている．

3．周術期における抗血栓薬服用者への対応

1）術　前

　術前の抗血栓薬服用者への対応も重要である．大腸 ESD は「抗血栓薬服用者に対する消化器内視鏡診療ガイドライン」[10]において高出血危険度群に分類される．よってアスピリンとアスピリン以外の抗血小板薬「併用」の場合には，抗血小板薬休薬となるまでの内視鏡の延期が好ましい，とされており，内視鏡延期が困難な場合にはアスピリンまたはシロスタゾールの単独投与とするとされている．休薬期間はチエノピリジン誘導体が5〜7日間，チエノピリジン誘導体以外の抗血小板薬が1日を原則として個々の状態に応じて適時変更する．そのほかの薬剤・置換・3剤以上の併用に関しても記載されており，各々ガイドランを参照されたい．

2）術　後

　術後の抗血栓薬服用者に対する対応としては，「抗血栓薬休薬後の服薬開始は内視鏡的に止血が確認できた時点からとする」とされている[10]が，「大腸 ESD/EMR ガイドライン」においては，深部結腸では内視鏡挿入に際し前処置が必要となることから，臨床的に血便がないことの確認で代用可能であろうとしている[1]．いずれの場合においても，出血リスクおよび抗血栓薬内服中止に伴うリスクベネフィットについて，事前に丁寧な説明が必要である．

4．退院後の対応

　退院後の患者指導については，運動の制限，禁酒について具体的に指導する．また，後出血があった場合に予想される症状である，下血や貧血様症状について具体的に説明する．下血を繰り返す場合には，夜間であっても病院へ連絡するように説明し，緊急内視鏡検査が必要な場合もあることを説明する．大腸 ESD 後の下血ではショック状態となることはまれであり，絶

食・安静にて対応可能なことも多く，緊急内視鏡検査の必要性に関しては議論もある．また内視鏡検査もバイタルサインが安定している場合，PEG による前処置後に施行したほうが，出血点の確認も容易である．冷や汗・血圧低下など pre-shock 状態が予想される場合は救急搬送が時に必要となり，前処置なしに内視鏡が必要となる．

【症例1】70歳代，男性

　直腸に病変を認め当科紹介となった．下部直腸に 40 mm 大の 0-Is+IIa(LST-G, nodular mixed type)病変を認め内視鏡治療の適応と考えられた．ESD を施行し，術中比較的太い血管を認め，十分に露出させた後予防焼灼を施行．偶発症なく ESD を終了した．とくに太い血管を認めたため，退院直前に内視鏡下に創の確認を行ったところ，明らかな露出血管やコアグラの付着は認めなかった．しかし退院当日に下血を認め緊急受診．下部消化管内視鏡検査にて出血を認めた．クリッピングにて止血し，数日後には退院となった(**図2**)．その後問題なく経過している．後出血の可能性を説明し，出血した場合にはどのような症状があるか，緊急連絡先や，緊急内視鏡の可能性についても丁寧に説明しておくことが重要と再認識させられた1例である．

この項のまとめ
- ▶大腸 ESD の後出血はある一定の割合で起こりうる．
- ▶抗血栓薬服用者は出血および抗血栓薬服用中止に伴う危険性について，術前に丁寧な説明が必要である．
- ▶後出血があった場合に予想される症状やその際の対応など，退院後の注意点を含めた慎重なインフォームドコンセントを行う．

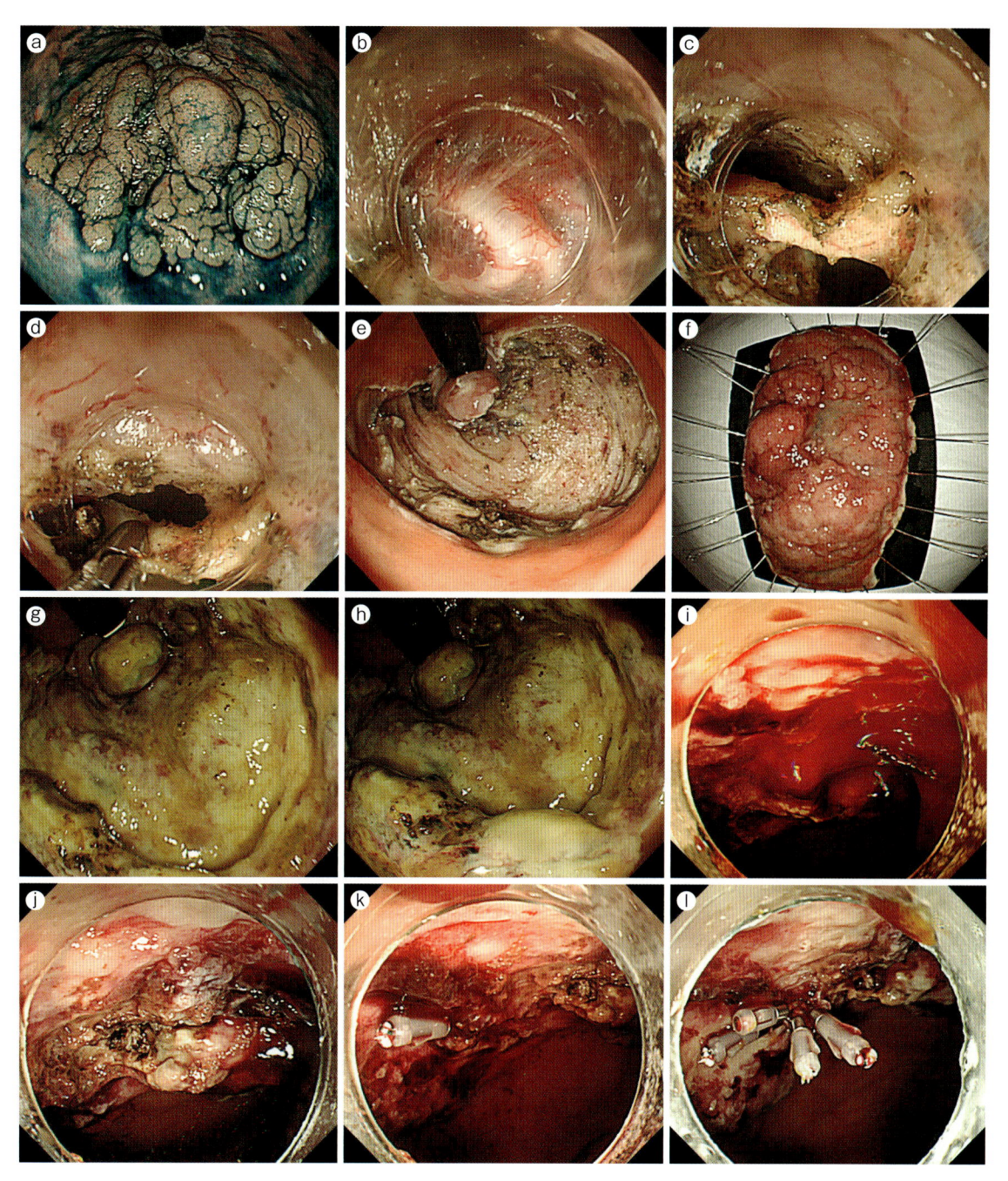

図2　症例1：大腸 ESD　後出血の1例

　直腸 Rb の LST-G(mixed type)病変(a)．比較的太い血管を認め(b〜d)，予防焼灼にて術中出血なく一括切除にて ESD を終了した(e，f)．退院前に内視鏡にて ESD 後潰瘍を確認．露出血管などは認めず(g，h)．しかしながら退院当日に下血を認め，緊急内視鏡となった(i)．クリッピングおよび止血鉗子による焼灼にて止血(j〜l)．翌々日に問題なく退院となった．

Ⅱ 穿孔の対策と周術期管理

穿孔は術中穿孔と遅発性穿孔に区別され，内視鏡治療に伴うもっとも重大な偶発症の一つである．術中穿孔は手技中に認識され，基本的に小さな穿孔が多く，クリップ縫縮など，適切な処置を行えば多くの場合保存的な対応が可能と考えられる[11]．一方で遅発性穿孔は症状・身体所見から推測する必要があり，発生が確認された時点で腹膜炎を生じていることが多いため，内視鏡的処置の適応とならないことがほとんどである．このため，保存的な対応が困難であるかの判断と外科手術の判断は的確に行われる必要がある．

1．穿孔の定義

術中穿孔は全層性の組織欠損により体腔と自由な交通がある状態であり，X線検査上でのfree air の存在は問わない，と定義される[1]．大腸 ESD における穿孔の頻度は文献的には1.4〜10.4％と報告されている[11]〜[14]．

2．術中穿孔の対策

ESD において穿孔などの偶発症に対しては予防が基本的な原則である．しかし術中に穿孔が起こってしまった場合，その場の対応および周術期管理が重要となってくる．

便汁の漏出は腹膜炎を惹起するため，術前の準備としては，腸管前処置を徹底することが必要である．さらに，術中には適切な体位変換にて腸管液漏出を予防，腸管液を可能なかぎり吸引する．クリップにて穿孔部を縫縮する場合は，必要に応じて最低限の剝離を追加することで良好な視野にて適切な処置が可能となる．穿孔周辺部の剝離が不十分な場合，適切なクリッピングができず ESD の完遂が困難となる場合もある．穿孔部からの送気漏出により気腹状態が生じるため，吸収性の CO_2 送気システムは必須と考えられる[15]．

3．大腸 ESD における一般的な周術期管理

大腸 ESD では施設と患者側の条件が合えば入院で行うことが望ましい[1]．入院期間については推奨されるガイドラインはないが，当院では4泊5日のクリニカルパスを用いている[16]．患者は前日に入院し，ESD は午前中からスタートするため，2日法の split dose で前処置を開始する．当日前処置を病棟スタッフが確認した後，大腸 ESD 施行となる．ESD 後1日目は血液生化学所見と身体所見を確認し飲水開始，ESD 後2日目に食事(全粥)を開始し，症状がなければ ESD 後3日目の退院となる．

大腸 ESD 開始当初は抗菌薬の予防的投与を試みていたが，近年はルーチンでの抗菌薬使用はしていない．大腸内視鏡治療に対する抗菌薬の予防的投与については Muro らによるケースコントロールスタディや Zhang らによる単施設の RCT(randmized controlled trial)がある．Muro らの報告では，大腸 ESD 後に抗菌薬の予防的投与の有無にかかわらず感染割合に有意差はなかったとしている[17]．Zhang らの報告では，大腸の endoscopic mucosal resection (EMR)/ESD において，抗菌薬の予防的投与群では下痢・腹痛・発熱などの症状が有意に少なかったとしており[18]，いずれにしても大腸 ESD に対する抗菌薬の予防的投与を支持するエビデンスは乏しいのが現状と考えられる．

退院後の患者指導内容として，運動制限，禁酒，刺激が少ない低残渣食について指導する．また万が一の場合緊急受診できるよう，旅行・出張についても制限することを検討する．腹膜炎が増悪した場合にどのような症状が予想されるか説明し，発熱や腹痛などの症状が重要であることを説明する．

4．穿孔後の周術期管理

穿孔後の周術期管理においては，絶飲食と補液にて腸管安静をはかり，抗菌薬を投与する．前処置が十分であったか，腸管残渣の有無，残渣・腸管液の吸引の可否，のような情報も重要であり，予想される重症度に応じて絶飲・絶食の期間を検討する．その際，腹部所見など身体所見はたいへん重要な位置を占めると考えられる．

穿孔症例における ESD 術後 1 日目の血液生化学所見について，われわれの施設では WBC 中央値 9,400/μl（range 5,100〜20,900），CRP 中央値 1.3 mg/dl（range 0.1〜6.88）であった．一方，非穿孔症例では WBC 中央値 6,700/μl（range 3,400〜17,900），CRP 中央値 0.37 mg/dl（range 0.02〜7.95）と，穿孔症例に比べれば有意に低いものの，実臨床上では焼灼などの影響にて上昇を認めることがあるため，経過の把握には腹部所見，発熱などの身体所見をあわせて慎重に観察することが望まれる[2),11),13)]．

また，当院では直腸〜S状結腸部の穿孔例のクリップ縫縮後，外科の直腸癌手術の縫合不全予防に使用されているドレナージチューブによる減圧を数例試みた．プリーツドレーンチューブを短くカットし，チューブ先端はRb/Raに置き先端が潰瘍底に接触しないようにする．1針肛門皮膚に縫合し症状および経過を見ながら数日後抜針・ドレナージ抜去とする．

【症例2】50 歳代，男性

直腸RS部に位置する 40 mm 大の 0-Ⅰs+Ⅱa 病変（LST-G, nodular mixed type）に対して大腸 ESD 施行．術中に小穿孔を生じた．穿孔部に最小限の剥離を追加し視野を確保した後，内視鏡的クリップにて穿孔部を縫縮した．バイタルサインなどを確認し状態は落ち着いていたため ESD 手技を継続し，一括切除にて手技を終了した（図3）．術後はセフェム系抗菌薬を投与．WBC，CRP の軽度上昇と軽度の発熱を認めたため絶食期間を 1 日延長．食事開始後，発熱が改善傾向であることを確認し退院となった．全体

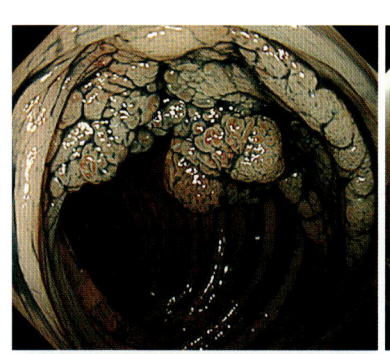
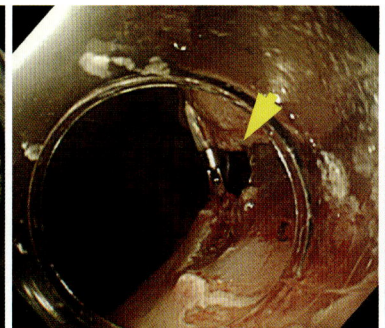
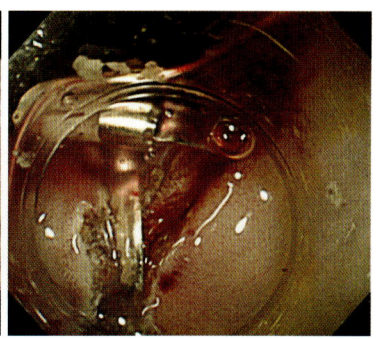
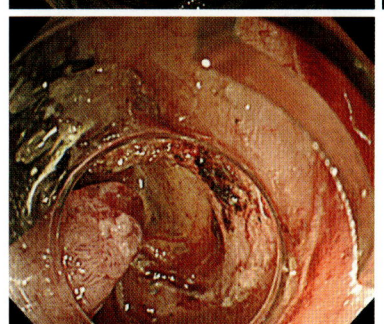

3a 3b 3c
3d

図3　症例2：術中穿孔の1例

a：LST-G

b：黄色矢印部に小さな穿孔を認める．

c：クリップにて創を縫縮．

d：剥離を継続することが可能であった．

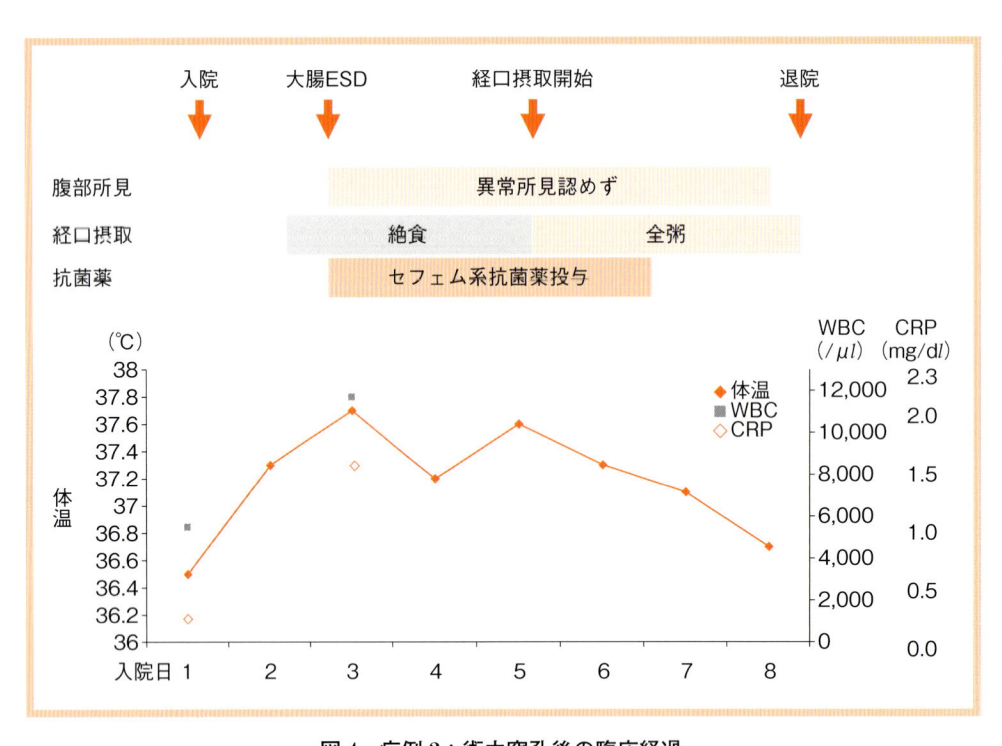

図4　症例2：術中穿孔後の臨床経過
食事開始後，発熱は改善してきたため抗菌薬を中止し，退院となった．

で3日間入院を延長し保存的にマネジメントが可能であった（**図4**）．

5．遅発性穿孔の対策

遅発性穿孔は多くの場合発熱・急激な腹痛を伴い，臨床上，限局性または汎発性腹膜炎の症状を呈する．その頻度は0.4％と報告されている[4]．遅発性穿孔時にはすでに経口摂取を開始している場合もあり，腸管液や残渣漏出予防のために内視鏡処置を行うことも難しく，汎発性腹膜炎を生じやすい．前述のように慎重にデータ・身体所見を確認し，緊急手術を念頭におき外科との連携を密にして経過を観察する．発熱や腹痛，バイタルサインなど状態の悪化を認める場合は，躊躇せずに外科手術に踏み切る判断もきわめて重要である．

【症例3】50歳代，女性

盲腸に位置する40 mm大の0-Ⅱa（LST-G, homogeneous type）に対して大腸ESDを施行した．術中ピンホール状の筋膜損傷を認めクリッピングにて閉創．一括切除にて手技を終了した．術後，抗菌薬の予防的投与，および絶飲食にて慎重に経過を観察．術後第1日 AM 8時の血液生化学所見はWBC 12,100/μl，CRP 2.67 mg/dl，体温は37.4℃，腹部は軽度の圧痛を認めた．同日，AM 11時頃，急激な腹痛を訴えたが一時的に軽快．AM 12時に腹部CT検査を施行したところ，盲腸周囲にわずかなfree airと体液貯留を認めるのみで，術中穿通による変化として矛盾はなかった．しかし13時頃に再び激痛を訴え，強い反跳痛と筋性防御も認めた．緊急下部消化管内視鏡検査を施行したところ盲腸に筋層欠損を認め，腹膜炎の所見も考慮し緊急手術を選択した（**図5**）．経過観察するうえで腹部所見を詳細

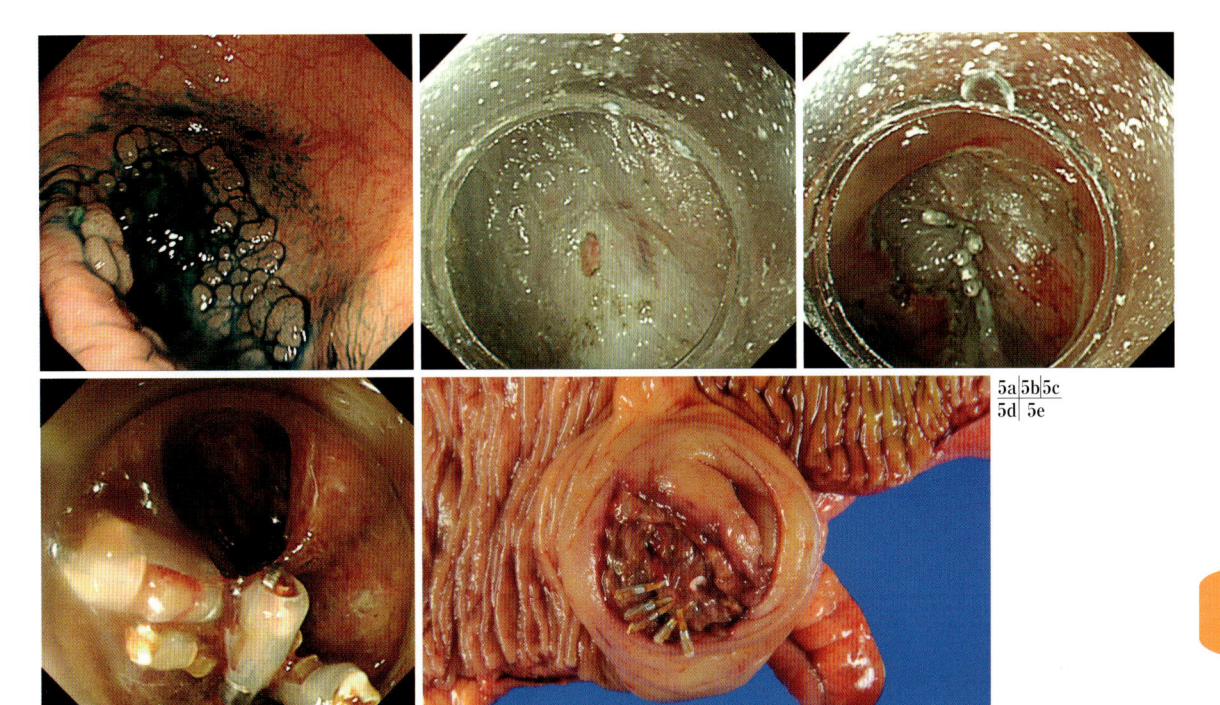

5a 5b 5c
5d 5e

図5 症例3：遅発性穿孔の1例
a：盲腸のLST-G，b：小さな穿孔を認める．c：クリップにて縫縮した．
d：翌日内視鏡にて遅発性穿孔が確認された．e：緊急手術時のマクロ標本

に観察することの重要性を再認識させられた．

本症例では緊急内視鏡検査の施行について意見の分かれるところである．明らかな穿孔がなければpost-polypectomy syndromeに準じ抗菌薬投与で治癒する可能性もあり，また遅発性穿孔であってもより早期の段階であれば内視鏡的クリッピングで対応可能な場合もある．

> **この項のまとめ**
> ▶穿孔に関するリスク管理のために，術前に十分な前処置とデバイスの準備を行うことも重要である．
> ▶穿孔後の経過の把握には腹部所見，発熱などの身体所見がとくに重要である．
> ▶遅発性穿孔時は内視鏡処置が困難な場合も多く，緊急手術を念頭に外科との連携を密にする．

 その他の偶発症対策

1．post-polypectomy syndrome

post-polypectomy syndromeはEMRやESDを施行した際の，電気凝固による穿孔を伴わない腹膜の炎症である．大腸ESD後のpost-polypectomy syndromeはEMRに比べ比較的高い頻度（9.5〜40.2％）で生じるとする報告もある[19),20)]．一般的に多くの患者で保存的治療が可能である．しかしながら，遅発性穿孔に進展する可能性を考慮し，絶食期間の延長など慎重な対応をとることが重要であり，抗菌薬の投与も検討する[21)]．

2．フルニエ症候群

フルニエ壊疽は会陰に発症する感染性の壊死であり，好気性と嫌気性菌の混合感染によると

いわれている．欧米での発症頻度は10万人対0.3人とされ，非常にまれな疾患である．幸いにして内視鏡切除後の発症の報告はない．しかしながら万が一発症した場合敗血症や播種性血管内凝固症候群（DIC）となることも多く，死亡率は20〜40％といわれている[1]．早期発見し，初期から広範な外科デブリドメントと積極的な広域抗菌薬投与を行うことが重要と考えられているが大規模な検討はなく，進行直腸癌による外科手術の症例報告が散見される程度である[22]．

この項のまとめ
▶ 大腸 ESD では，穿孔や出血のほかにまれな偶発症にも注意する．

外科医との連携

大腸 ESD における術中穿孔では，クリッピングによる閉創が可能であれば保存的に治療が可能であり，腹部症状も数日以内のことが多い．しかしながら腹痛や，汎発性腹膜炎兆候がみられるなど症状悪化の際は早急に外科的処置に移行すべく，外科医と綿密に連携をとる必要があると考えられる[11),23)]．

偶発症リスクの高い症例に対して ESD を施行する場合，適宜，外科医への連絡・コンサルトを適切に行い，場合によっては外科医にも回診・身体所見の確認を依頼する．当院では毎週，外科・内視鏡科の術前カンファレンスを行っており，ESD 施行後偶発症のリスクが考えられる症例は事前に外科とディスカッションされる．事前に情報共有をすることで，偶発症発生時のより迅速な対応を心がけている．

この項のまとめ
▶ 偶発症リスクの高い症例の場合を含めて ESD 施行前から外科と情報共有をする．

おわりに

大腸 ESD における偶発症と対策について，おもに術中の穿孔・出血のマネジメントについて解説した．大腸 ESD は低侵襲治療としてのメリットは大きいが，偶発症を発症した場合には腹膜炎やショック状態などの危険性もあり，周術期管理はきわめて重要な側面をもつ．本稿が大腸 ESD に対する適切なマネジメントの一助となれば幸いである．

文　献

1) 田中信治，樫田博史，斎藤　豊，他：大腸 ESD/EMR ガイドライン．Gastroenterol. Endosc. 56；1598-1617，2014

2) Saito, Y., Uraoka, T., Yamaguchi, Y., et al.：A prospective, multicenter study of 1111 colorectal endoscopic submucosal dissections (with video). Gastrointest. Endosc. 72；1217-1225, 2010

3) Saito, Y., Kawano, H., Takeuchi, Y., et al.：Current status of colorectal endoscopic submucosal dissection in Japan and other Asian countries：progressing towards technical standardization. Dig. Endosc. 24(Suppl. 1)；67-72, 2012

4) 中島　健，斎藤　豊，田中信治，他：大腸癌研究会プロジェクト研究の結果報告―「内視鏡摘除手技の標準化」における「最大20 mm 以上の大腸腫瘍に対する各種内視鏡切除手技の局所根治・偶発症に関する多施設共同研究（前向きアンケート調査）：20 mm 超大腸ポリープコホート」．胃と腸 48；197-204，2013

5) Otake, Y., Saito, Y., Sakamoto, T., et al.：New closure technique for large mucosal defects after endoscopic submucosal dissection of colorectal tumors (with video). Gastrointest. Endosc. 75；663-667, 2012

6) Tsuji, Y., Ohata, K., Gunji, T., et al.：Endoscopic tissue shielding method with polyglycolic acid sheets and fibrin glue to cover wounds after colorectal endoscopic submucosal dissection (with video). Gastrointest. Endosc. 79；151-155, 2014

7) Akimoto, T., Goto, O., Sasaki, M., et al.:"Hold-and-drag"closure technique using repositionable clips for large mucosal defects after colonic endoscopic submucosal dissection. Endosc. Int. Open　4；E1068-E1072, 2016

8) Tsuji, Y., Fujishiro, M., Kodashima, S., et al.: Polyglycolic acid sheets and fibrin glue decrease the risk of bleeding after endoscopic submucosal dissection of gastric neoplasms（with video）. Gastrointest. Endosc.　81；906-912, 2015

9) Pioche, M., Camus, M., Rivory, J., et al.: A self-assembling matrix-forming gel can be easily and safely applied to prevent delayed bleeding after endoscopic resections. Endosc. Int. Open　4； E415-E419, 2016

10) 藤本一眞, 藤城光弘, 加藤元嗣, 他：抗血栓薬服用者に対する消化器内視鏡診療ガイドライン. Gastroenterol. Endosc.　54；2073-2102, 2012

11) Takamaru, H., Saito, Y., Yamada, M., et al.:Clinical impact of endoscopic clip closure of perforations during endoscopic submucosal dissection for colorectal tumors. Gastrointest. Endosc. 84；494-502. e491, 2016

12) Saito, Y., Fukuzawa, M., Matsuda, T., et al.: Clinical outcome of endoscopic submucosal dissection versus endoscopic mucosal resection of large colorectal tumors as determined by curative resection. Surgical Endoscopy　24；343-352, 2010

13) Taku, K., Sano, Y., Fu, K. I., et al.:Iatrogenic perforation associated with therapeutic colonoscopy：a multicenter study in Japan. J. Gastroenterol. Hepatol.　22；1409-1414, 2007

14) Tamegai, Y., Saito, Y., Masaki, N., et al.: Endoscopic submucosal dissection：a safe technique for colorectal tumors. Endoscopy　39；418-422, 2007

15) Kikuchi, T., Fu, K. I., Saito, Y., et al.: Transcutaneous monitoring of partial pressure of carbon dioxide during endoscopic submucosal dissection of early colorectal neoplasia with carbon dioxide insufflation：a prospective study. Surg. Endosc. 24；2231-2235, 2010

16) Aoki, T., Nakajima, T., Saito, Y., et al.: Assessment of the validity of the clinical pathway for colon endoscopic submucosal dissection. World J. Gastroenterol. WJG　18；3721-3726, 2012

17) Muro, T., Higuchi, N., Imamura, M., et al.: Postoperative infection of endoscopic submucosal dissection of early colorectal neoplasms：a case-controlled study using a Japanese database. J. Clin. Pharm. Ther.　2015〔Epub ahead of print〕

18) Zhang, Q. S., Han, B., Xu, J. H., et al.: Antimicrobial prophylaxis in patients with colorectal lesions undergoing endoscopic resection. World J. Gastroenterol. WJG　21；4715-4721, 2015

19) Yamashina, T., Takeuchi, Y., Uedo, N., et al.: Features of electrocoagulation syndrome after endoscopic submucosal dissection for colorectal neoplasm. J. Gastroenterol. Hepatol.　31；615-620, 2016

20) Jung, D., Youn, Y. H., Jahng, J., et al.: Risk of electrocoagulation syndrome after endoscopic submucosal dissection in the colon and rectum. Endoscopy　45；714-717, 2013

21) Waye, J. D., Lewis, B. S. and Yessayan, S.: Colonoscopy：a prospective report of complications. J. Clin. Gastroenterol.　15；347-351, 1992

22) Ossibi, P. E., Souiki, T., Ibn Majdoub, K., et al.: Fournier gangrene：rare complication of rectal cancer. Pan Afr. Med. J.　20；288, 2015

23) Fujishiro, M., Yahagi, N., Kakushima, N., et al.: Successful nonsurgical management of perforation complicating endoscopic submucosal dissection of gastrointestinal epithelial neoplasms. Endoscopy　38；1001-1006, 2006

（高丸　博之，斎藤　　豊，山田　真善，
坂本　　琢，中島　　健，松田　尚久）

（臨牀消化器内科 Vol. 32 No. 4,　491-500,　2017　改訂）

第7章 フォローアップ

1 食 道

Summary

　食道癌の ESD 後症例にはフォローアップが必要である．病理診断結果により水平断端陽性や分割切除であった際は局所再発のリスクがある．壁深達度が MM より深いときは追加治療の有無によらず転移再発のリスクがあるためサーベイランスが必要である．それらのリスクがなくても食道癌 ESD 後症例には同時性，異時性に食道内多発癌が高頻度に発生する．食道粘膜のヨード不染帯の程度でそのリスクが分類され，とくに多発のヨード不染帯を有する症例は食道内多発癌が多い．禁酒でその発生が減ることも示されており，禁酒指導は重要である．また頭頸部癌，胃癌など他臓器重複癌の頻度も高く注意する．これらのリスクを勘案してフォローアップの方法を決める．

Key words : ヨード多発不染，食道内多発癌，他臓器重複癌，食道癌 ESD

はじめに

　食道癌の内視鏡的粘膜下層剥離術（endoscopic submucosal dissection；ESD）が無事に終われば多くの責任を果たしたことになるが，その後の経過観察も重要である．なぜなら ESD 後の病理結果によっては局所再発や転移再発が発生しうるし，食道癌の内視鏡的切除後には食道の他の部位に同時性，異時性の食道内多発癌を認めることが多くある．また field cancerization[1] という言葉で有名な頭頸部癌をはじめとした他臓器重複癌も多くみられる．食道癌のフォローアップではそれぞれのリスクを考慮する必要がある．この項では食道癌として頻度の高い扁平上皮癌について記載する．

ESD 後の病理診断結果とその再発リスク

1．病理診断結果の見方

　病理診断結果では壁深達度と脈管侵襲，水平垂直断端を確認して十分な切除になっているかどうかを確認する．それにより，追加切除が必要か，何に注意してフォローアップをするべきかがわかってくる．

　壁深達度が EP/LPM であれば，再発のリス

クは低いと考えられるが，同時性，異時性の食道内多発癌のリスクはあるので留意する．壁深達度がMM/SM1/SM2であった際は脈管侵襲の有無を確認し，追加治療について考慮する．垂直断端が陽性であった際も追加治療について考慮する．追加治療をしないときにも一定の転移再発のリスクがあるため，転移再発のためのサーベイランスが必要である．

水平断端陽性であった場合，もしくは内視鏡的切除が分割切除であった場合は局所再発の危険があり，この場合は治療部位局所の経過観察が必要となる．

2．病理壁深達度別の追加治療の選択

壁深達度がEP/LPMであった内視鏡的切除例のリンパ節または遠隔転移のリスクは0〜0.36％との報告がある[2),3)]が，これらの転移再発のリスクは非常に低いため，多くの場合は内視鏡だけでの経過観察がされる．

壁深達度がMMの内視鏡治療例での転移の

リスクは0〜4.2％と報告されており[2)〜4)]，MMの手術例で認めたリンパ節転移率8〜27％より低いことが報告されている[2),5),6)]．切除標本の取り扱いにおいて，切り出し幅が内視鏡治療例では2 mmごとであるのに対して手術例では5 mmごとであることで違いが生じていると考えられる．手術例では5 mmの間にある微小な最深部や脈管侵襲が見逃されている可能性がある．外科切除例の検討ではリンパ節転移率が高かったことからMMは内視鏡的切除の相対的適応とされていたが，内視鏡治療例での転移リスクがそれほど高くないことが徐々に明らかになってきており，脈管侵襲がない場合は追加治療をせずに経過観察している施設が多くなっている．ただし，脈管侵襲があるとリンパ節転移率が大きく上がると報告されており[5)]，「食道癌診療ガイドライン2017年版」でも脈管侵襲陽性例では追加治療が推奨されている（**図1**）[7)]．その際は手術または化学放射線療法が勧められる．

内視鏡的切除後にSM癌であった症例は「食

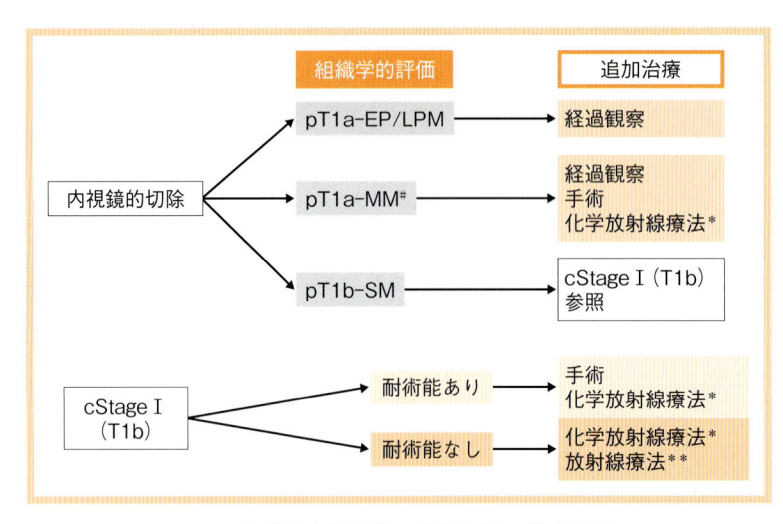

図1　食道癌内視鏡的切除施行例の治療方針

＊：シスプラチン70 mg/m：day 1, 29，5FU 700 mg/m：day 1〜4，29〜32，放射線療法40〜60 Gy，＊＊：放射線療法60〜66 Gy
＃：脈管侵襲があった場合は，手術または化学放射線療法などの追加治療を考慮する．
〔食道癌診療ガイドライン2017年版[7)]．p.16より引用・改変〕

道癌診療ガイドライン 2017 年版」によると耐術能があるかどうかによって追加治療を検討する（図 1）[7]．追加治療は耐術能があれば手術または化学放射線療法，なければ化学放射線療法または放射線療法とされている．ただし食道癌は高齢者に多い癌で他臓器癌の既往や併存を高頻度に認めるため，追加治療については患者の状態と転移リスクとを勘案して治療方針を決める必要がある．

内視鏡的切除と追加化学放射線療法の治療成績は良好とされるが[8]，従来の報告は少数例の検討にとどまる．内視鏡的切除後の病理評価が MM，脈管侵襲あり，SM1-2 であった症例に対する追加の化学放射線療法の有効性について，JCOG0508「粘膜下層浸潤臨床病期 I 期（T1N0M0）食道癌に対する内視鏡的粘膜切除術（EMR）と化学放射線併用治療の有効性に関する非ランダム化検証的試験計画書」において多数例の多施設前向き試験で検討されており，最終結果の論文化が待たれる[7,9]．内視鏡的切除後の追加外科切除については従来の手術と遜色ないと報告されている[10]．

> **この項のまとめ**
> ▶ 内視鏡的切除後の病理壁深達度が MM 以深であった場合は追加治療を考慮する．

食道内多発癌の頻度

日本で行われた多施設前向き試験 JEC study（Japan Esophageal Cohort study）では 330 症例の食道癌 EMR 後症例を登録し，3 カ月後，半年後，以後半年ごとの上部内視鏡，1 年ごとの耳鼻科診察を行い，食道内多発癌と頭頸部癌の発生頻度を検討している[11]．食道癌の精査時，治療時のヨード染色画像から**図 2** のようにヨード不染帯の程度を A/B/C の 3 群に分けてそのグループごとに検討すると，2 年累積発生率は食道内多発癌で A 群 4 %，B 群 9.4 %，C 群 24.7 % と順に高く，頭頸部癌でも同様に A 群 0 %，B 群 1.7 %，C 群 8.6 % と順に高くなり，いずれも C 群が，A，B 群と比べて有意に高かった．また食道内多発癌の発生総数は A 群 2.8/100 人年，B 群 4.7/100 人年，C 群 18.9/100 人年，頭頸部癌の発生総数は A 群 0/100 人年，B 群 1.0/100 人年，C 群 5.8/100 人年であった．食道内多発

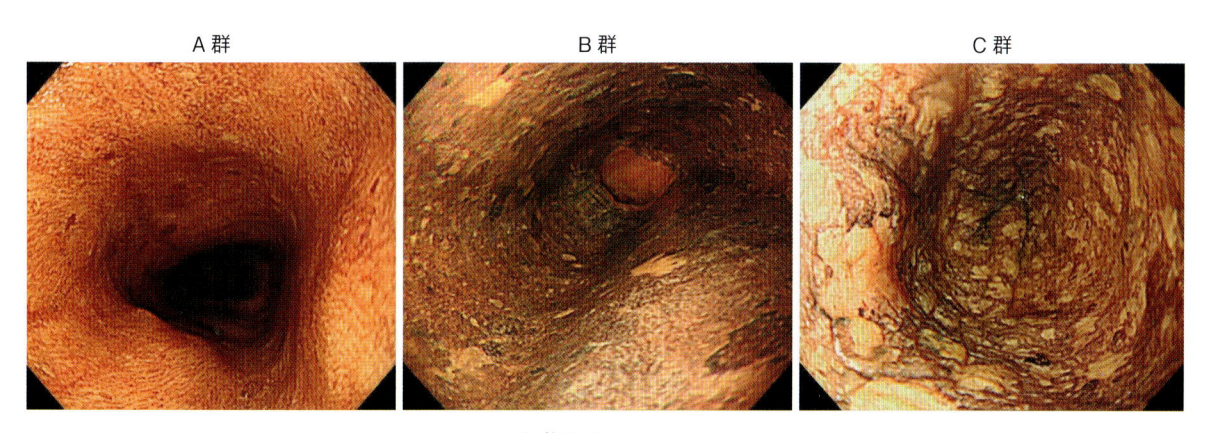

| A 群 | B 群 | C 群 |

図2　JEC study における食道粘膜のヨード不染帯の程度に基づく分類
A 群：明らかなヨード不染帯なし．
B 群：A 群にも C 群にも属さないもの．
C 群：背景食道粘膜のヨード不染帯の程度をもっともよく反映する画面において
　　　ヨード不染帯が 10 個以上存在するもの．

癌・頭頸部癌を合わせると全体でも 11.5/100 人年の病変が見つかっている．これは胃癌 ESD 後の同時性，異時性多発癌の発生が年率 3.5% であること[12] などと比べると非常に多いことがわかる．

またこの試験では半年ごとにアルコールと喫煙について量と頻度を問診して禁酒・禁煙指導を行っているが，その指導によりアルコールをやめられた禁酒群はアルコールがやめられなかった飲酒群と比べ有意に食道内多発癌が抑えられ，そのハザード比は 0.47 であった．とくに C 群では禁酒群での癌発生抑制効果が大きく，ハザード比は 0.23 であった．つまり禁酒により食道内多発癌の発生は半減し，とくに C 群では 1/4 になった．これらの結果より ESD 後の禁酒指導は非常に重要であるとわかる．この試験では禁煙による食道内多発癌の抑制効果は認められなかった．

> **この項のまとめ**
> ▶ ヨード多発不染が高度な症例は食道内多発癌，頭頸部癌が多く発生する．また禁酒指導は重要である．

フォローアップ方法

1．局所再発のリスク症例のフォローアップ

内視鏡的切除後病理の水平断端陽性や分割切除など局所再発のリスクがあれば 3～6 カ月ごとの上部内視鏡検査を考慮する．局所再発は多くの場合は 1 年以内に診断されるが 2～3 年後に認められることもある[13),14]．ほとんどが追加の内視鏡治療で制御される．

2．食道内多発癌を見つけるためのフォローアップ

治療した部位と違う部位に発生する食道内多発癌を見逃さないためには上部内視鏡の定期検査が必要である．その場合はリスクに応じて半年または 1 年ごとの検査が良いと思われる．筆者は食道癌の初回 ESD 後は半年後，1 年後と半年ごとに検査をしており，その検査で食道内多発癌を認めず，ヨード多発不染が前述の A 群や B 群であればその後は 1 年ごとの検査としていることが多い．

3．リンパ節転移のサーベイランス

リンパ節転移のリスクがある症例の経過観察は，「食道癌診療ガイドライン」には胸腹部造影 CT，超音波内視鏡などを用いて 6～12 カ月ごとの検査と記載され[7]，また JCOG0508 では 4 カ月ごとに診察，頸部から腹部造影 CT と腫瘍マーカー SCC を 3 年間行うとも記載されている．この試験では主たる解析が 3 年後だが，それ以降の検査は規定されていない．また腫瘍マーカーについては過去に有用性の報告があるが[15),16]，多くは少数例で比較的以前の検討であり画像診断が進歩した近年でも転移病変の早期発見に有用かは不明である[7]．筆者は半年ごとの頸胸腹部 CT と腫瘍マーカー（SCC，CEA）の検査を通常は 5 年間行っている．

> **この項のまとめ**
> ▶ 症例の特徴を把握して，目的に合ったフォローアップ方法を選ぶのが良い．

他臓器重複癌の精査

食道癌治療後の患者には頭頸部癌の発生がよく知られるが[11]，胃癌の発生も非常に多い．また大腸癌，肺癌もしばしば認める．頭頸部癌は食道癌の 10% 前後にみられ，詳細な観察をしていれば多くが上部内視鏡検査で診断される．胃癌はもちろん上部内視鏡検査で診断される．大腸癌は疾患頻度自体が高く，アルコールが発癌因子となるため[17]，一度は検査しておくのがよ

い．肺癌は術前や転移リスクがある症例の経過観察の際に施行するCTやX線にてしばしば診断される．食道癌と同様に喫煙が発癌リスクになるため，一定の頻度がある．

この項のまとめ
▶食道癌の他臓器重複癌としては頭頸部癌，胃癌，大腸癌，肺癌で多くを占める．

食道癌ESD後の上部内視鏡検査の工夫

前述のように食道内多発癌が多く，頭頸部癌，胃癌の発生も多く認められるため，いずれも注意が必要である．もちろん分割切除や水平断端陽性など局所再発のリスクがある場合は同部位にも注意する．

頭頸部癌は白色光と比べてNBI(Narrow Band Imaging)のほうが圧倒的に癌の拾い上げに有効であるので[18]，NBIでの詳細な観察が必要である．食道癌ESD後の患者は頭頸部癌の高リスク群であり，とくにヨード多発不染が高度な症例ではリスクが高いため，詳細な観察が必要である．そのなかでも好発部位である両梨状陥凹はしっかりと観察する必要がある．当院では鎮静下で内視鏡をしているため発声や息こらえをルーチンではしていないが，左の梨状陥凹から内視鏡を挿入する際は，その前に右梨状陥凹にもある程度入り込んで近接，送気し観察するように指導している．梨状陥凹は遠景から

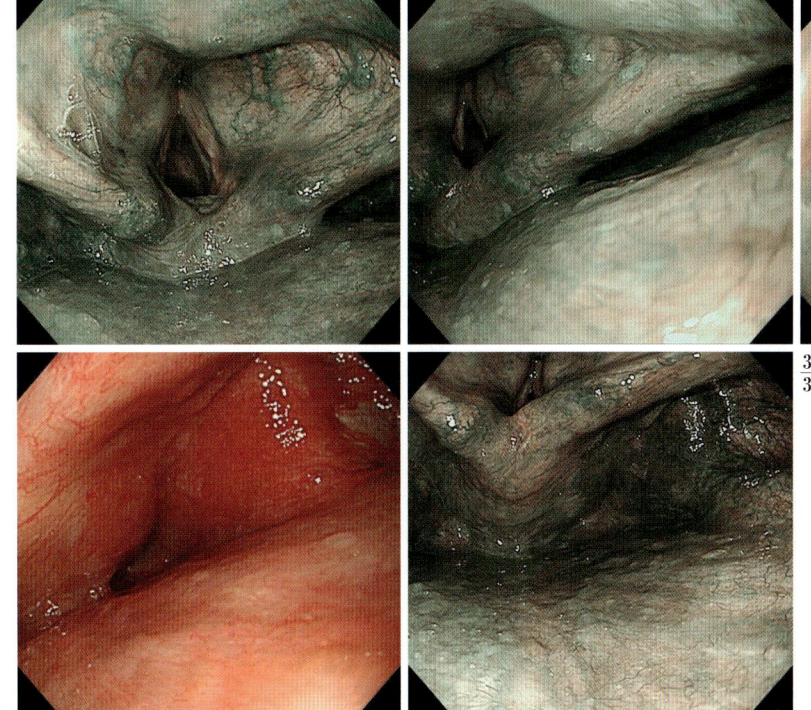
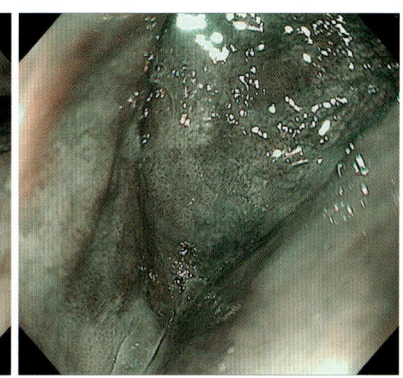

3a|3b|3c
3d|3e

図3　半年前に診断されなかった右梨状陥凹の下咽頭癌
　a，b：半年前もこの2枚と同様の写真がとられていたが，病変に気づかなかった．
　　　　診断時も遠景からでは病変がわからない．
　c，d：梨状陥凹に入り込むとNBI，白色光ともに下咽頭癌が明瞭に確認できる．
　e：バルサルバ法で全体像が把握できる．

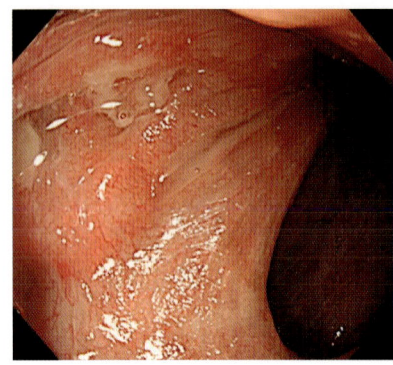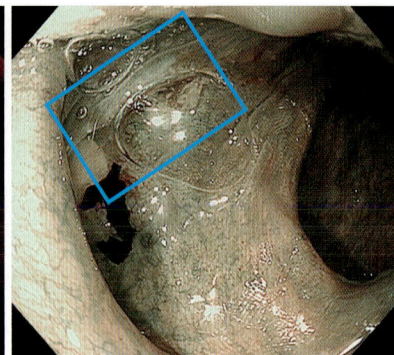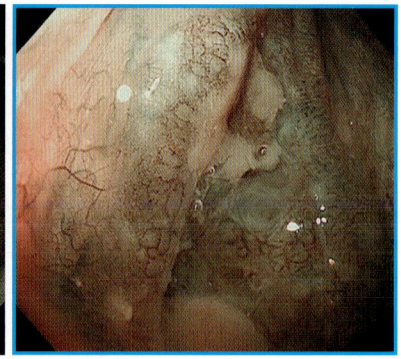

4a|4b|4c

図 4　半年ごとの定期検査，5 度目で診断された中咽頭癌（左扁桃癌）

　a：粘液付着があるが，左扁桃に発赤調の平坦病変を認める．
　b：NBI で brownish area として認識できる．
　c：NBI 拡大で IPCL（上皮乳頭内ループ状血管）拡張，avascular area を認める．生検で SCC（扁平上皮癌）であった．普段は右から口蓋弓を越えることが多く，また唾液の貯留があり，左口蓋弓，扁桃は観察しにくい．

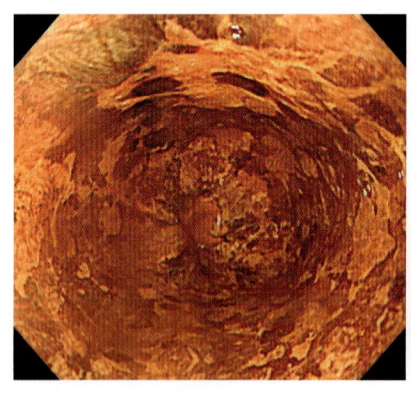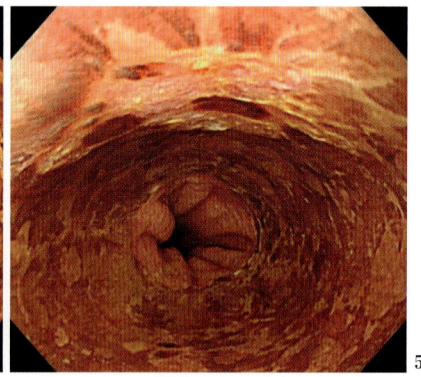

5a|5b

図 5　ヨード不染帯が多く認識しにくい食道癌

　a：ヨード多発不染を認めるが食道癌はわかりにくい．
　b：1〜2 分待つと前壁側にピンクカラーサイン陽性の病変が明瞭に描出された．

だけの観察だと見えない病変が多いためとくに右梨状陥凹は見逃しやすい（**図 3**）．好発部位であるため注意が必要である．また口蓋弓を右から越えることが多いこと，唾液の貯留があり見にくいことから左の口蓋弓，扁桃も見逃しやすい（**図 4**）．この部位は粘液の洗浄ができないので丁寧に吸引するしかない．当院（がん研有明病院）の下咽頭癌の内視鏡的切除後の異時性多発病変を検討した際，29 病変のうち 28 病変は上部内視鏡検査で診断したが 1 病変だけ内視鏡で診断できず頭頸科診察で診断された病変があった．その病変も左口蓋弓に近い軟口蓋にあった[19]．この付近にも注意が必要である．

　食道の観察でも，白色光だけでなく NBI でも観察することが重要で，それに加えヨード染色を併用することが望ましい．NBI でも多くの病

変が診断できるが，ヨード多発不染が高度な症例（前述のC群）ではNBIで見逃しなく診断することは非常に困難と思われる．そのような症例はヨード染色をすると不染帯が多すぎて癌の判別が難しいことがある．そういった際はNBIやピンクカラーサイン[20]が診断の補助になる（**図5**）．

　食道癌 ESD 後の上部内視鏡検査で定期検査を行っていても，内視鏡的切除で根治できない病変が診断されることがある．その多くは頸部食道である．頸部食道は内視鏡挿入時には一瞬で通り過ぎてしまうので，見逃されやすく注意が必要である．しかも，この場所の癌を見逃すと失声につながることもあり重要である．筆者はその対策として内視鏡挿入後に送気をしながら柵状血管の見える入口部ぎりぎりまで内視鏡を引いて NBI で観察し，その後に食道の観察を始めている．鎮静下であれば NBI でゆっくりと食道に挿入することで，梨状陥凹，輪状後部，食道入口部の見逃しが減るのではないかと思われる．

　またヨード多発不染が高度な症例も注意が必要である．とくに初回治療例では同時性多発癌を認めることが多々あり，3〜4 病変を同時に見つけることも珍しくはない．一つ病変を見つけるとその観察に気を取られて他の病変に気づかず，短期の経過観察の際にさらに病変を見つけることがある．ヨード多発不染が高度な症例は ESD 後の定期検査を 1 年とはせずに 3〜6 カ月として他の病変がないかどうかをしっかり確認しておくほうがよい．

> **この項のまとめ**
> ▶ NBI による咽頭食道観察は有用である．頸部食道の観察にとくに気をつける．

おわりに

　食道癌 ESD 後のフォローアップでは，食道内多発癌，局所再発，転移再発，他臓器重複癌に気を配る必要がある．局所再発，転移再発をきたしうる症例は限られており，注意してフォローアップする．食道内多発癌はヨード多発不染の程度に応じて頻度が変わること，他臓器重複癌は頻度の高い癌が限られていることをそれぞれ把握していれば，より質の高い食道癌 ESD 後のフォローアップになると考えられる．

　また禁酒することにより食道内多発癌の発生が減ることが示されており，禁酒指導は重要である．

文　　献

1) Slaughter, D. P., Southwick, H. W. and Smejkal, W. : Field cancerization in oral stratified squamous epithelium ; clinical implications of multicentric origin. Cancer　6 ; 963-968, 1953
2) Akutsu, Y., Uesato, M., Shuto, K., et al. : The overall prevalence of metastasis in T1 esophageal squamous cell carcinoma : a retrospective analysis of 295 patients. Ann. Surg.　257 ; 1032-1038, 2013
3) Yamashina, T., Ishihara, R., Nagai, K., et al. : Long-term outcome and metastatic risk after endoscopic resection of superficial esophageal squamous cell carcinoma. Am. J. Gastroenterol. 108 ; 544-551, 2013
4) Katada, C., Muto, M., Momma, K., et al. : Clinical outcome after endoscopic mucosal resection for esophageal squamous cell carcinoma invading the muscularis mucosae—a multicenter retrospective cohort study. Endoscopy　39 ; 779-783, 2007
5) Eguchi, T., Nakanishi, Y., Shimoda, T., et al. : Histopathological criteria for additional treatment after endoscopic mucosal resection for esophageal cancer : analysis of 464 surgically resected cases. Mod. Pathol.　19 ; 475-480, 2006

6) Endo, M., Yoshino, K., Kawano, T., et al. : Clinico-pathologic analysis of lymph node metastasis in surgically resected superficial cancer of the thoracic esophagus. Dis. Esophagus 13 ; 125-129, 2000

7) 日本食道学会 編：食道癌診療ガイドライン 2017 年版. 金原出版，東京，2017

8) Shimizu, Y., Kato, M., Yamamoto, J., et al. : EMR combined with chemoradiotherapy : a novel treatment for superficial esophageal squamous-cell carcinoma. Gastrointest. Endosc. 59 ; 199-204, 2004

9) Kurokawa, Y., Muto, M., Minashi, K., et al. ; Gastrointestinal Oncology Study Group of Japan Clinical Oncology G : A phase II trial of combined treatment of endoscopic mucosal resection and chemoradiotherapy for clinical stage I esophageal carcinoma : Japan Clinical Oncology Group Study JCOG0508. Jpn. J. Clin. Oncol. 39 ; 686-689, 2009

10) Saeki, H., Watanabe, M., Mine, S., et al. : Esophagectomy for superficial esophageal cancer after non-curative endoscopic resection. J. Gastroenterol. 50 ; 406-413, 2015

11) Katada, C., Yokoyama, T., Yano, T., et al. : Alcohol consumption and multiple dysplastic lesions increase risk of squamous cell carcinoma in the esophagus, head, and neck. Gastroenterology 151 ; 860-869, e7, 2016

12) Kato, M., Nishida, T., Yamamoto, K., et al. : Scheduled endoscopic surveillance controls secondary cancer after curative endoscopic resection for early gastric cancer : a multicentre retrospective cohort study by Osaka University ESD study group. Gut 62 ; 1425-1432, 2013

13) Katada, C., Muto, M., Manabe, T., et al. : Local recurrence of squamous-cell carcinoma of the esophagus after EMR. Gastrointest. Endosc. 61 ; 219-225, 2005

14) Esaki, M., Matsumoto, T., Hirakawa, K., et al. : Risk factors for local recurrence of superficial esophageal cancer after treatment by endoscopic mucosal resection. Endoscopy 39 ; 41-45, 2007

15) Kawaguchi, H., Ohno, S., Miyazaki, M., et al. : CYFRA 21-1 determination in patients with esophageal squamous cell carcinoma : clinical utility for detection of recurrences. Cancer 89 ; 1413-1417, 2000

16) Clark, G. W., Ireland, A. P., Hagen, J. A., et al. : Carcinoembryonic antigen measurements in the management of esophageal cancer : an indicator of subclinical recurrence. Am. J. Surg. 170 ; 597-600, 1995

17) Otani, T., Iwasaki, M., Yamamoto, S., et al. : Alcohol consumption, smoking, and subsequent risk of colorectal cancer in middle-aged and elderly Japanese men and women : Japan Public Health Center-based prospective study. Cancer Epidemiol. Biomarkers Prev. 12 ; 1492-1500, 2003

18) Muto, M., Minashi, K., Yano, T., et al. : Early detection of superficial squamous cell carcinoma in the head and neck region and esophagus by narrow band imaging : a multicenter randomized controlled trial. J. Clin. Oncol. 28 ; 1566-1572, 2010

19) Yoshio, T., Tsuchida, T., Ishiyama, A., et al. : Efficacy of double-scope endoscopic submucosal dissection and long-term outcomes of endoscopic resection for superficial pharyngeal cancer. Dig. Endosc. 29 ; 152-159, 2017

20) Shimizu, Y., Omori, T., Yokoyama, A., et al. : Endoscopic diagnosis of early squamous neoplasia of the esophagus with iodine staining : high-grade intra-epithelial neoplasia turns pink within a few minutes. J. Gastroenterol. Hepatol. 23 ; 546-550, 2008

（由雄　敏之）

（本稿初出）

2 胃

Summary

　早期胃癌の内視鏡治療後，何年経過しても，ある一定の頻度で二次胃癌（異時性多発胃癌）は発生する．よって治療後経過観察内視鏡検査は，年1回一生涯可能なかぎり受け続けることを勧めている．しかし，胃内視鏡検査を受けるか否かの自己意思決定ができなくなってしまった人，自力独歩での来院が不可能となってしまった人などは，経過観察の終了も一つの選択肢であろうと考える．

Key words : 胃癌，内視鏡治療，経過観察

はじめに

　早期胃癌に対する内視鏡的粘膜切除術（endoscopic mucosal resection；EMR）[1]が1980年代に登場し，日本全国の多くの施設に普及した．その後は内視鏡的粘膜下層剝離術（endoscopic submucosal dissection；ESD）[2]の時代を迎え，今では一般的な内視鏡治療手技として全国に定着している．今日，日本は世界でも類を見ない高齢化社会となり，日常臨床において内視鏡治療対象患者の高齢化を実感しない医師はいない時代を迎えるに至った．すなわち，内視鏡治療後の経過観察はいつまで必要か？　何歳まで必要か？　の問題に，否が応でも直面する時代となったわけである．

山形県立中央病院のデータから

　筆者の前任地である山形県立中央病院消化器内科では，1978年から早期胃癌に対するEMRを開始し[3]，2002年からESDを導入[4]，現在では早期胃癌に対するEMR/ESDを年間200症例施行し，山形県内の内視鏡治療[5]のリーダー的施設であり続けている．内視鏡治療は局所的な治療であるがゆえ，内視鏡による経過観察は不可欠であるとの認識を内視鏡施行医師が共有していた施設でもあったため，当初から治療後経過観察の重要性を多くの学会で発表，論文化してきた[6]．また，長期経過観察結果によって，早期胃癌に対するEMRの長期予後成績は外科手術成績に比して遜色がないことを報告[7]，また長期経過観察成績から振り返って，早期胃癌に対するEMRの適応の妥当性についても報

表1　非除菌群における二次胃癌

first GC	period of detection	eradication	metachronous GC	Tx
M-Post：Ⅱc	5Y3M	non	L-Less：Ⅱa+Ⅱc	EMR(ly+) →additional surgery
L-Gre：Ⅱa	6Y7M	non	M-Post：Ⅰ+Ⅱa	EMR(LM+, por) →additional surgery
L-Post：Ⅱa+Ⅱc	10Y2M	eradicated (unsuccessful)	M-Less：Ⅱa+Ⅱc	ESD(curative)
L-Less：Ⅱa	13Y10M	non	M-Less：Ⅱc+Ⅱa	ESD(curative)

告[8]してきた．内視鏡治療手技の工夫や機器の開発，治療成績の改善努力のみならず，治療後の内視鏡的経過観察を重視してきた，全国的にも希有な先見性のある施設なのである．

　全国的にもそのような評価をいただき，山形県立中央病院は Japan Gast Study Group (JGSG)へと参加要請され，「早期胃癌内視鏡治療後の二次癌の発現頻度に関する研究」に参加登録することとなった．全国 51 施設の high volume center から登録された，早期胃癌に対して EMR 施行後の *Helicobacter pylori* 陽性患者 505 例を対象とし，除菌群 255 例，非除菌群 250 例へと無作為割り付けし，3 年後まで経過観察内視鏡検査を行い，二次胃癌発生の有無を確認した．2006 年の最終解析では，除菌群において二次胃癌の発生が有意に抑制されたことが明らかになった．この内容については，まず 2008 年 5 月に米国サンディエゴでの米国消化器病週間(DDW)において，JGSG を代表して筆者が口演発表を行い，論文は同年 8 月の Lancet 誌[9]に掲載され，世界に向けてそのエビデンスが発信された．

　3 年間の経過観察終了の後に，ただちに非除菌群の患者に除菌を勧める勧告がなされ臨床試験は終了したが，患者個々の経過観察はもちろん終了したわけではなかった．山形県立中央病院から JGSG に登録した 89 例中，43 例は紹介元の施設に逆紹介され，6 例は他病死されたため，40 例(除菌群 21 例，非除菌群 19 例)が同院で内視鏡的経過観察を続けており，2014 年にその長期成績を報告[10]した．その後の経過観察で非除菌群からさらに 1 例の二次胃癌が発見されたため，非除菌群からの発見二次胃癌は合計 4 例となった．登録後 5 年 3 カ月，6 年 7 カ月，10 年 2 カ月，13 年 10 カ月での発見であった(**表1**)．最長例では 15 年目の経過観察に至っているが，コンスタントに二次胃癌が発見されていることがわかる．除菌群においてすら，登録(除菌)後 9 年 7 カ月が経過しても二次胃癌が発見されていた(**表2**)．

　胃癌内視鏡治療後のフォローアップにおいて，治療 1 年後以降は，年 1 回の頻度で経過観察胃内視鏡検査を施行継続する体制は，山形県立中央病院では 1991 年当時から学会発表などで発信していた[3]．JGSG 登録の 40 例もその体制で経過観察となったわけだが，発見二次胃癌 5 例全例の治療において，内視鏡治療が第一選択されていた．ly＋の要素と，LM＋かつ病理組織型 por の要素で，追加外科手術が必要となった 2 例は存在するものの，3 例は内視鏡治療で治癒切除との成績であった．この結果からふり返ってみても，胃癌内視鏡治療後のフォロー

表2 除菌群における二次胃癌

first GC	period of detection	metachronous GC	Tx
U-Less：I	9Y7M	L-Gre：IIc	EMR(curative)

アップにおいて，年1回の頻度での経過観察胃内視鏡検査は，妥当であると考えられた．

この項のまとめ
▶ 内視鏡治療後の二次胃癌は経過観察が長期になっても，ある一定の頻度で発見された．
▶ 年1回の頻度での経過観察胃内視鏡検査は妥当である．

II 他施設からの報告

　内視鏡治療後の二次胃癌の発生率の報告は多田ら[11]は2.5%，Nasuら[12]は14.0%と報告している．山形県立中央病院のJGSG研究後の経過観察による今回の検討では，12.5%(5/40)であった．このような発生頻度で発見しうる二次胃癌に対して，内視鏡治療後いつまで経過観察を施行するのか？　何年間経過を追う必要があるのか？　何歳を目安として経過観察を続けるのか？　明確に論じている報告は少ない．

　経過観察期間について言及した数少ない論文として，小林ら[13]の報告がある．内視鏡治療後の異時性多発胃癌の累積発生率は10年を超えると上昇がみられず，異時性多発胃癌のリスクは内視鏡治療後10年を超えて永続するものではないと結論づけた．しかし横井ら[14]は，異時性癌を認めた80.8%は初回病変治療後5年以内に指摘されているものの，最長例では初回病変治療後14年9カ月に異時性癌を認めたと報告している．藤崎ら[15]は，もっとも長期間であった症例は12年目に第2病変が発見された症例であったと報告した．山形県立中央病院のデータでも，JGSG研究登録後10年2カ月，13年10

カ月で発見の二次胃癌もあり，登録より先行する内視鏡治療からの期間を加えれば，さらに経過観察期間は遡って長期となるわけである．*Helicobacter pylori*除菌成功例においてすら，約10年が経過しても二次胃癌が発見されることは重要な事実と思われる．

　細川ら[16]は内視鏡治療後7年の経過観察ではあるが，多発胃癌発見率は内視鏡治療後から上昇を開始し，7年後までほぼ同一の傾きで上昇したと報告しており，山形県立中央病院のデータとも合致する．

この項のまとめ
▶ 内視鏡治療後10数年以上が経過しても，二次胃癌発生の論文報告がある．

III 考　察

　多くの論文の論調からすると，内視鏡治療後の二次胃癌の発生は，何年後までには終息するなどと結論づけられる性質のものではないと考えられる．したがって，多くの論文では「可能なかぎり長期の内視鏡的経過観察が望ましい」と結ばれていることが多い．しかし観察期間が長期になればなるほど対象患者はより高齢化していくわけであり，光永ら[17]は「高齢者では各種身体的要因から内視鏡治療後の定期的経過観察が困難な症例も多いが，高齢者ほど多発胃癌の発生頻度が高いことを考慮すると，多少間隔は開いても可能なかぎり内視鏡治療後の経過観察を継続することが望まれる」と述べている．

　筆者は，内視鏡治療後の内視鏡的経過観察は，年1回一生涯可能なかぎり受けることが望

ましいと勧めている．しかし，自己意思決定ができて胃内視鏡検査を希望される人，自力独歩来院が可能な人という条件を設け，両条件をクリアできなければ経過観察の終了も一つの選択肢であるというスタンスを取っている．

> この項のまとめ
> ▶ 内視鏡治療後の内視鏡的経過観察は，年1回一生涯可能なかぎり受けることが望ましい．

おわりに

胃癌内視鏡治療後の内視鏡的経過観察は年1回の頻度で可能なかぎり長期間施行することが理想であるが，対象患者の心身の状態を考慮したうえで，個別に対応することが望ましいと思われる．

文　献

1) Takemoto, T., Tada, M., Yanai, H., et al.：Significance of strip biopsy, with particular reference to "mucosectomy". Dig. Endosc.　1；4-9, 1989
2) Yamamoto, H., Yube, T., Isoda, N., et al.：A novel method of endoscopic mucosal resection using sodium hyaluronate. Gastrointest. Endosc.　50；251-256, 1999
3) 大泉晴史，松田　徹，深瀬和利，他：早期胃癌の内視鏡的切除法—根治を目的として．胃と腸　26；289-300, 1991
4) 深瀬和利，鈴木康之，間部克裕，他：早期胃癌に対するEMR（2チャンネル法）とESDのすみ分け．臨牀消化器内科　23；61-64, 2008
5) 深瀬和利，武田弘明，上野義之：山形県における消化器治療内視鏡の現況—山形県消化器治療内視鏡研究会アンケート20年間の推移．Gastroenterol. Endosc.　56；2424-2429, 2014
6) 深瀬和利，松田　徹：早期胃癌の内視鏡的切除術における経過観察システム—脱落例をなくすための工夫．消化器内視鏡　4；1809-1813, 1992

7) Fukase, K., Matsuda, T., Suzuki, M., et al.：Evaluation of the efficacy of endoscopic treatment for gastric cancer considered in terms of long-term prognosis—a comparison with surgical treatment. Dig. Endosc.　6；241-247, 1994
8) Fukase, K., Suzuki, Y., Otaki, Y., et al.：Consideration of indications for endoscopic mucosal resection for intramucosal gastric cancer according to long-term outcome. Yamagata J. Med.　43；102-106, 2009
9) Fukase, K., Kato, M., Kikuchi, S., et al.：Effect of eradication of *Helicobacter pylori* on incidence of metachronous gastric carcinoma after endoscopic resection of early gastric cancer：an open-label, randomised controlled trial. Lancet　372；392-397, 2008
10) 深瀬和利，若林花梨，今　孝志，他：異時性胃癌に対する *H. pylori* 除菌の予防効果．G.I. Research　22；528-533, 2014
11) 多田正弘，檜垣真吾，松元裕輔，他：長期経過例からみた strip biopsy の問題点と対策（特に同時・異時多発病変の検討）．胃と腸　28；1441-1451, 1993
12) Nasu, J., Doi, T., Endo, H., et al.：Characteristics of metachronous multiple early gastric cancers after endoscopic mucosal resection. Endoscopy　37；990-993, 2005
13) 小林正明，成澤林太郎，佐藤祐一，他：内視鏡治療後における異時性多発胃癌の発生リスクは永続しない．Gastroenterol. Endosc.　54；1498-1505, 2012
14) 横井千寿，中島　健，後藤田卓志，他：胃癌 EMR 後の異時性多発を考える—臨床を中心に．胃と腸　40；1602-1608, 2005
15) 藤崎順子，高橋　寛，石山晃世志，他：胃癌 EMR 後の異時性多発癌—臨床病理学的検討．胃と腸　40；1609-1621, 2005
16) 細川　治，海崎泰治，伊部直之，他：胃癌内視鏡的切除後の遺残・多発癌発見を目指したサーベイランス．胃と腸　40；1623-1632, 2005
17) 光永　篤，白戸美穂，白戸　泉，他：高齢者の早期胃癌に対する内視鏡治療（EMR, ESD）．臨牀消化器内科　22；1707-1713, 2007

（深瀬　和利）

（臨牀消化器内科 Vol. 32 No. 6，685-688, 2017　改訂）

③ 大　腸

Summary

　本邦では大腸癌の罹患率や死亡率は高齢者を中心に増加しており，大腸内視鏡治療症例も増加している．現在，大腸腫瘍性病変に対する内視鏡治療後いつまで経過観察するかに関する明確なエビデンスはないが，高齢者は全身の機能低下や基礎疾患を有する割合が高いため，経口的前処置を含めた大腸内視鏡検査に際して慎重に対応する必要がある．前処置の下剤が問題なく内服可能なことが大腸内視鏡検査および治療可能な全身状態の指標であり，高齢そのものが大腸内視鏡検査の支障にはならない．

Key words : 大腸腫瘍，サーベイランス大腸内視鏡検査

はじめに

　本邦における大腸癌の年齢調整死亡率は1995年以降，横ばいからやや低下傾向にあるが，検診受診率が不十分なため高齢者を中心に大腸癌の罹患率や死亡率は上昇している[1),2)]．高齢者は全身の機能低下，基礎疾患を有する割合が高く，大腸内視鏡検査の身体に対する影響や何歳まで安全に施行可能かに関しては明らかでない．大腸内視鏡検査の難易度や観察の精度を保つには良好な前処置が不可欠であるが，基礎疾患を有する高齢者では，脱水に伴う急性心筋梗塞や脳梗塞，虚血性大腸炎，腸管膜静脈血栓症などを生じることもある[3)]．

　内視鏡的粘膜下層剝離術(endoscopic submucosal dissection；ESD)を含む内視鏡治療を施行された大腸腺腫および癌患者は，大腸癌の高危険度群として定期的な全大腸内視鏡検査(total colonoscopy；TCS)が必要とされている．大腸腫瘍治療後にサーベイランスTCSが必要な理由として，① 見逃し病変の予防，② 局所遺残再発病変の確認，③ 異時性多発病変の診断・治療があげられる[4),5)]．とくに ③ に関しては「適正な検査間隔はどのくらいか」「いつまで経過観察が必要か」「治療が必要な病変か否か」などの問題点がある．とくにマンパワーや医療経済学的な観点からも高齢者の取り扱いは今後の課題である．

　本稿では，海外と本邦における大腸腫瘍の内

視鏡的摘除後のサーベイランスの現状と，われわれの施設（広島大学病院）でTCSを施行した高齢者における経口的前処置および大腸内視鏡検査の患者受容性と偶発症を検討し，何歳まで安全にサーベイランスTCSが可能かについて述べてみたい．

Ⅰ 大腸内視鏡治療後のサーベイランスに関する海外の現況

米国National Polyp Studyにより大腸腺腫性ポリープを内視鏡的にすべて摘除する（クリーンコロン）ことでポリープ切除後の経過観察は3年後で十分であり[6]，大腸癌死亡が53%抑制されることが明らかとなった[7]．大腸内視鏡治療後の初回サーベイランスに関して，海外のガイドラインでは腺腫性ポリープの個数と最大径，病理組織診断（villous成分とhigh grade dysplasia）により，それぞれ推奨すべきTCS間隔が決められている．米国のガイドラインでは，内視鏡治療後の経過観察期間は，径10mm未満の管状腺腫が1個もしくは2個（low risk adenoma）であれば5〜10年後，それ以外の腺腫性ポリープを有する場合（high risk adenoma）では原則3年後の経過観察が推奨されており，個数が10個を超える場合のみ3年以内のサーベイランスTCSが推奨されている[8]．EU

のガイドラインでは，米国ガイドラインよりも細分化され，径10mm未満の腺腫が1〜2個（low risk）であれば通常の検診（便潜血検査），腺腫の個数が3〜4個あるいは径10〜19mm（intermediate risk）であれば3年後，個数が5個以上あるいは径20mm以上のもの（high risk）であれば1年後のTCSを推奨している[9]．ただし，何歳までサーベイランスTCSが必要かに関してはガイドラインに明記されていない．

高齢者の大腸がん検診に関しては，米国内科学会のスクリーニングガイドラインによると[10]，75歳以上または10年予後を見込めない患者には，大腸癌スクリーニングを終了することを勧めるように記載されている（表1）．費用対効果から検討した75歳までの大腸がん検診を受診しなかった患者がそれ以降大腸がん検診を受けることの妥当性と何歳までどの方法が適切かに関する検討では，併存疾患のない患者は86歳まで，軽度の併存疾患を有する患者は83歳まで，重篤な併存疾患を有する患者は80歳まで大腸癌検査を受診することは妥当であり，検査法としては83歳まではTCS，84歳はS状結腸内視鏡検査，85歳と86歳は免疫学的便潜血検査が推奨されている[11]．また，70〜79歳のメディケア受給者を対象としたTCSの大腸癌予防効果および安全性の前向き観察研究による

表1　大腸癌スクリーニングガイドライン（米国内科学会　2012年）

1）大腸癌のリスクを聴取する：近親者の大腸癌，家族性大腸腺腫症，遺伝性非ポリポーシス性大腸癌，人種など

2）平均リスク群は50歳から，高リスク群は40歳または大腸癌と診断された近親者の年齢より10歳若い年齢のどちらか若い時期より開始する．

3）平均リスク群は便潜血，S状結腸スコープ，全大腸内視鏡検査のどれか，高リスク群は全大腸内視鏡検査，検査の利点，欠点，有用性，患者希望で決定する．

4）75歳以上または10年予後を見込めない患者にはスクリーニングを終了することを勧める．

〔Qaseem, A., et al.：Ann. Intern. Med. 156；378-386, 2012[10]より作成〕

と，70〜74歳群の8年大腸癌リスクは検査実施群2.19％，非実施群2.62％，75〜79歳群ではそれぞれ2.84％，2.97％で差は小さく，30日有害事象の過剰リスクは70〜74歳群に比べ75〜79歳群で増大したことが示されている[12].

この項のまとめ
▶ 米国National Polyp Studyにより，大腸腺腫性ポリープを内視鏡的にすべて摘除する（クリーンコロン）ことでポリープ切除後の経過観察は3年後で十分であることが明らかとなった.
▶ 大腸内視鏡治療後の初回サーベイランスに関して，海外のガイドラインでは腺腫性ポリープの個数と最大径，病理組織診断（villous成分とhigh grade dysplasia）により，それぞれ推奨すべきTCS間隔が決められている.

II 大腸内視鏡治療後のサーベイランスに関する本邦の現況

本邦においても「大腸腫瘍性病変に対する内視鏡摘除後の適正なサーベイランス間隔の決定」を主目的にしたJapan Polyp Study（JPS）の結果によると，クリーンコロンを前提とした2度のTCSを施行すればポリープ摘除後のサーベイランスは早くても3年でよいことが明らかになっている[13],[14].

一方，日本消化器病学会から刊行されている「大腸ポリープ診療ガイドライン2014」[15]では「大腸腺腫性ポリープに対する内視鏡的摘除後のサーベイランス内視鏡検査は，3年以内に行うことを提案する」としている．これはJPSの結果，検査間隔を一律3年後に設定することの安全性が十分に担保できないという結論に基づいている[16]．本邦では径5mm以下の腺腫性ポリープの取り扱いが一定でなく，担癌率のきわめて低い隆起性病変では経過観察も容認されている．すなわち，クリーンコロンを前提とした海外のガイドラインと異なり[8],[9]，微小ポリープを摘除せずに経過観察してもよいとする本邦

の立場では，適切なサーベイランスTCS間隔について一定の見解が得られていない．既報のごとくわれわれは内視鏡治療後に径5mm以上の病変を認めない大腸（セミクリーンコロン）で経過観察された患者を対象に異時性多発病変の累積発生率および経過観察中に発見した浸潤癌例の検討をもとに，初回治療病変が多発する癌例では3年ごと，その他の例では5年ごとの検査間隔でよいことを報告している[5]．また，拡大観察を併用したセミクリーンコロン後のサーベイランスTCSの臨床的有用性についても報告しているが[17]，今後他施設からの報告も含めたさらなる知見の集積が必要である.

このような現状において，何歳までTCSが有効で安全に施行可能であるかについては明らかになっていない．本邦は世界に冠たる長寿国であり，同じ年齢の欧米の高齢者よりも平均余命が長い（表2）．そして，高齢者は肉体年齢の個人差が大きく，実年齢は一つの目安にすぎないため，実臨床においては個々の併存疾患の有無や肉体年齢を考慮したうえでサーベイランスTCSの適応を決定すべきである.

この項のまとめ
▶ Japan Polyp Study（JPS）の結果によると，クリーンコロンを前提とした2度のTCSを施行すればポリープ摘除後のサーベイランスは早くても3年でよい.
▶ 本邦では径5mm以下の腺腫性ポリープの取り扱いが一定でなく，担癌率のきわめて低い隆起性病変では経過観察も容認されている.
▶ 高齢者は肉体年齢の個人差が大きく，実年齢は一つの目安にすぎないため，実臨床においては個々の併存疾患の有無や肉体年齢を考慮したうえでサーベイランスTCSの適応を決定すべきである.

III 大腸内視鏡検査における高齢者の受容性および安全性

「大腸腫瘍性病変に対するサーベイランスTCSはいつまで継続すべきか」というクリニカ

表2　おもな年齢の平均余命（平成 27 年簡易生命表）

年　齢	男			女		
	平成 27 年	平成 26 年	前年との差	平成 27 年	平成 26 年	前年との差
0 歳	80.79	80.50	0.29	87.05	86.83	0.22
5	76.02	75.74	0.28	82.27	82.07	0.20
10	71.05	70.77	0.28	77.30	77.09	0.21
15	66.08	65.81	0.27	72.32	72.12	0.20
20	61.17	60.90	0.27	67.37	67.16	0.21
25	56.31	56.05	0.26	62.43	62.23	0.20
30	51.46	51.21	0.25	57.51	57.32	0.19
35	46.62	46.38	0.24	52.61	52.42	0.19
40	41.80	41.57	0.23	47.73	47.55	0.18
45	37.05	36.82	0.23	42.90	42.72	0.18
50	32.39	32.18	0.21	38.13	37.96	0.17
55	27.89	27.68	0.21	33.45	33.28	0.17
60	23.55	23.36	0.19	28.83	28.68	0.15
65	19.46	19.29	0.17	24.31	24.18	0.13
70	15.64	15.49	0.15	19.92	19.81	0.11
75	12.09	11.94	0.15	15.71	15.60	0.11
80	8.89	8.79	0.10	11.79	11.71	0.08
85	6.31	6.24	0.07	8.40	8.35	0.05
90	4.38	4.35	0.03	5.70	5.66	0.04

（単位：年）

〔厚生労働省ホームページ[参考 URL 1]より引用〕

ルクエスチョンに関しては，エビデンスレベルの高い報告はない．あえていえば「安全に TCS が可能な年齢まではサーベイランス可能である」といえるのではないであろうか．きちんとした前処置なくして十分なサーベイランス TCS は困難であるため，高齢者の TCS に際しては経口的前処置可能なことが必要条件の一つとなることは間違いない．以下に，当院で検討した「経口的前処置を含む高齢者の大腸内視鏡検査に関する受容性と安全性」に関するデータを紹介する．

広島大学病院内視鏡診療科において 2014 年 2〜4 月に大腸内視鏡検査目的に受診した 65 歳以上の高齢者を対象に，経口的前処置を含む大腸内視鏡検査の患者受容性および安全性について，年齢別（65 歳以上 75 歳未満：A 群，75 歳以上 85 歳未満：B 群，85 歳以上：C 群）に検討した．患者背景として，併存疾患，腹部手術歴，便秘薬内服，認知症の有無，activities of daily living（ADL），performance status（PS）を，検討項目として，腸管洗浄度，下剤の飲みやすさ，大腸内視鏡検査の検査苦痛度についてアンケート調査した．既報のごとく前処置法としては，ブラウン変法＋下剤半量投与[18]を使用した（**表 3**）．なお，現在，当科ではニフレック® の代わりにモビプレップ® を使用している．ADL の評価法としては，基本的日常生活能力（Barthel Index[19]；食事，移動，整容，トイレ動作，入浴，歩行，階段昇降，着替え，排便コントロール，排尿コントロールの 10 項目 100 点で評価）を用いた．

上記期間における高齢者の内訳は，A 群 111

表3 大腸内視鏡検査の前処置法（ブラウン変法＋下剤半量）

＜前　日＞
　検査食（朝昼夕の3食）
　クエン酸マグネシウム（マグコロール® P）高張液：50 g/180 ml，就寝前
　ピコスルファートナトリウム（ラキソベロン®）：10 ml，就寝前

＜当　日＞
　経口腸管洗浄剤（通常の半量）
　　・ポリエチレングリコール溶液（ニフレック®）：1,000 ml
　　・クエン酸マグネシウム（マグコロール® P）等張液：900 ml
　　・リン酸ナトリウム塩配合（ビジクリア®錠）：25 錠
　のうちいずれか

　併用薬としてジメチルポリシロキサン（ガスコン® 5 ml）並びにラキソベロン®
　（10 ml）を各経口腸管洗浄剤の投与直前に投与

（広島大学病院）

表4 高齢者の年齢別に見た患者背景

項　目	A群 65歳以上75歳未満 (n＝111)	B群 75歳以上85歳未満 (n＝95)	C群 85歳以上 (n＝26)	P値
性　別　男	75(68)	57(60)	15(58)	N. S
女	36(32)	38(40)	11(42)	
併存疾患				
心疾患	19(17)[a]	27(28)	11(42)[b]	p<0.01(a vs. b)
脳血管障害	2(2)	3(3)	2(8)	N. S
糖尿病	14(13)[c]	14(15)[d]	10(38)[e]	p<0.01(e vs. c, d)
腎不全	1(1)	5(5)	1(4)	N. S
腹部手術歴　あり	45(41)	52(55)	18(69)	N. S
なし	66(59)	43(45)	8(31)	
便秘薬内服　あり	23(21)[a]	25(26)[b]	12(46)[c]	p<0.01(c vs. a, b)
なし	88(79)	70(74)	14(54)	
認知症　あり	0(0)	2(2)	2(8)	N. S
なし	111(100)	93(98)	24(92)	
ADL（Barthel Index）				
100	109(98)	89(94)	23(88)	N. S
95	1(1)	3(3)	1(4)	N. S
90	1(1)	2(2)	1(4)	N. S
80 以下	0(0)	1(1)	1(4)	N. S
PS　0	110(99)	91(96)	24(92)	N. S
1	1(1)	3(3)	0(0)	N. S
2	0(0)	1(1)	1(4)	N. S
3	0(0)	0(0)	1(4)	N. S

（%）　　　　　　　　　　　　　　　　　　　　　　　　　　　　　　（広島大学病院）

表5　高齢者の年齢別に見た前処置に関する検討

項　目	A群(n=111) 65歳以上75歳未満	B群(n=95) 75歳以上85歳未満	C群(n=26) 85歳以上	P値
前処置時間(分, ±SD)	81±54	83±52	78±48	N.S
腸管洗浄度				
最良	110(99)	91(96)	24(92)	N.S
良	0(0)	3(3)	0(0)	N.S
不良	1(1)	1(1)	1(4)	N.S
下剤の飲みやすさ				
楽に飲めた	29(26)	22(23)	3(12)	N.S
おおむね楽に飲めた	54(49)	54(57)	9(35)	N.S
つらかったが飲めた	27(24)[a]	19(20)[b]	14(54)[c]	p<0.01(c vs. a, b)
飲めなかった	1(1)	0(0)	0(0)	N.S

(%)　　　　　　　　　　　　　　　　　　　　　　　　　　　　　　　　　　　　　　（広島大学病院）

表6　高齢者の年齢別にみた大腸内視鏡検査の苦痛度と偶発症

項　目	A群(n=111) 65歳以上75歳未満	B群(n=95) 75歳以上85歳未満	C群(n=26) 85歳以上	P値
苦痛度				
楽に受けることができた	37(33)	32(34)	7(27)	N.S
おおむね楽に受けることができた	42(38)	32(34)	9(35)	N.S
つらかったが受けることができた	32(29)	30(31)	10(38)	N.S
途中で中止した	0(0)	1(1)	0(0)	N.S
偶発症				
あり	0(0)	0(0)	0(0)	N.S
なし	111(100)	95(100)	26(100)	

(%)　　　　　　　　　　　　　　　　　　　　　　　　　　　　　　　　　　　　　　（広島大学病院）

例，B群95例，C群26例であった．患者背景としては，各群間で性別・腹部手術歴・認知症・ADL・PSに差を認めなかったが，C群で心疾患や糖尿病，便秘薬内服の割合が高かった（**表4**）．経口的前処置結果としては，前処置時間に関しては各群間に差を認めず，腸管洗浄度不良例は3例のみであった．下剤の飲みやすさはC群で「つらかったが飲めた」という人の割合が54％と高かったが，前処置薬を内服できなかった人はA群の1例のみで各群間で差を認め

なかった（**表5**）．前処置に関連する副作用や重篤な偶発症（腸閉塞・腸管穿孔）は1例も認めなかった．なお，対象患者は全例TCSを施行可能であった．大腸内視鏡検査に関する検査苦痛度に関しては約70％が「楽に受けることができた」「おおむね楽に受けることができた」と回答し各群間で差を認めず，大腸内視鏡検査に関連する偶発症は1例も認めなかった（**表6**）．

　以上より，対象がTCS目的に受診あるいは紹介された患者である条件下ではあるが，高齢

者であっても ADL や PS が良好であれば経口的前処置および大腸内視鏡検査の患者受容性は高く安全に施行可能である．

なお，当院のデータによると，TCS の前処置が可能であれば，年齢に関係なく高齢者でも安全に大腸 ESD が可能であることも明らかになっている[20),21)]．

> **この項のまとめ**
> ▶ 高齢者であっても ADL や PS が比較的良好であれば経口的前処置および大腸内視鏡検査の患者受容性は高く，安全に施行可能である．

おわりに

現在，大腸内視鏡治療後の経過観察をいつまで施行するかに関する明確なエビデンスはない．経口的前処置を許容できることが TCS 可能な全身状態であることから，高齢そのものがサーベイランス TCS の支障になることはないと考える．ただし，高齢者では経口的前処置時を含めた大腸内視鏡検査中に生命予後にかかわる予期せぬ偶発症が発生しうるリスクが高いことを十分に説明しておくことを忘れてはならない[22)]．2016 年 10 月に報告されたモビプレップ®の適正使用情報においても，年齢確認のとれた腸閉塞，腸管穿孔症例 15 例のうち 14 例が 65 歳以上の高齢者である．今後ますます高齢化が進むなかで，いつまでサーベイランス TCS を施行するかに関しては，患者の肉体年齢，余命や大腸腫瘍の自然史，前処置を含めた TCS のリスクなどを総合的に考慮して決定する必要がある．

文　献

1) Matsuda, T., Marugame, T., Kamo, K., et al.: Cancer incidence and incidence rates in Japan in 2006: based on data from 15 population-based cancer registries in the monitoring of cancer incidence in Japan（MCIJ）project. Jpn. J. Clin. Oncol. 42；139-147, 2012

2) Katanoda, K., Matsuda, T., Matsuda, A., et al.: An updated report of the trends in cancer incidence and mortality in Japan. Jpn. J. Clin. Oncol. 43；492-507, 2013

3) 中澤三郎，浅香正博，小越和栄，他：内視鏡実施時の循環動態研究委員会報告．Gastroenterol. Endosc. 39；1644-1649, 1997

4) 五十嵐正広，佐田美和，小林清典，他：大腸浸潤癌の見落とし予防を含めた効率的な内視鏡検査計画．消化器内視鏡 14；459-465, 2012

5) 岡　志郎，田中信治，金子　巌，他：Clean colon の概念から考えた内視鏡治療後のサーベイランス（4）サーベイランスはいつまで継続すべきか．臨床消化器内科 19；473-479, 2004

6) Winawer, S. J., Zauber, A. G., Ho, M. N., et al.: Prevention of colorectal cancer by colonoscopic polypectomy. The National Polyp Study Workgroup. N. Engl. J. Med. 329；1977-1981, 1993

7) Zauber, A. G., Winawer, S. J., O'Brien, M. J., et al.: Colonoscopic polypectomy and long-term prevention of colorectal-cancer deaths. N. Engl. J. Med. 366；687-696, 2012

8) Lieberman, D. A., Rex, D. K., Winawer, S. J., et al.: Guidelines for colonoscopy surveillance after screening and polypectomy：a consensus update by the US Multi-Society Task Force on Colorectal Cancer. Gastroenterology 143；844-857, 2012

9) Atkin, W. S., Valori, R., Kuipers, E. J., et al.: European guidelines for quality assurance in colorectal cancer screening and diagnosis. First Edition—Colonoscopic surveillance following adenoma removal. Endoscopy 44；SE151-SE163, 2012

10) Qaseem, A., Denberg, T. D., Hopkins, R. H. Jr., et al.: Screening for colorectal cancer：a guidance statement from the American College of Physicians. Ann. Intern. Med. 156；378-386, 2012

11) van Hees, F., Habbema, J. D., Meester, R. G., et al.: Should colorectal cancer screening be considered in elderly persons without previous screening? A cost-effectiveness analysis. Ann. Intern. Med. 160；750-759, 2014

12) García-Albéniz, X., Hsu, J., Bretthauer, M., et al.：Effectiveness of screening colonoscopy to prevent colorectal cancer among medicare beneficiaries aged 70 to 79 years：A prospective observational study. Ann. Intern. Med. 166；18-26, 2017

13) Sano, Y., Fujii, T., Oda, Y., et al.：A multicenter randomized control trial designed to evaluate follow-up surveillance strategies for colorectal cancer：The Japan Polyp Study. Dig. Endosc. 16；376-378, 2004

14) Matsuda, T., Fujii, T., Sano, Y., et al.：Randomized comparison of surveillance intervals after colonoscopic removal of adenomatous polyps：Results from the Japan Polyp Study. Gastroenterology 146；S161-S162, 2014

15) 日本消化器病学会 編：大腸ポリープ診療ガイドライン 2014. 116-117, 南江堂, 東京, 2014

16) Matsuda, T., Fujii, T., Sano, Y., et al.：Five-year incidence of advanced neoplasia after initial colonoscopy in Japan：a multicenter retrospective cohort study. Jpn. J. Clin. Oncol. 39；435-442, 2009

17) Ninomiya, Y., Oka, S., Tanaka, S., et al.：Clinical impact of surveillance colonoscopy using magnification without removal of diminutive polyp. Dig. Endosc. 2017(Epub ahead of print)

18) 岡　志郎, 田中信治, 吉田成人, 他：錠剤型経口腸管洗浄剤を用いた大腸内視鏡前処置法の工夫と有用性　患者受容性および腸管洗浄効果に関する無作為比較試験. 日消がん検診誌 50；20-29, 2012

19) Mahoney, F. I. and Barthel, D. W.：Functional evaluation：The Barthel Index. Md. St. Med. J. 14；61-65, 1956

20) 田中信治, 寺崎元美, 林　奈那, 他：3. 高齢者大腸癌に対する内視鏡治療―適応, 追加手術 1)大腸 ESD および SM 癌の取り扱いを中心に. 武藤徹一郎 編集主幹, 杉原健一, 藤盛孝博, 五十嵐正広, 他 編：大腸疾患 NOW 2013. 37-47, 日本メディカルセンター, 東京, 2013

21) 朝山直樹, 田中信治, 田丸弓弦, 他：高齢者の大腸癌―大腸 ESD・T1 癌を中心に. Modern Physician 36；1182-1187, 2016

22) 岡　志郎, 斉藤裕輔, 五十嵐正広：大腸 1)挿入手技(全大腸内視鏡検査). 日本消化器内視鏡学会卒後教育委員会 編：消化器内視鏡ハンドブック. 319-328, 日本メディカルセンター, 東京, 2012

参考 URL(2017 年 3 月現在)

1) 厚生労働省：平成 27 年簡易生命表の概況
http://www.mhlw.go.jp/toukei/saikin/hw/life/life15/

（岡　　志郎, 田中　信治, 茶山　一彰）

（臨牀消化器内科 Vol. 32 No. 6, 713-720, 2017　改訂）

第8章 食道・胃・大腸 ESD の教育プログラム

Summary

内視鏡的粘膜下層剥離術(ESD)の進歩は目覚ましく，食道・胃に続いて大腸 ESD も保険収載された．ESD を安全に学ぶにあたり，十分な知識と診断能力，内視鏡操作一般における基本的技術力が基礎になる．繰り返し上級医の手技を見学・観察して視野作りや手順を学ぶ，実際に介助をしつつデバイスの扱いを把握し，術前の内視鏡検査で実際の治療のイメージトレーニングをしていく，カンファレンスで適応や strategy などを十分練ってから実際の治療を行い，その後必ず自身の治療動画を見直すようにする，などの修練が必要である．また，偶発症増多などによる患者の負担を回避するために，完全な上級医の backup system が重要である．安全なトレーニング法の確立が ESD のさらなる普及への足がかりとなると思われる．

Key words : 内視鏡的粘膜下層剥離術(ESD)，食道 ESD，胃 ESD，大腸 ESD，トレーニングシステム

はじめに

近年，内視鏡治療は目覚ましい発展を遂げ，とくに内視鏡的粘膜下層剥離術(endoscopic submucosal dissection；ESD)はその登場から十数年を経て，治療内視鏡の象徴ともいうべき手技の一つとなった．そして食道，胃，十二指腸，大腸と各臓器において保険収載され，本邦においては標準的治療法として位置づけられ広く普及した[1]~[3]．その一方でESD は対象臓器を問わず高度な技術を要する手技であり，重篤な偶発症も散見されており，安全・確実に遂行するためのトレーニング法の確立が急務である[4]~[10]．

本邦では早期胃癌が多いという背景から，まず胃癌に対する ESD を習得し，その後食道，大腸へとその手技を適用していく場合が多いと思われる[11],[12]．しかし近年では欧米での普及も念頭におき，大腸 ESD から導入している施設も散見される[13],[14]．

本稿では，NTT 東日本関東病院における食道・胃・大腸 ESD の教育プログラムについて述べたい．

食道・胃・大腸 ESD を行う研修実施条件

1．施設概要（表）

当院は東京23区内にある，中規模の企業立の

表　当院施設概要

・地域がん診療連携拠点病院
・臨床研修指定病院
・JCI (Joint Commission International)

名　　称　NTT 東日本関東病院
所在地　〒141-8625 東京都品川区東五反田5丁目9番22号
使用可能病床　592床（一般病棟542床，精神病棟50床）
外来患者　2,047/日（平成27年度）
入院患者　426/日（平成27年度）
　　　　　平均在院日数10.7日（平成27年度）
検査・治療数（平成28年）
　上部内視鏡検査　18,639
　下部内視鏡検査　8,421
　ERCP　372
　ESD（食道/胃/十二指腸/大腸）
　　435（92/274/53/268）
　カプセル内視鏡検査　59
　バルーン内視鏡検査　20
スタッフ（医師）
　消化管　9人
　特別研修生　1人
　肝臓　3人
　胆膵　2人

〈当院内視鏡センターの間取り〉

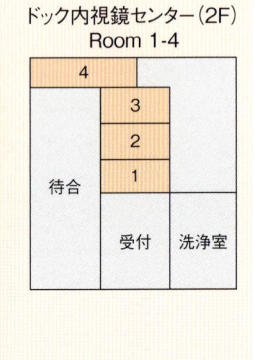

総合病院である．企業健診が多いため，内視鏡検査・治療の総数は病院規模から考えると非常に多い施設である．

2．研修実施条件

1）胃 ESD

1. 上部消化管内視鏡検査経験1,000例以上
2. 確実な狙撃生検ができる
3. 腫瘍の範囲診断を正確にできる（拡大観察を含めて）
4. 3病変以上の動物モデルでのトレーニング
5. 40例以上の胃 ESD の介助経験
6. ESD 剝離面に対する焼灼止血を20例以上

2）食道 ESD

1. 30例以上の胃 ESD 経験
2. 10例以上の食道 ESD の介助経験
3. 10病変以上の動物モデルでのトレーニング

3）大腸 ESD

1. 全大腸内視鏡検査をスムーズに行える（500例以上経験）
2. 質的・量的な診断能を有する
3. EMR，EPMR を確実に施行できる
4. 30例以上の胃 ESD 経験

3．ESD 導入の順序

　上記が以前の当院の ESD 研修実施条件である．症例数の多い施設の件数設定ではあるが，一般的にいわれている基準と相違ないかと思われる．基本的な内視鏡手技は過不足なく行えて，そのうえで ESD の介助にある程度関わっ

ていることが前提と考えられる．上部消化管腫瘍に対する EMR（endoscopic mucosal resection）の経験は必須と考えていない．また，経験的には全大腸内視鏡検査・治療が速やかに完遂できる（含：生検，hot biopsy，polypectomy，EMR）ことは，上部 ESD を開始する目安の一つとなると考えている．当院では近年，ESD 研修において，まず大腸 ESD から導入を図っており，その後食道または大腸 ESD へと展開していくようにしている．したがって現在は下記のごとく当院の研修の実施条件は変わっている．

＜現在の施設基準（大腸 ESD から導入する場合）＞

全大腸検査において以下の条項を満たしていること．

1. 盲腸への到達率 98％以上
2. 平均挿入時間 7 分以下
3. 平均総検査時間（挿入＋抜去）20 分以下
4. 腫瘍検出率 40％以上
5. ループを形成せずに深部挿入 60％以上
6. 極力すべての病変に対して遠景・中景・近景の内視鏡写真を撮影すること
7. 拡大観察を含め質の高い内視鏡写真を撮影できること

> **この項のまとめ**
> ▶ 基本的な内視鏡手技は過不足なく行えて，そのうえで ESD の介助にある程度関わっていることが前提となる．
> ▶ 下部消化管内視鏡検査・治療を過不足なく施行可能な技術レベルが必要．

Ⅱ 当院における食道・胃・大腸 ESD のトレーニングシステム

われわれの ESD トレーニングシステム＜**Step up system**＞は以下のように 7 つの Step に分けている（**図 1**）．Step 4 までに上記研修条件を満たす必要がある．

Step 1：食道・胃・大腸 ESD の知識の習得

ESD の適応や，解剖学・組織学的特性の違いからくる各 ESD の特徴について理解する．高周波装置とその設定，デバイスや局注液をはじめとした使用機器の特性を知り，鎮静などの術中・術後管理，偶発症に対する対応法など全身管理も含めた多岐にわたる幅広い知識を身につける．

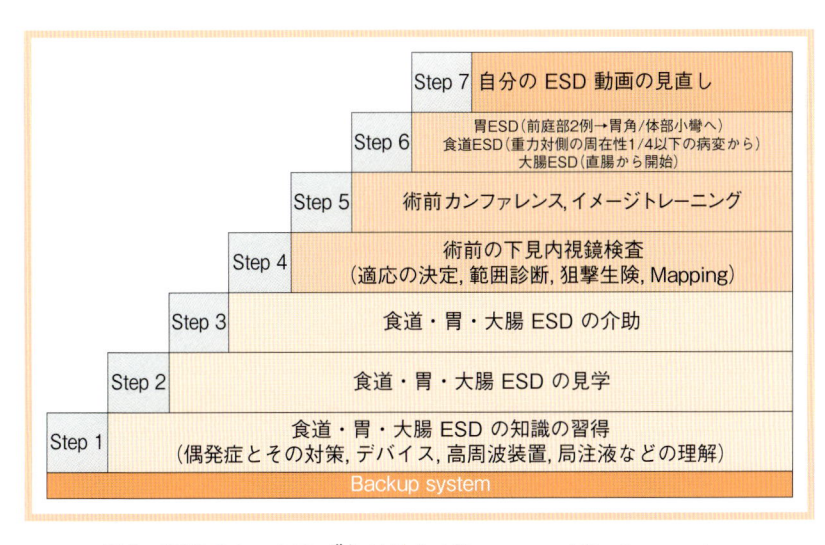

図 1　ESD トレーニングシステム：Step up and Backup system
〔大圃 研，他：消化器内視鏡 22；235–243，2010[9]より引用・改変〕

Step 2：食道・胃・大腸 ESD の見学

実際の治療の現場を生で見学することである．学会や研究会はその手技の一部が編集され提示されるが，実際の治療現場では経験豊富な施設であっても難渋している局面もある．そういった臨場感溢れる現場で，術者や介助者，外回りまで含めた様子を治療開始前から標本の取り扱いまでノーカットで見学するべきである．術後の患者の管理は比較的容易ではあるが，一度は病室での様子，回診の様子なども含め見学できるほうが望ましい．ハイボリュームセンターの多くは所定の手続きを経れば見学者を受け入れており，日々の診療で多忙ななかでも工夫して時間を作り出すべきと考える．

Step 3：食道・胃・大腸 ESD の介助

実際に介助を経験することで，より緊張感をもって手技を観察し，治療に参加することができる．また，術者が次に何をしようとしているのか，何が必要なのか手技の先を読み取り，常に自分が術者のつもりで，自分ならどうするのかと置き換えながら考える．オペ室のできる介助ナースのイメージである．視野作りのイメージなどスコープの位置取りも同時に学んでいく．余裕が出てきたら同時に術中のモニタリングや外回りのスタッフへの指示を行い，術者が手技により専念できる環境を作れるようにする．

Step 4：術前の下見内視鏡検査

われわれは，ESD 適応となった症例は全例術前の下見内視鏡検査を行っており，とくにこの Step 4 を重要視している．

具体的なチェック項目は，① 病変の質的・量的診断，拡大観察を含めた範囲診断（適応の決定），② 病変の局在と異時性・異所性病変の有無，③ 治療用スコープの操作性（胃：反転操作可能か，ヘルニアや曖気の有無など，食道：頸部食道でスコープが抜けてしまわないかなど），④ 素振りによる ESD イメージトレーニングで

ある．これが十分できるようにならないと各 ESD 開始とはならない．

大腸 ESD については，術前の下見内視鏡検査の内容が特殊である．チェック項目の ③ については，深部大腸への挿入性が不良ではないか判断し，シングルバルーンオーバーチューブ（オリンパス社製）を改良したバルーンオーバーチューブ（図2）ガイド下 ESD の準備が必要かなど，事前に判断をする[15),16)]．

また，大腸 ESD の下見内視鏡検査に際しては，クリッピングと点墨，検査後の腹部 X 線検査を行っている．腹部 X 線は，内視鏡検査後に行うと空気造影となりクリップの位置から術前に病変部位が推定できる．現在，術前の注腸検査は行っておらず，内視鏡検査のみでは自分のイメージと病変部位がずれているときがあり，点墨と併せて万一の緊急手術の際に鏡視下の手術などでは病変部位の同定に寄与すると考え，行っている[9)]．病変に近いところで点墨すると墨が拡がり剝離時の障害となり，クリップも施術時まで残っていたときにはスコープ操作の妨げとなるので，ともに病変から 2 襞ほど近位または遠位におくようにしている[17)]（図 3）．

Step 5：術前カンファレンスとイメージトレーニング

当院では毎週 ESD 術前カンファレンスを行っており，そこで次週の症例の術者を振り分ける．各々が術前の深達度診断や strategy を発表し，指導医が適宜訂正・補足を行う．とくに胃 ESD は対象病変が多種多様で局在によって strategy がまったく異なることから，症例ごとにポートフォリオを作成しており（図4），研修生と指導医が治療 strategy や手替わりの理由などを書き込むようにしている．一方，食道や大腸は原則同じ strategy に則って行うため，その基本 strategy の理解を深めるようにする．よって特殊なケース以外はポートフォリオを使

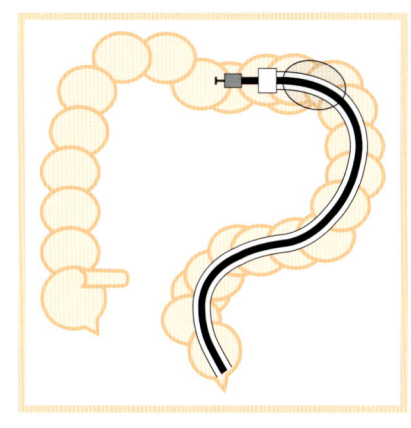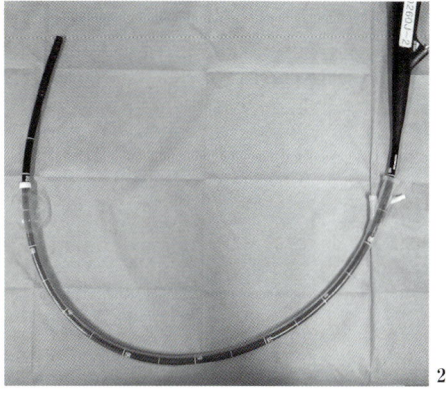

2a|2b

図2　上部消化管スコープ用に改良したオーバーチューブ

a：シングルバルーンオーバーチューブで横行結腸を短縮したシェーマ.

b：70 cm の長さに改良したシングルバルーンオーバーチューブ(ST-Y0001-
　　2C1)の中に上部用スコープ(GIF-Q260, オリンパス社製)を通した.

〔Ohya, T., et al.：World J. Gastroenterol. 15；6086-6090, 2009[15] より引用・改変〕

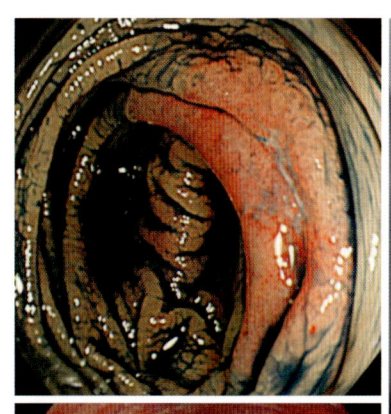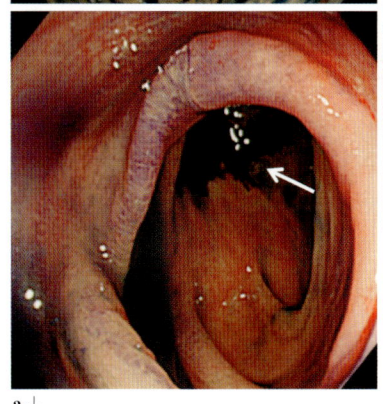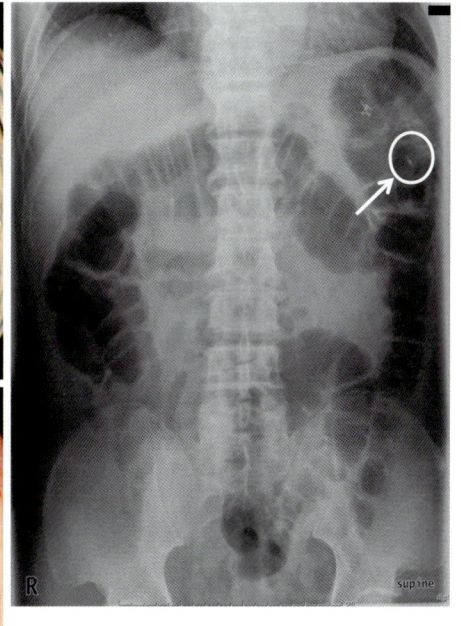

3a|3c
3b|

図3　クリップと点墨によるマーキング

a：下行結腸のⅡa(LST-NG)病変.

b：腫瘍から少し離れた口側に点墨とクリップでマーキ
　　ング(矢印).

c：術前下見内視鏡検査の後の腹部 X 線写真. 空気造影
　　となって腸管の大まかな走行が推定され, クリップ
　　の位置から下行結腸に病変の局在(矢印, 丸)が推定
　　される.

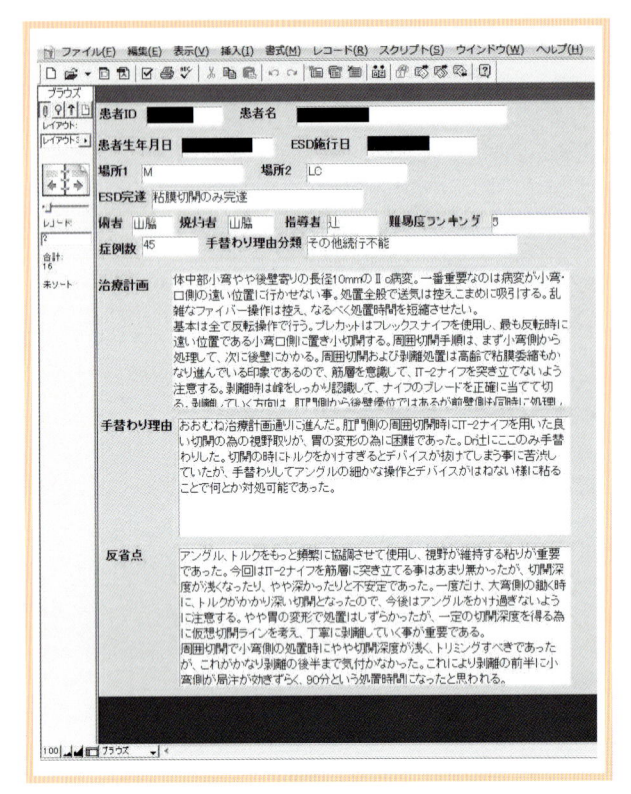

図4　胃 ESD 用ポートフォリオの実際

用していない.

Step 6：食道・胃・大腸 ESD 開始

胃はまず前庭部を 2 例ほど行い，その後は胃角や胃体部と展開していく．食道は重力の対側，周在性 1/4 以下の病変から，大腸は直腸病変から治療を開始する．

Step 7：自分の ESD 動画の見直し

すべての ESD の過程を動画に記録し必ず当日見直している．客観的に自分の手技を見直すことで，術中に気づかなかったことを冷静に捉えることが可能となる．行き詰まった局面とそれがどのように打開できたか，指導医に手替わりしたときとの違いなど，これを繰り返し確認することが上達への早道である．その際は早送りにせず等倍速で見ることが重要である．早送りではもたついた場面も一見スムーズに見えてしまい問題点がマスクされてしまうからである．

<**Backup system**>

指導医が常にタッチ交代可能なマンツーマン指導下で施行することで，導入期の治療成績の低下を回避しつつトレーニングが可能になる．

Step1〜7 の step up system を繰り返し反復することが重要である．確実な backup 下であれば，難易度の高い症例でも部分的に処置をすることが可能となる．症例を絞り込みすぎることで治療の間隔が延びて勘が鈍ってしまうよりも，部分的にでもコンスタントに処置に携わることが重要と考えている．

また，同時に動物モデルでのトレーニングも行っていくようにしている．とくに ESD 適応となる表在型食道癌の頻度は低く，症例数を重ねることが難しい．しかし，切除ブタモデルが人間に酷似しており，特有の狭い管腔での処置に慣れることに効果的である[18]（**図5**）.

> **この項のまとめ**
> ▶ 目標設定による step up と上級医の完全な backup で行い，導入期の治療成績の低下を回避する．
> ▶ 動物モデルによるトレーニングを有効に活用する．

Ⅲ　各自，各施設における教育体制の構築

施設ごとに症例数，スタッフや指導体制は異なり，適宜各施設に合った教育プログラムを築いていく必要がある．われわれは消化管グループであり，内視鏡グループではないので，消化管疾患は化学療法まで含めわれわれの範疇であり，そのなかで研鑽を積んできている．

またわれわれの施設では，いわゆるフルタイムではない，最短週 1, 2 日のパートタイムでESD などの研修を行っている特別研修生という枠のテンポラリースタッフも複数名いる．ESD 研修を行うには最低限の症例数は必要と

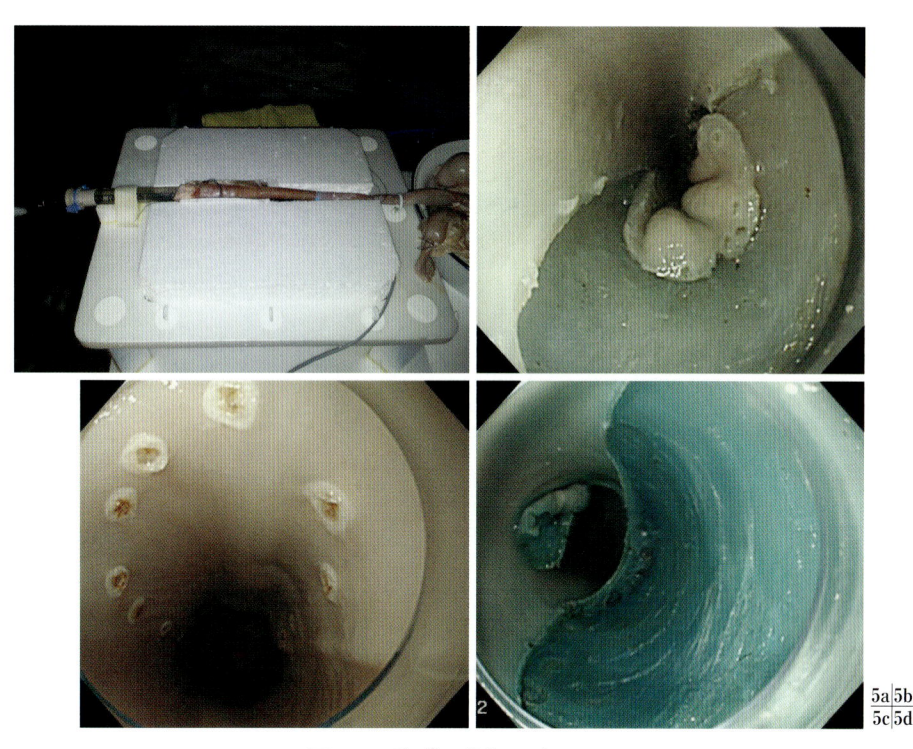

図 5　切除ブタ動物モデル

a：外からの様子.

b：マーキング後.

c：全周切開後，剝離中. 病変がめくれず切りにくくなって
　　いるシチュエーションが再現されている.

d：切除後の潰瘍底.

なるので，平時には自施設でできる診断学をは
じめとしたトレーニングを積み，読影会やアニ
マルモデルトレーニングなどはオフタイムに集
まって合同で行う. そして実際の手技はわれわ
れの指導下に症例数の多い当院で見学，介助，
治療を施行し研修するシステムである. フルタ
イムのスタッフよりは時間がかかるが，これら
のトレーニングを経て現在自施設での ESD を
独力で行っているスタッフもいる. 現状の医療
体制のなかでもその手技を学ぼうという熱意が
あれば，さまざまな手段を講じてトレーニング
していくことは可能である. ハイボリュームセ
ンターの多くは研修になんらかの対応をしてお
り，われわれも個々の研修生の現況に応じて

ESD をはじめとした内視鏡研修を受けつけて
いる.

> **この項のまとめ**
> ▶ 施設の現況のなかで工夫してトレーニングを積ん
> でいく.

おわりに

　筆者らの施設における食道・胃・大腸 ESD の
教育プログラムについて概説した. こまかい目
標設定と，それを一つずつ確実にクリアしてい
くことが安全・確実かつ効率的なトレーニング
法と考える. また，研修中の偶発症増多などの
負担を患者が被ることは厳に慎むべきであり，

指導医が常に backup 体制をとり，初期治療成績低下を回避しつつ修練すべきである．保険収載されたとはいえ，万人が行うには時期尚早であり，施設の現況に合わせて修練し，確実に施行できる術者を増やしていくべきと考える．

文　　献

1) Ono, H., Kondo, H., Gotoda, T., et al.：Endoscopic mucosal resection for treatment of early gastric cancer. Gut　48；225-229, 2001
2) 赤松泰次，金子靖典，須澤兼一，他：各消化管臓器における ESD の位置づけ．消化器内視鏡　20；269-274, 2008
3) 大圃　研：消化器癌に対する低侵襲性手術 EMR から ESD へ．昭和医会誌　71；3-9, 2011
4) Tsuji, Y., Ohata, K., Sekiguchi, M., et al.：An effective training system for endoscopic submucosal dissection of gastric neoplasm. Endoscopy　43；1033-1038, 2011
5) Kakushima, N., Fujishiro, M., Kodashima, S., et al.：A learning curve for endoscopic submucosal dissection of gastric epithelial neoplasms. Endoscopy　38；991-995, 2006
6) Choi, I.J., Kim, C.G., Chang, H.J., et al.：The learning curve for EMR with circumferential mucosal incision in treating intramucosal gastric neoplasm. Gastrointest. Endosc.　62；860-865, 2005
7) 貝瀬　満，田尻久雄：トレーニングシステムの構築．消化器内視鏡　16；749-753, 2004
8) 今川　敦，河原祥朗，藤木　茂，他：ESD のトレーニング法．消化器内視鏡　17；619-623, 2005
9) 大圃　研，木庭郁朗，伊藤高章，他：大腸 ESD の効果的トレーニング法．消化器内視鏡　22；235-243, 2010
10) Chiba, H., Ohata, K., Ohno, A., et al.：Perforation with retroperitoneal emphysema after endo-scopic submucosal dissection for a rectal carcinoid tumor. Endoscopy　42(Suppl. 2)；E85-E86, 2010
11) 矢作直久，林　武雅，菊池大輔，他：大腸 ESD 手技の実際．消化器内視鏡　20；355-359, 2008
12) Ohata, K., Ito, T., Chiba, H., et al.：Effective training system in colorectal endoscopic submucosal dissection. Dig. Endosc.　24(Suppl. 1)；84-89, 2012
13) Shiga, H., Kuroha, M., Endo, K., et al.：Colorectal endoscopic submucosal dissection (ESD) performed by experienced endoscopists with limited experience in gastric ESD. Int. J. Colorectal Dis.　30；1645-1652, 2015
14) Ohata, K., Nonaka, K., Misumi, Y., et al.：Usefulness of training using animal models for colorectal endoscopic submucosal dissection：is experience performing gastric ESD really needed? Endosc. Int. Open　4；E333-E339, 2016
15) Ohya, T., Ohata, K., Sumiyama, K., et al.：Balloon overtube-guided colorectal endoscopic submucosal dissection. World J. Gastroenterol.　15；6086-6090, 2009
16) Ohata, K., Sakai, E. and Ohya, T.：Balloon overtube can improve maneuverability of the endoscope during colorectal endoscopic submucosal dissection. Dig. Endosc.　29(Suppl. 2)；68-69, 2017
17) Ono, S., Fujishiro, M., Goto, O., et al.：Endoscopic submucosal dissection for colonic laterally spreading tumors is difficult after target tattooing. Gastrointest. Endosc.　69；763-766, 2009
18) 大圃　研，木庭郁朗，小豆嶋銘子，他：食道・胃 ESD に必要な技術とトレーニング法．消化器の臨床　15；201-206, 2012

（大圃　　研，辻　　陽介，千葉　秀幸，
野中　康一，村元　　喬，大谷　友彦）

（臨牀消化器内科 Vol. 27 No. 12, 1569-1576, 2012　改訂）

咽頭 ESD

Key words：咽頭 ESD，咽頭癌，糸付きクリップ

はじめに

内視鏡的粘膜下層剝離術（endoscopic submucosal dissection；ESD）は 2000 年に食道癌へ応用され[1),2)]，咽頭・喉頭領域の表在癌も切除可能となった[3)]．本稿では自験例をもとに，咽頭癌に対する ESD の現状と限界に関して解説する．

咽頭癌の診断

咽頭には粘膜筋板がなく，上皮層，上皮下層の下部は筋層である．また，上皮内癌と上皮下浸潤癌に対する，組織学的な深達度基準に関する規約が未整備である．一般に基底膜が保たれている状態を上皮内癌，基底膜を破壊し，上皮下層へ浸潤しているが筋層に至らない状態を上皮下浸潤癌と称している．

ESD にて加療した自験下咽頭癌症例では，上皮内癌は 86％，上皮下浸潤癌は 14％であった．腫瘍径 10 mm 未満では全例が上皮内癌であったが，腫瘍径 10 mm 以上では，その 75％が上皮下浸潤癌であった．また，肉眼型別に検討すると，主肉眼型が 0-I 型は全例が，0-IIa 型では 24％が上皮下浸潤していたが，0-IIb 型の上皮下浸潤例は 4％のみであった．また 0-IIa 型のうち，IIa 成分径が 5 mm 未満の病変は全例が上皮内癌であったが，IIa 成分径 5 mm 以上では 80％が上皮下浸潤癌であった．

したがって，上皮下浸潤の危険因子は腫瘍径 10 mm 以上，肉眼型 0-I，および IIa 成分径 5 mm 以上の 0-IIa 型癌であった[3)]．

咽頭癌 ESD の適応

ESD の適応は転移のない表在癌であり，術前に頸部超音波検査，頸胸部 CT を施行し，リンパ節転移の有無を確認する．また，食道癌の合併率が高いため，上部消化管内視鏡検査を行う必要がある．そのうえで，深達度が上皮下層までにとどまり，臨床的にリンパ節，遠隔転移を認めない病変が ESD の適応となる．

この領域では超音波内視鏡検査ができないため，深達度診断は内視鏡で行う．しかし，輪状後部など，術前観察が困難な部位も多く，耳鼻科医とのカンファレンス等で，その適応を検討することが重要である．

Ⅲ 咽頭癌 ESD の手技（表）

1．挿管全身麻酔

咽頭癌の ESD では洗浄や出血のため，誤嚥をきたす危険が高く，挿管全身麻酔が必須である．また，十分な空間を確保するために，湾曲型喉頭鏡の併用が有用である[3)]（**図 1**）．挿管チューブを上唇正中に固定し，湾曲型喉頭鏡の中央にチューブをはめ込み，喉頭鏡の先端を喉頭蓋と挿管チューブの間にはめ込む．こうすると，喉頭蓋ごと喉頭展開が可能となり，working space を拡げることができる．

	Device	Setting	Effect	Wattage	Duration	Interval
Marking	Hook knife J	Soft Coag	5	40		
Mucosal incision	Hook knife J	Auto Cut（咽頭・食道）	5	60		
	Hook knife J	Endo Cut I（胃，十二指腸，大腸）	3		2	1
Submucosal dissection	Hook knife J	Spray Coag	2	60		
		Endo Cut I	3		2	1
Precut coagulation	Coagulasper	Soft Coag	3	40		
	Hook kinfe J	Spray Coag	1	7		
Hemostasis	Coagulasper	Soft Coag	5	40		
	Hook kinfe J	Spray Coag	2	60		

（佐久医療センター内視鏡内科）

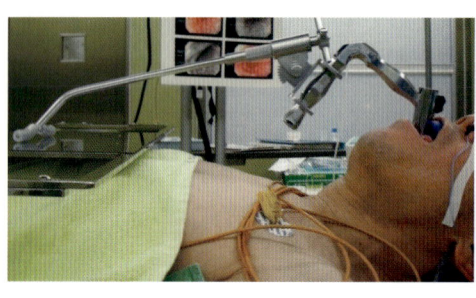
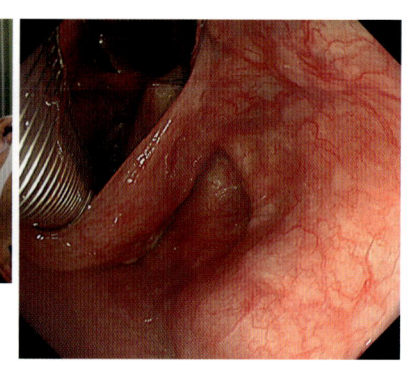

図1　湾曲型喉頭鏡
先端部を挿管チューブと声帯の間に挿入し，喉頭を挙上させる．

2．マーキング

　側方進展範囲診断にもっとも有用な方法はヨード染色である．挿管後に咽頭を十分に洗浄し，0.75〜1％のヨード液を散布し，範囲診断を行う．ヨード不染帯の外側約3mmの部位にマーキングを施行し，その外側を切開する．上咽頭や披裂喉頭蓋ひだから仮声帯領域は非腫瘍部分もヨード不染を呈するため，NBI（Narrow Band Imaging）や白色光（WLI）の情報をもとに範囲診断を行う．筆者ら（佐久医療センター内視鏡内科）はHookナイフを用い，Hookの向きを粘膜側へ向け，ナイフを収納した状態でシース先端を粘膜に接触させ（**図2a**），Soft凝固，effect 5，40Wでマーキングを施行している（**表，図2b**）．

3．上皮下局注

　咽頭ESDでは穿孔をきたす危険はなく，局注は必ずしも必要ではないが，上皮下層の視認性を向上させるために生理食塩水を0.5〜1ml局注している．多量に局注すると，咽喉頭浮腫をきたし抜管が困難となるため，注意を要する．ヒアルロン酸ナトリウムを用いると，膨隆が長期に継続し，抜管が困難となるため局注液は生理食塩水を用いる．

4．粘膜切開

　下咽頭は管腔臓器ではなく，複雑な形態であり，病変に対して垂直方向からの切開となる場面が多い．また，上皮下層が狭いため，先端系のデバイスを用いることが多い．筆者らは

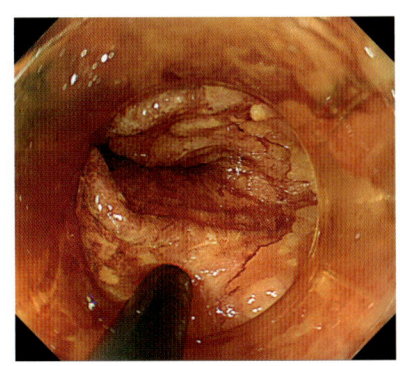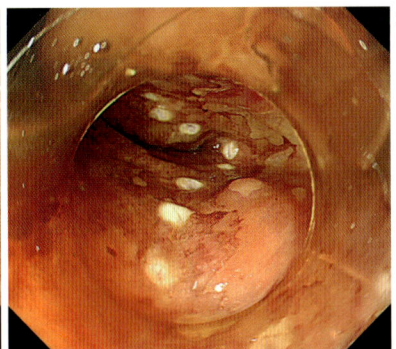

2a|2b

図2　マーキング
　Hook ナイフを収納した状態で，咽頭粘膜に接着し，Soft 凝固，effect 5, 40 W で約 1 秒通電するときれいにマーキングを行うことができる．

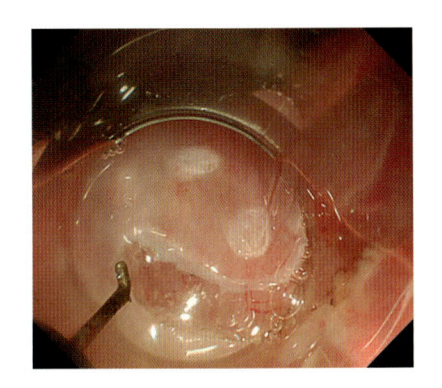

図3　粘膜切開
　Hook ナイフの Hook 部分で粘膜を引っかけるようにして，Auto Cut, effect 5, 60 W で切開を行う．

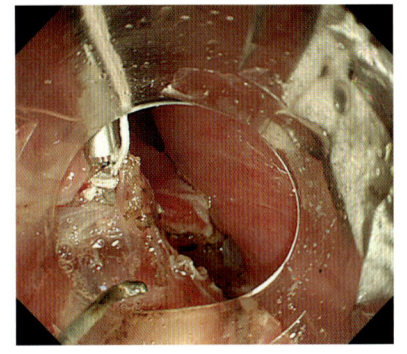

図4　clip with line method
　糸付きクリップで病巣を牽引することで，良好な視野とトラクションが得られる．

Hook ナイフを用いており，Hook 部分で上皮を把持しつつ，Auto Cut, effect 5, 60 W で粘膜切開を施行している（**図3**）．

5．上皮下層剥離

　上述のように，下咽頭 ESD では穿孔をきたす危険はないが，上皮下局注は上皮下層の視認性を向上させる効果がある．ただし，多量の局注や，粘稠度の高い溶液を局注すると，咽喉頭浮腫をきたして抜管が困難となるため，注意を要する．また，剥離を効率良く施行するには，良好な視野とトラクションを確保する必要があり，clip with line method[2)〜5)]が有用である（**図4**）．
　梨状陥凹部の咽頭腺は上皮下層に存在するが，下咽頭後壁から輪状後部では咽頭腺が筋層の中層に存在する．上皮内癌であっても導管進

展を介して筋層内の咽頭腺へ進展する可能性があるため，上皮下層ではなく筋層の中層を剥離する必要がある．**図5**は下咽頭後壁の上皮内癌に対する ESD 切除標本ルーペ像である．筋層内に導管と咽頭腺が認められる．上皮内癌であっても導管を介して咽頭腺へ進展することがあるため，咽頭腺より深い層で筋層剥離を行う必要がある．

【症例1】60 歳代，男性
　定期検診目的の上部消化管内視鏡検査にて右梨状陥凹に brownish area を認めた．NBI 近接観察にてドット状の異常血管が認められ squamous cell carcinoma（SCC）と診断した（**図6a**）．挿管全身麻酔下に湾曲型喉頭鏡にて喉頭展開を行った．
　白色光では右梨状陥凹に不整形な発赤領域を

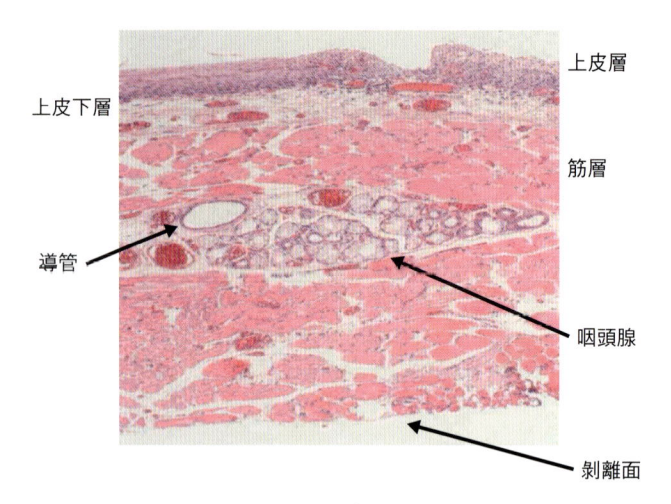

上皮下層

導管

上皮層

筋層

咽頭腺

剥離面

図5　咽頭腺の解説
　　梨状陥凹部では上皮下層に咽頭腺が存在するが，下
咽頭後壁から輪状後部では筋層内に咽頭腺を認める．
上皮内癌であっても，導管進展に伴い咽頭腺へ到達す
ることがあるため，下咽頭後壁から輪状後部では筋層
とともに食道腺までを剥離する必要がある．

認めた（**図6b**）．NBI拡大観察では拡張した異常血管が認められ，日本食道学会分類のB1に相当する異常血管と診断した（**図6c**）．

　ヨード染色にて，境界明瞭な不染帯を呈し（**図6d**），肛門側では輪状後部まで進展していた（**図6e**）．この部位は管腔が狭く，屈曲しており，ESDが困難な領域である．

　全周性にマーキングを行った後に，まず肛門側へグリセオールを1 ml局注し，Hookナイフを用いて粘膜切開を開始した（**図6f**）．引き続き剥離を試みたが，重力によるトラクションのみでは，良好な視野確保が不可能であった（**図6g**）．そこで，糸付きクリップで病変口側を牽引すると，良好な視野とトラクションを得ることができた（**図6h**）．

　一カ所の牽引のみでは，十分なトラクションを維持できなかったため，2個目の糸付きクリップを輪状後部肛門側へ留置した（**図6i**）．咽頭は構造が複雑なため，複数のクリップを要することが多く，本例では合計4個の糸付きクリップを駆使し（**図6j**），良好なトラクションを維持し

つつ剥離を完遂した（**図6k，l**）．

　最終診断は上皮内癌，SCC，SEP（invasion depth；680 μm），ly0，v0，HM0，VMX，0-Ⅱa＋Ⅱb，30×25 mmでR0切除であった（**図6m**）．

Ⅳ　偶　発　症

1．後　出　血

　症例は60歳代，男性で，下咽頭癌に対してESDを施行した（**図7a**）．帰室後5時間頃から徐々に血性の唾液排出が始まり，呼吸困難を訴えたため，10時間後に内視鏡再検したところ，ESD潰瘍からの出血を認めた（**図7b**）．ただちに内視鏡室で再挿管し，止血鉗子で止血した（**図7c，d**）．念のため，一晩呼吸管理を行い，以後は順調に経過した．

　ESD終了時の画像を再検討すると，潰瘍底に血液が付着しており，終了時の止血確認が不完全であったと推察された．後出血を予防するために，ESD終了時の十分な焼灼処置が重要である．

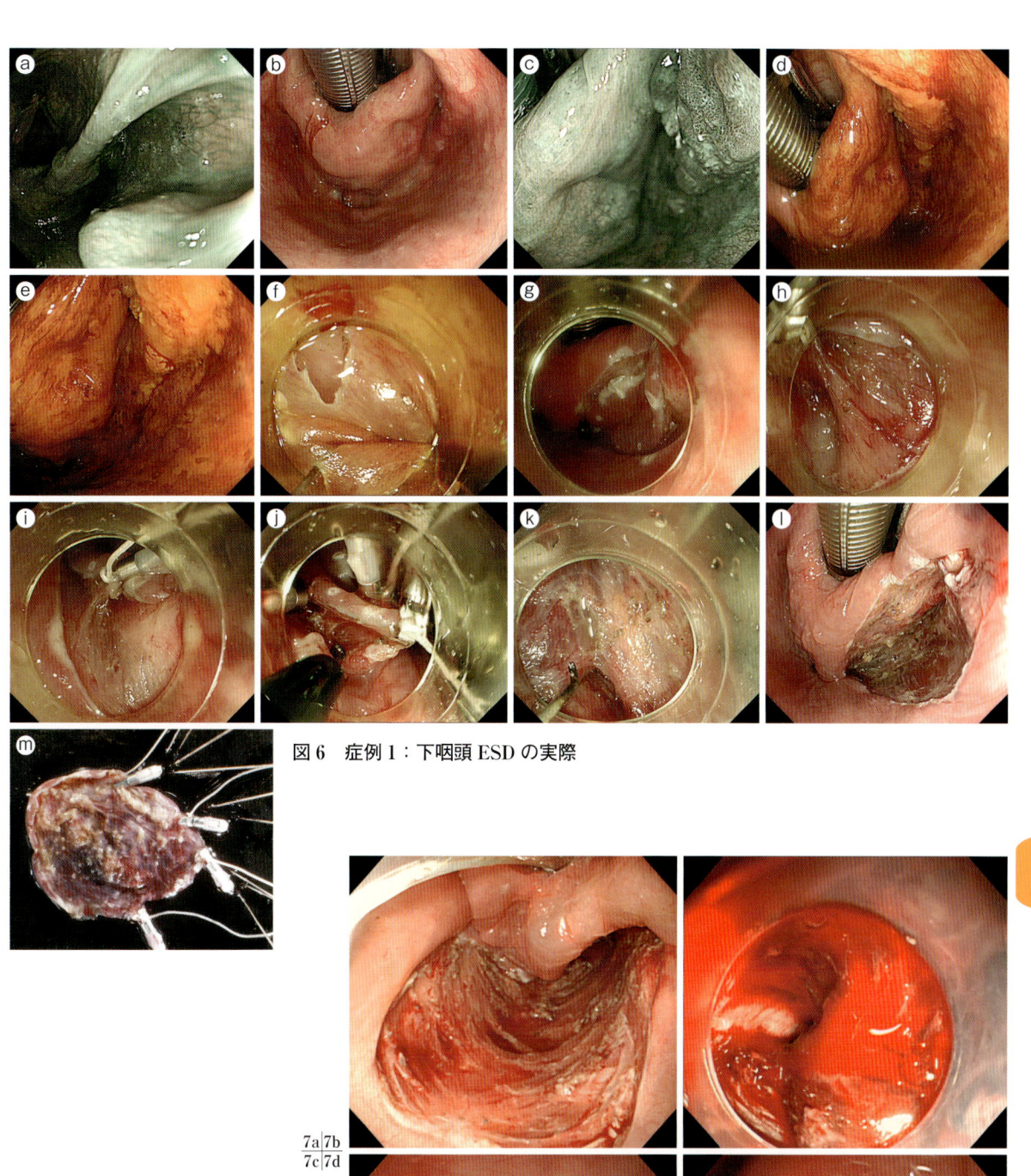

図6　症例1：下咽頭 ESD の実際

$$\frac{7a|7b}{7c|7d}$$

図7　後出血例

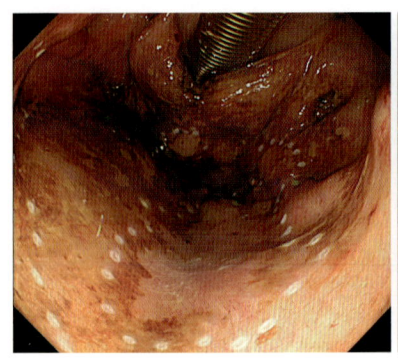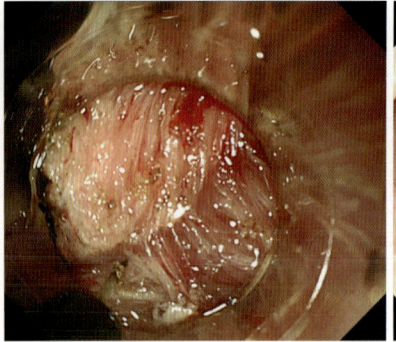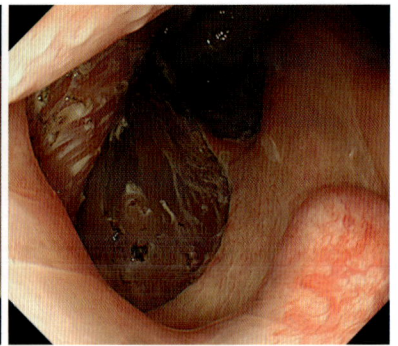

8a|8b|8c

図8　症例2：広範なESD後の嚥下機能低下例

2．嚥下障害

　病変が広範な場合や同時多発癌では，術後に狭窄や嚥下機能低下をきたす危険があるため，術前に十分な説明と同意を得る必要がある．

> 【症例2】60歳代，男性
>
> 　定期検診目的の上部消化管内視鏡検査にて下咽頭癌と診断された．病変は輪状後部へ進展しており，喉頭展開後のヨード散布にて，ようやくその全貌が観察された（図8a, b）．同時多発3病変に対して，一期的にESDを施行する計画とし，3病変の間に非腫瘍性上皮を残しつつ，それぞれをESDにて切除した（図8c）．最終診断はいずれも上皮内癌で断端は陰性であり，R0切除であった．
>
> 　帰室直後から唾液の誤嚥をきたし，肺炎を発症した．抗生剤にて肺炎は速やかに改善したが，経口摂取時に誤嚥を繰り返したため，中心静脈栄養を施行しつつ嚥下リハビリを行った．幸い術後狭窄には至らず，経口摂取が可能となり，術後87病日に退院となった．
>
> 　広範なESDを施行すると，狭窄をきたさなくとも嚥下機能が低下することがある．したがって，広範な同時多発病変では，時期を分けたESDを計画する必要がある．

おわりに

　ESDは下咽頭表在癌に対する有用な治療法だが，下咽頭は構造が複雑であり，難易度が高い．十分な経験を有する術者が，耳鼻科医，麻酔科医と協力して施行すべきである．

文　献

1) 小山恒男：食道癌に対するEMRの選択法．消化器内視鏡　12；718-719，2000
2) Oyama, T., Tomori, A., Hotta, K., et al.：Endoscopic submucosal dissection of early esophageal cancer. Clin. Gastroenterol. Hepatol. 3；S67-S70, 2005
3) 小山恒男，高橋亜紀子，北村陽子，他：中・下咽頭表在癌の内視鏡治―ESDの立場から．胃と腸 45；253-263，2010
4) 小山恒男，菊池勇一，島谷茂樹，他：胃EMRの適応拡大：hooking ナイフ法 with intra-gastric lesion lifting method．胃と腸　37；1155-1161，2002
5) Oyama, T.：Esophageal ESD：technique and prevention of complications. Gastrointest. Endosc. Clin. N. Am. 24；201-212, 2014

（小山　恒男，高橋亜紀子，依光　展和）

（臨牀消化器内科 Vol. 32 No. 4，387-392，2017　改訂）

十二指腸 ESD

Key words：十二指腸，表在性非乳頭部十二指腸腫瘍，十二指腸 ESD，OTSC，LECS

はじめに

十二指腸 ESD(endoscopic submucosal dissection)は技術的困難性や重篤な偶発症の問題もあり，また有用性や安全性の報告も少ないことから他の消化管とは一線を画する治療とされている．しかしながら，一方で他の消化管同様，内視鏡治療の標準化が求められてきているのもまた事実である．さらに近年，十二指腸腫瘍において Hiki ら[1]が開発した腹腔鏡・内視鏡合同胃局所切除(laparoscopy endoscopy cooperative surgery；LECS)を応用した手技に関する

報告も出てきており，治療法の選択という観点からも多くの議論がなされている．本稿では当院における表在性非乳頭部十二指腸腫瘍(superficial nonampullary duodenal tumor；SNADT)に対する ESD と偶発症の対処，ならびに LECS の現状につき解説する．

I 十二指腸 ESD

1．ESD を困難にする解剖学的特徴

十二指腸は粘膜下層に Brunner 腺が存在するため局注での膨隆形成・維持が不良である．そして粘膜下層の血管叢も豊富なため剥離の際

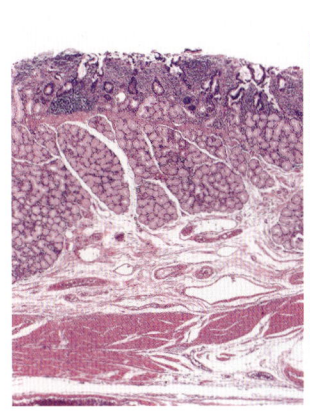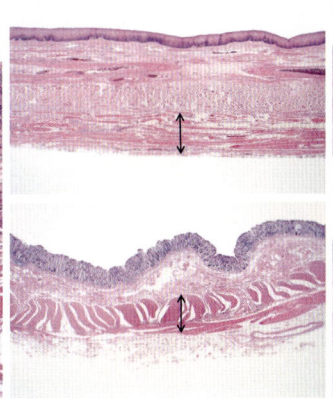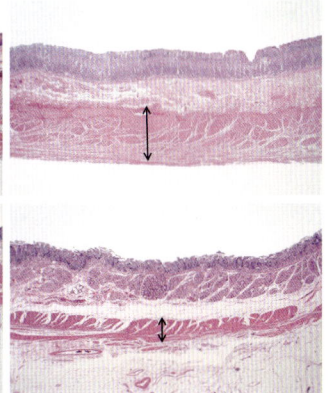

図1　十二指腸と他臓器との層構造の比較

a：HE 染色十二指腸正常組織断面(×400)．粘膜下層に Brunner 腺と豊富な血管叢が存在する．
b：HE 染色食道壁断面組織像(×100)
c：HE 染色胃壁断面組織像(×100)
d：HE 染色大腸壁断面組織像(×100)
e：HE 染色十二指腸壁断面組織像(×100)．十二指腸の固有筋層が相対的にもっとも薄い．

に出血も多く，固有筋層が他臓器と比較し非常に薄く穿孔の危険性が高い（**図 1**）．また蠕動が多く管腔が狭いうえに屈曲している部位が多いことも技術的困難性を招く要因となっている．

2．術前内視鏡と治療法の選択

十二指腸腫瘍診断は IEE（image-enhanced endoscopy）や拡大観察が普及してきた現在も診断基準が確立しておらず，質的および深達度診断の精度については問題もある．また生検での腺腫と癌の鑑別は困難であるうえに線維化を招き切除困難となる可能性もある．そこでわれわれは通常，色素，NBI（Narrow Band Imaging）観察と併せて共焦点内視鏡での診断を行っている[2]．深達度診断に迷う場合には EUS（endoscopic ultrasonography）も併用する．適応として実際は術前に腺腫から粘膜内の分化型腺癌と診断された症例としているのが現状であるが，内視鏡切除の意義としては診断的切除の意味合いが大きいものとなっている．そのため確実な一括切除と正確な病理診断を行うために当科での内視鏡治療は基本的に全例 ESD を施行している．サイズの小さな病変は EMR（endoscopic mucosal resection）が第一選択とする意見もあるが[3]，EMR はひとたび間違えば巨大穿孔を生じ深刻な事態を招くこともある．一方 ESD は偶発症のリスクが高いとされるが，正確に粘膜下層を視認しながら剝離が可能であり微小穿孔であれば内視鏡的閉鎖が可能と考える．

3．ESD の実際と戦略—安全な ESD のコツ（図 2）

1）治療環境

十二指腸はわずかな体動で筋層に局注針やナイフが接触するだけで容易に穿孔してしまうため，当院では安定した視野確保の目的で全身麻酔下，CO_2 送気下で ESD を行っている．

2）デバイスの選択

十二指腸 ESD においてはきわめて慎重かつ丁寧な切開，剝離操作が必要となる．われわれは先端系ナイフのショートニードルタイプの一つであるニードル長 1.5 mm の Dual ナイフ（**図 3a**）を基本としている．術中穿孔のリスクが高い十二指腸 ESD において，盲目的なナイフ操作は危険なため直視下で細かい剝離操作が可能である．またマーキング，粘膜切開，粘膜剝離，止血などの必要な処置をナイフ 1 本で完結できるというメリットもある．しかし，病変の部位によっては筋層に垂直に対峙してしまい，先端系ナイフでは剝離の際に穿孔の危険が高い場面にも遭遇する．そのような場面では先端ブレードを剝離したい方向に回転させることが可能なムコゼクトーム（HOYA ペンタックス社）（**図 3b**）を併用し安全な剝離を心掛けている．より細かい剝離操作を必要とする場合は食道，大腸に用いられる径が細いブレード長 2.5 mm のショートタイプを使用している．

3）高周波装置の設定

高周波装置は VIO300D（ERBE 社）を使用している．さまざまなモードと細かい設定をすることが可能であり，きわめて緻密な作業を必要とする十二指腸 ESD においては必要不可欠と考え全例に使用している．実際に使用している基本設定を**表**に示す．マーキングは局注が漏れず，粘膜損傷の少ないシャープなもの，切開は burnning effect による病変の焼き縮みを少なくし，絨毛をシャープに切開する．凝固は剝離の際に筋層への熱変性や，病変の炭化を少なくするために考えた設定である．筋層が正面に対峙する場合などは必要に応じて effect を下げるなどの調整をする場合もある．

4）マーキング

Dual ナイフの先端を出さない状態で軽く粘膜に押し当て行う．十二指腸腫瘍そのものは境

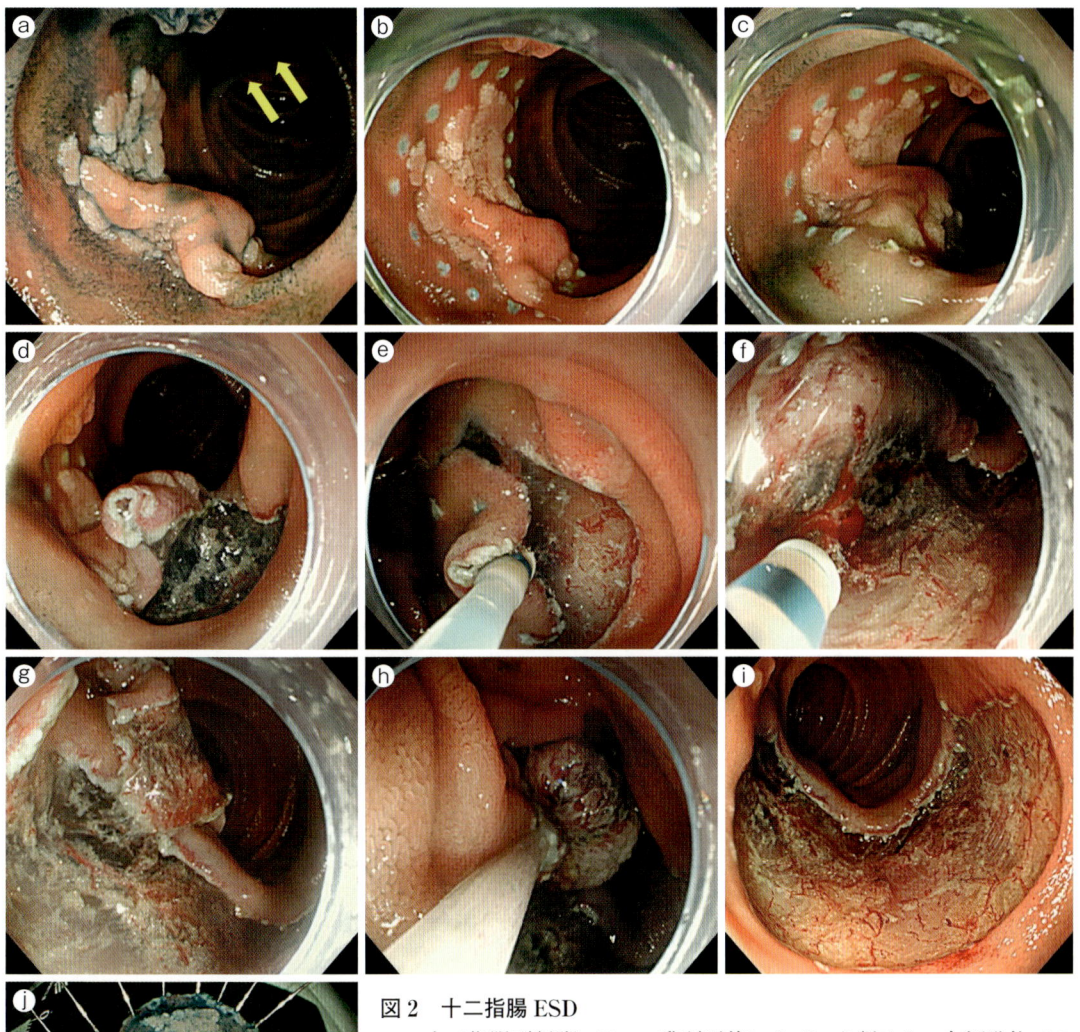

図2　十二指腸 ESD

a：十二指腸下行脚，Vater 乳頭近傍に 0- IIa を認める．左側臥位での
　　重力はインジゴカルミンの溜りとして確認できる（黄色矢印）．

b：マーキング

c：局注．粘膜切開がしやすいように，ひだの立ち上がりの部分に局注
　　し，ひだを消失させる．

d：重力方向を考慮し粘膜切開，粘膜下層剥離を行う．

e：ナイフ先端が筋層に垂直に対峙している．

f：粘膜下層には豊富な血管叢を認める．出血はナイフ先端を閉じて
　　凝固止血する．

g,h：粘膜下層がごくわずかに残る程度(g)になったら回収ネットで標
　　本を把持し鈍的に牽引切除する(h)．

i：切除後潰瘍底．穿孔なく一括切除となった．

j：切除標本 42×34 mm．病変 38×28 mm，tub1，0- IIa，depth M，
　　ly(−)，v(−)，HM0，VM0 で治癒切除となった．

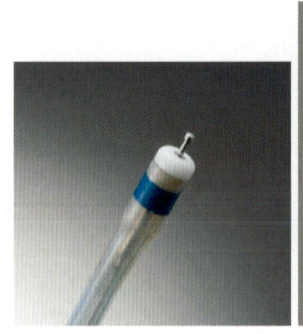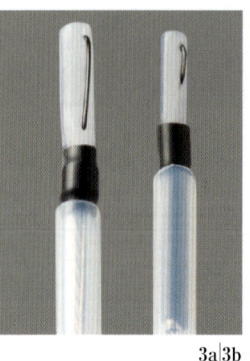

図3
a：Dual ナイフ，b：ムコゼクトーム

3a|3b

表 十二指腸 ESD の高周波設定

	VIO300D（ERBE 社）	
	Device	Setting
マーキング	Dual ナイフ	Soft Coag E4 50 W
粘膜切開	Dual ナイフ	Endo Cut I E2-D2-I2 Dry Cut E2 35 W
粘膜下層剥離	Dual ナイフ ムコゼクトーム※	Endo Cut I E2-D2-I2 Swift Coag E2 40 W Forced Coag E2 35 W
少量の出血	Dual ナイフ	Swift Coag E2 40 W Forced Coag E2 35 W
中等度～ 高度の出血	コアグラスパー （FD-411QR）	Soft Coag E5 60 W

E：Effect，D：Duration，I：Interval
※ムコゼクトームは剥離にのみ使用する．高周波
　設定は Swift Coag E2 40 W を推奨．
（NTT 東日本関東病院，埼玉医科大学国際医療セ
ンター）

界明瞭だが，術中出血が多く組織も脆いため，処置に伴い途中で切除ラインを見失うことも経験する．確実に一括切除をするため当院ではマーキングを施行している（図2b）．

5）局　注

まず生理食塩水を局注し，確実に粘膜下層に入っていることを確認したのちにヒアルロン酸ナトリウム（ムコアップ®；ボストン・サイエンティフィック社）原液を局注する．粘膜下層が薄く Brunner 腺が存在するため，局注による良好な膨隆が得られにくい．また針を壁に直角に穿刺すると容易に全層を貫き穿孔してしまう．コツはひだの立ち上がりの部分などに粘膜と直角にならないように穿刺すると比較的注入しやすく安全であり，ひだも消失し粘膜切開もしやすくなる（図2c）．

6）粘膜切開

当院では基本 1.5 mm の Dual ナイフ（オリンパス社）を使用している．先端系で少しずつ確実に行う．広い粘膜切開を行うと局注液が容易に抜けてしまうため，まずはスコープが潜り込める程度の部分切開にとどめておき（図2d），確実に潜り込みができたら全周切開を行う．

7）剥　離

できるだけナイフを押し当てないように注意しながら行う．筋層に垂直に対峙するような場合は Dual ナイフ先端で粘膜下層を束ねるように引っ掛け筋層から離し，管腔側にテンションをかけ少しずつ剥離を進めていく（図2e）．止血処置においても無駄な凝固止血を繰り返せば穿孔を起こす．正確に出血点を確認しナイフを閉じた状態で押し当てすぎずに止血を行う（図2f）．瘢痕症例や潜り込みが難しい症例には ST フード（富士フイルム社）やフックナイフ（オリンパス社）の使用も有用とされており[4]，前述したムコゼクトームも剥離に行き詰まった際には使用してみるのも一考である．実際に有用であった症例を提示する（図4）．

8）標本回収

標本が肛門側へ落下し回収困難となるのを避

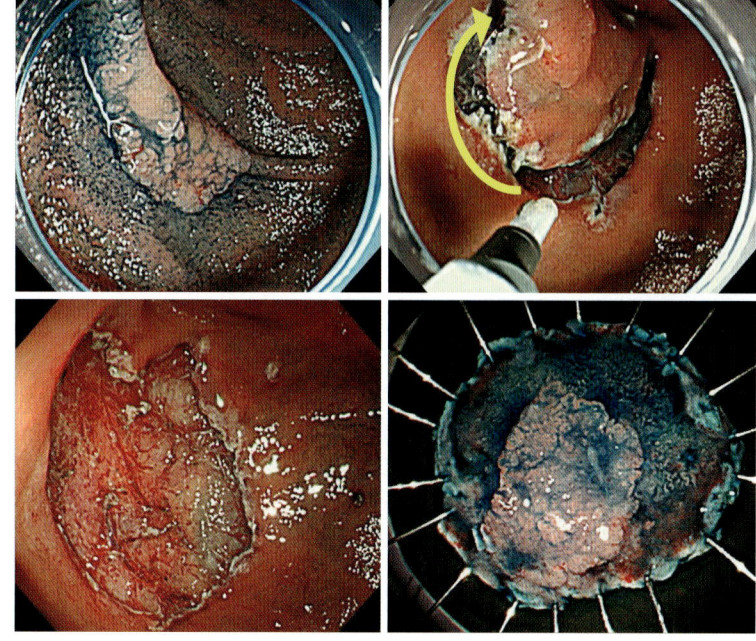

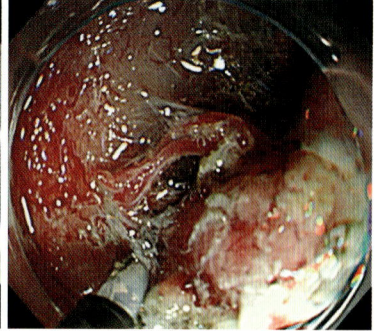

4a 4b 4c
4d 4e

図4　ムコゼクトーム使用例
a：十二指腸下行脚の 15 mm 大の 0-Ⅱa
b：Dual ナイフでは筋層に垂直に対峙してしまうため，ムコゼクトームに変更した．先端ブレードを剝離する方向（黄色矢印）に回転させた．
c：絶縁部分を筋層にあて，ブレードが粘膜下層を正確に捉えることで安全な剝離が可能であった．
d：ESD 後潰瘍底．穿孔なく一括切除となった．
e：切除標本

けるため，剝離の際粘膜下層を少しだけ残しておき（図2g），回収ネットで標本を把持し鈍的に牽引・回収し（図2h），標本の紛失を防いでいる．

Ⅱ　当院における偶発症への対応・対策

1．術中穿孔・出血―カウンタートラクション（糸付きクリップ法）（図5）

　カウンタートラクションをかけ切除する手法は食道・胃のみならず十二指腸でも有効であり，潜り込みが難しいような症例ではしっかりと粘膜下層や固有筋層を視認しながら安全に剝離・止血を行うことができる．また切除標本の回収にも有用である．

2．遅発性穿孔・後出血の予防―潰瘍底の縫縮

　胆汁・膵液曝露に伴う遅発性穿孔・後出血を予防するためには可及的に潰瘍底を閉鎖しておく必要がある．クリップ（図6a～c）や留置スネ

アによる巾着縫合法（図6d～f）での縫縮は有効とされるが，術後にすべて脱落し潰瘍底が露出していることもあり，また潰瘍底が広い場合は縫縮困難となることも多い．そこで当院ではOver-The-Scope-Clip（OTSC®）system（Ovesco Endoscopy AG）を用いて潰瘍底を完全縫縮している（図7）．本来，OTSC は消化管穿孔部や瘻孔の閉鎖・縫合，動脈出血の強力な止血などを内視鏡下に施行できる消化管全層縫合器として開発されたデバイスであり，現在では医原性の消化管穿孔など（図8a～c）に対しても応用され安全性，有用性なども報告されている[5]．しかし，潰瘍底の局在や面積によっては通常のクリップ同様縫縮が難しい点，やり直しがきかない点，コストがかかる点などは今後検討の余地がある．さらにOTSCでの閉鎖困難例（図8d～f）または閉鎖失敗例（図8g～i）に対しては潰瘍底完全縫縮を目的としたLECS[6]を施

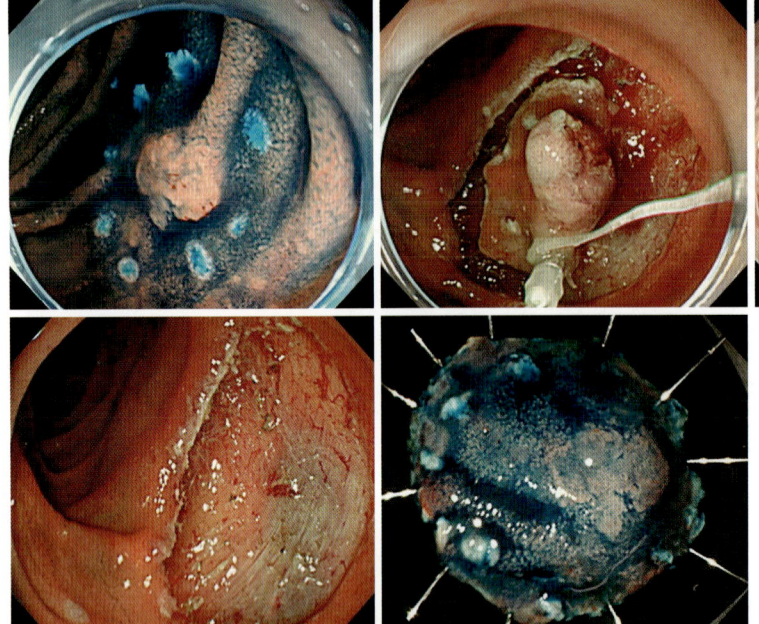
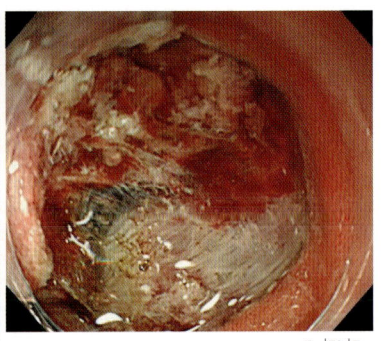

5a|5b|5c
5d|5e

図5　十二指腸 ESD：糸付きクリップ法

a：十二指腸下行脚の 10 mm 大の 0-Ⅱa

b：全周切開後，病変口側辺縁に糸付き
　クリップを付け牽引する．

c：粘膜下層が視認できるようになり，
　安全な剥離が可能となった．

d：ESD 後潰瘍底

e：切除標本

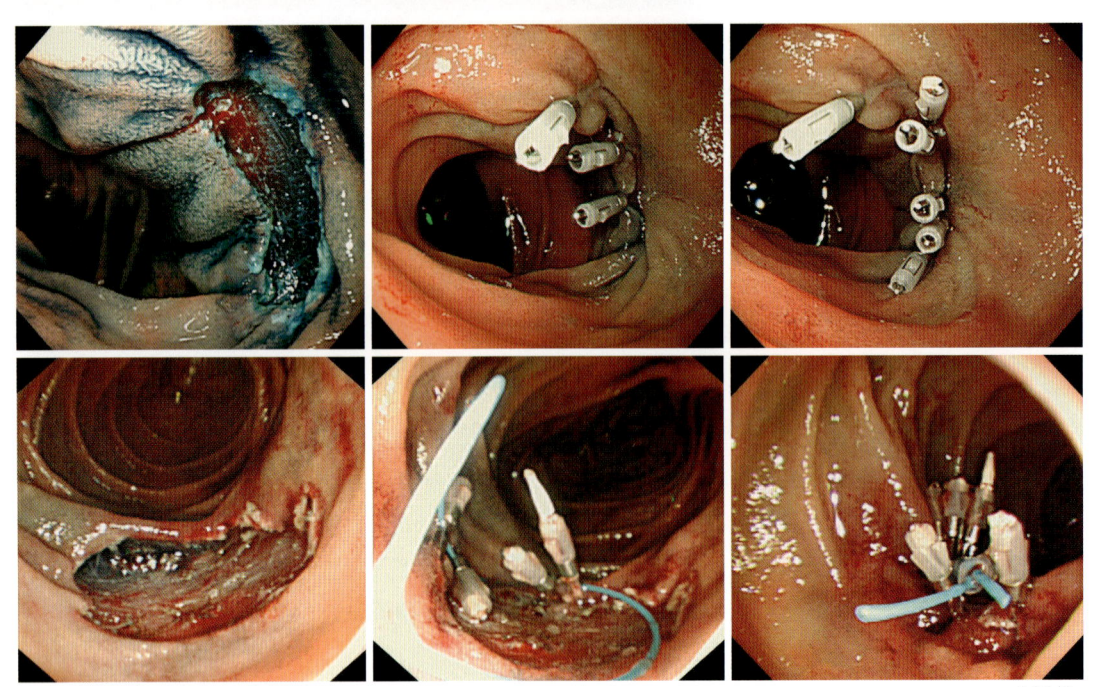

図6　ESD 後の潰瘍底縫縮

6a|6b|6c
6d|6e|6f

＜クリップ縫縮＞a：ESD 後潰瘍底

　　　　　　　　b：クリップにて潰瘍底を縫縮．

　　　　　　　　c：隙間を埋めて完全縫縮をした．

＜留置スネア縫縮＞d：ESD 後潰瘍底

　　　　　　　　e：クリップをアンカーにして留置スネアを潰瘍辺縁粘膜に留置する．

　　　　　　　　f：留置スネアを絞めて潰瘍底を完全縫縮した．

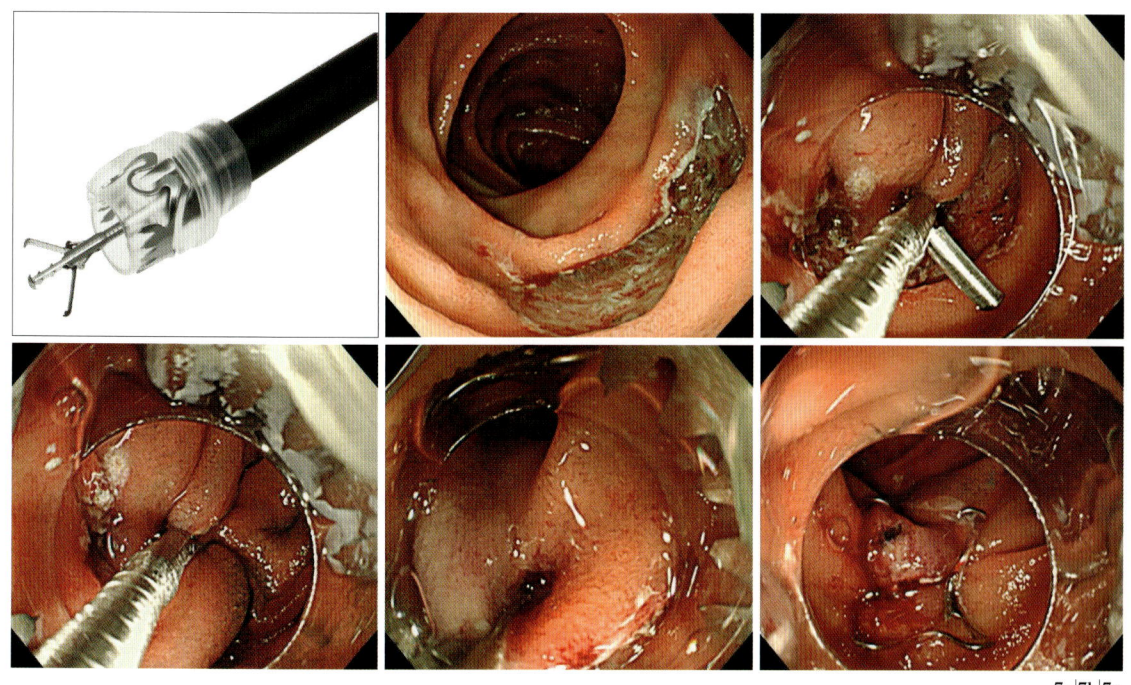

図7 OTSC

7a|7b|7c
7d|7e|7f

a：OTSC system と Twin glasper®（ホームページより転載）
b：ESD 後潰瘍底
c：Twin glasper で潰瘍辺縁粘膜を把持する．
d：対側辺縁も把持し寄せ合わせる．
e：アプリケーターキャップ内に把持した粘膜を引き込み，吸引をかけながら
　クリップを留置する．
f：潰瘍底はクリップにて完全に縫縮されている．

十二指腸 ESD

行している．そのほか，当院では積極的には行っていないが，ネオベール®とフィブリン接着剤を用いて潰瘍底を保護する方法も報告がある[7]．安全を最優先に考え状況に適した縫縮法を選択すべきである．

III　当院における SNADT に対する治療法の選択 — LECS との使い分け

＜当院における治療法の変遷（図9）とEALFTRとの使い分け＞

SNADT に対する治療において確実に潰瘍底を閉鎖する方法が確立するまでは内視鏡治療の選択は慎重であるべきと考え，当院ではSNADT に対する内視鏡治療は2011年7月以降施行しなかった．その代替法としてわれわれは胃の LECS の技術を応用し正確な腫瘍切除ラインの同定と術後創部の完全縫縮を目的とした内視鏡補助下腹腔鏡下全層切除術（endoscopic-assisted laparoscopic full-thickness resection；EALFTR）に取り組んできた[8]．本法では全層切除に伴う腹腔内への腫瘍曝露の可能性が懸念された．そこでサイズの小さな腫瘍に対しては腹腔鏡下に EVL デバイスを用いた全層切除法（laparoscopy-assisted endoscopic full-thickness resection with ligation device；LAE-FTR-L）を考案し導入した[9]．そして現在は内

179

〈成功〉

〈困難〉

〈失敗〉

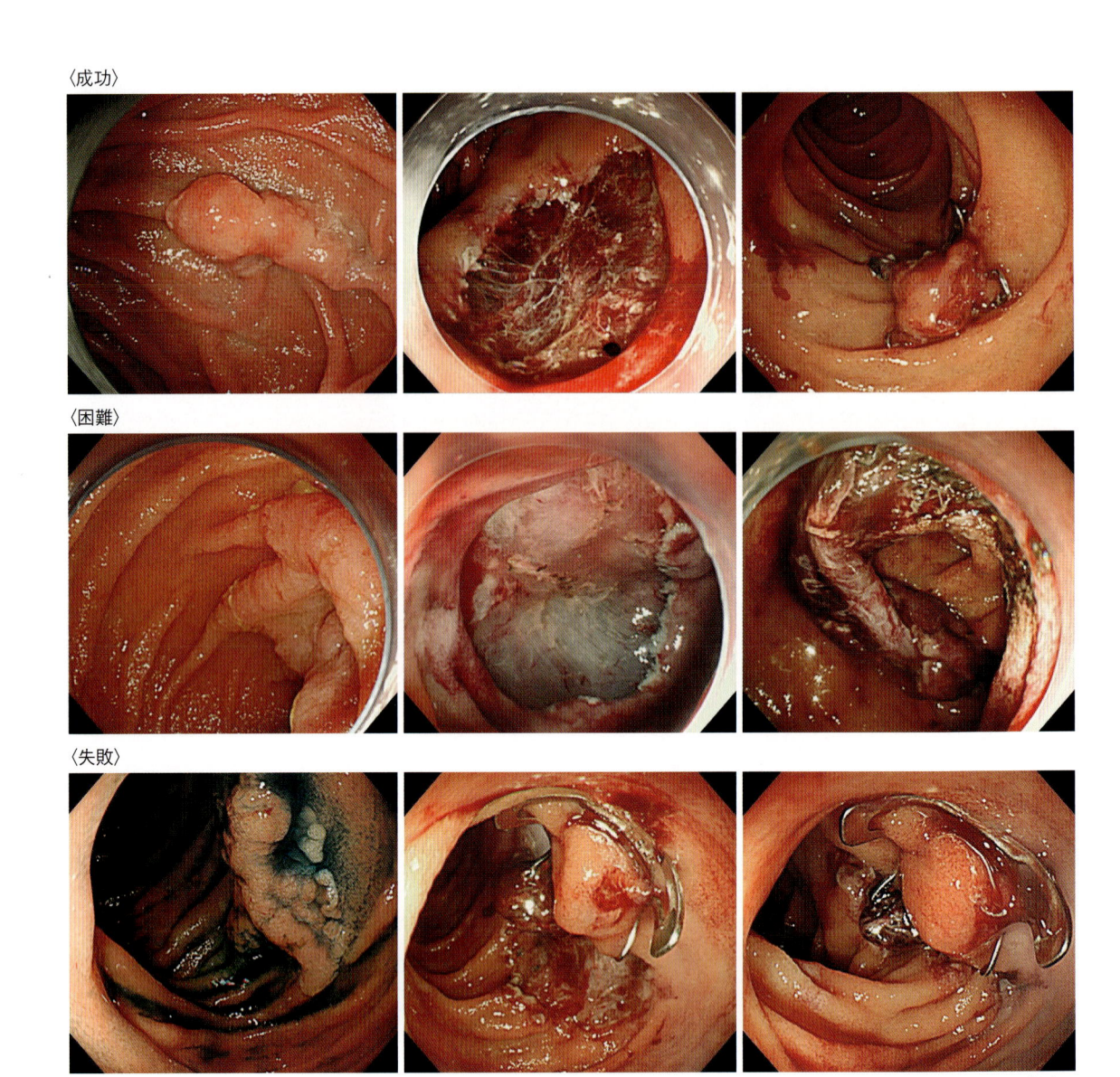

8a|8b|8c
8d|8e|8f
8g|8h|8i

図8　OTSC 症例

＜成功症例＞ a：十二指腸下行脚の 25 mm 大の 0-Ⅱa

　　　　　　b：病変は ESD で一括切除したが，術中穿孔をきたした．

　　　　　　c：OTSC による潰瘍底完全縫縮を行った．経過良好で術後 5 日で退院となった．

＜困難症例＞ d：下十二指腸角に 30 mm の 0-Ⅱa を認める．

　　　　　　e：35 mm の ESD 後潰瘍底

　　　　　　f：OTSC による縫縮は困難と判断し，LECS による漿膜筋層縫合での潰瘍底縫縮
　　　　　　　　を行った．

＜失敗症例＞ g：下十二指腸角に 25 mm の 0-Ⅱa を認める．

　　　　　　h：OTSC を用いたが完全縫縮が行えず，潰瘍底の中にクリップがかかってしま
　　　　　　　　い，縫縮困難，潰瘍底が半分露出した状態となった．

　　　　　　i：追加で LECS による漿膜筋層縫合を行い潰瘍底を完全縫縮した．

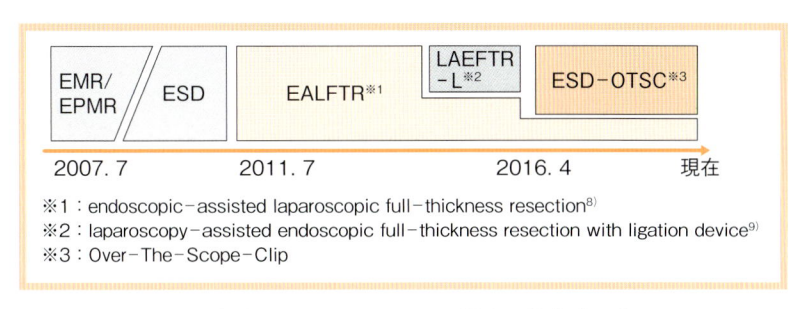

図9 当院における SNADT に対する治療法の変遷

視鏡治療後の潰瘍底に OTSC を使用する閉鎖法を用いて，2016 年 4 月より十二指腸 ESD を再開した．これらの方法を用いることで SNADT の切除は全層切除を回避できるようになり，現状ではリンパ節転移のない 10 mm 以下のカルチノイド（WHO 分類での NET G1 に相当）と粘膜下腫瘍（GIST）に対し EALFTR を行っている．

おわりに

十二指腸 ESD は内視鏡治療に精通した医師が慎重に行うべきである．また偶発症の程度によっては外科治療を余儀なくされる場合もあり，外科医との十分な連携・バックアップ体制を整備しておくことも重要である．常に危険と隣り合わせの十二指腸 ESD では"強い気持ちをもって進む勇気"と"無理をせず引く勇気"を冷静に併せもち，あらゆる工夫を駆使して安全を最優先に行うことが大切である．

文　献

1) Hiki, N., Yamamoto, Y., Fukunaga, T., et al.：Laparoscopic and endoscopic cooperative surgery for gastrointestinal stromal tumor dissection. Surg. Endosc.　22；1729-1735, 2008

2) Nonaka, K., Ohata, K. and Neumann, H.：Development of a new classification for in vivo diagnosis of duodenal epithelial tumors with confocal laser endomicroscopy：A pilot study. Dig. Endosc. 28；186-193, 2016

3) 岩田恵典，豊永高史：十二指腸腫瘍における EMR/ESD．消化器の臨床　11；249-253，2008

4) 布袋屋修，古畑　司，貝瀬　満，他：十二指腸表在性腫瘍に対する ESD．消化器内視鏡　7；1108-1115，2015

5) Mori, H., Ayaki, M., Kobara, H., et al.：Suitable closure for post-duodenal endoscopic resection taking medical costs into consideration. World J. Gastroenterol.　21；5281-5286, 2015

6) Irino, T., Nunobe, S., Hiki, N., et al.：Laparoscopic-endoscopic cooperative surgery for duodenal tumors：a unique procedure that helps ensure the safety of endoscopic submucosal dissection. Endoscopy　47；349-351, 2015

7) Takimoto, K., Imai, Y. and Matsuyama, K.：Endoscopic tissue shielding method with polyglycolic acid sheets and fiblin glue to prevent delayed perforation after duodenal endoscopic submucosal dissection. Dig. Endosc.　26；46-49, 2014

8) Ohata, K., Murakami, M., Yamazaki, K., et al.：Feasibility of endoscopy-assisted laparoscopic full-thickness resection for superficial duodenal neoplasms. ScientificWorldJournal　2014；239627, 2014

9) Ohata, K., Nonaka, K., Sakai, E., et al.：Novel technique of endoscopic full-thickness resection for superficial nonampullary duodnal neoplasms to avoid intraperitoneal tumor dissemination. Endosc. Int. Open　4；E784-E787, 2016

（田島　知明，大圃　研）

（臨牀消化器内科 Vol. 32 No. 4，423-431，2017　改訂）

Topic

十二指腸 ESD

Key words : ESD，SB ナイフ，食道，十二指腸，大腸

はじめに

　SB ナイフ（住友ベークライト社）は，内視鏡操作に制限が加わる状況下においても自在に内視鏡的粘膜下層剝離術（endoscopic submucosal dissection；ESD）の切離操作が行えるよう開発されたハサミ型ナイフである．食道，十二指腸，大腸は胃に比して内腔が狭く，内視鏡を自在に操作して切離を加えていくには難しい場合が少なくないため，本ナイフの有効性が大きく表現される臓器である[1)~3)]．なお，**表**に各臓器における推奨出力を示したが，筆者らは相性の良さから ESD-100（オリンパス社）を多用しており，これに沿って SB ナイフを用いた ESD を解説する．

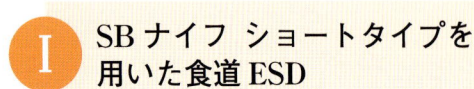

Ⅰ　SB ナイフ ショートタイプを用いた食道 ESD

　筆者らは，食道 ESD の際に IT ナイフ 2（オリンパス社）を用いて全周の粘膜切開を加えたのち，SB ナイフ ショートタイプ（**図 1a**）を用いて粘膜下層の剝離操作を行っている．

　内視鏡先端フードを利用して粘膜下層を展開し，SB ナイフ ショートタイプの湾曲した刃先を食道内腔中心側に向けて粘膜下層に挿入，これを把持する．刃先を鈍に設計して筋層の把持を予防しているため，先端がある程度ブラインドとなっても比較的安全に粘膜下層のみを把持しうる．その後，わずかなアングル操作で筋層からナイフを離し，すべり落ちない程度に軽く手前にナイフを引きながらパルスカットファースト 30 W を通電し切離する（**図 1b**）．

　一度にたくさんの粘膜下層を把持した際は切れ味が低下する場合もあるため，このような場合は刃先の先端側 1/2～2/3 程度までを利用して把持するよう操作方法を変更する．切離の際は比較的凝固能も強いため，こまかな毛細血管は止血状態を保ったままで切離できるが，径 0.5 mm 程度以上の太めの血管は把持した後にソフト凝固 40 W を通電して処置を加えたのち

表　各高周波装置と SB ナイフにおける推奨出力設定

		ESD-100	VIO300D	ICC200/350
SB ナイフ ショートタイプ（食道）	切離操作	パルスカットファースト 30 W	Endo Cut Q（E1 D1 I1）	Auto Cut（E3）120 W
	止血操作	ソフト凝固 40 W	Soft Coag（E4）40 W	Soft Coag 40 W
SB ナイフ GX タイプ（胃）	切離操作	パルスカットファースト 30 W	Endo Cut Q（E1 D3 I1）	Auto Cut（E3）120 W
	止血操作	ソフト凝固 80 W	Soft Coag（E4）80 W	Soft Coag 80 W
SB ナイフ Jr タイプ（大腸・十二指腸）	切離操作	パルスカットファースト 30 W	Endo Cut Q（E1 D1 I1）	Auto Cut（E1）120 W
	止血操作	ソフト凝固 40 W	Soft Coag（E5）40 W	Soft Coag 40 W

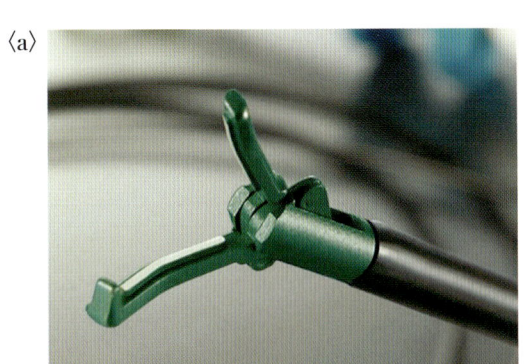
⟨a⟩

図1
a：SBナイフ ショートタイプ
b：SBナイフ ショートタイプによる食道粘
　膜下層の剥離操作．把持した後に刃先を
　引き込みながら通電を加える．

⟨b⟩
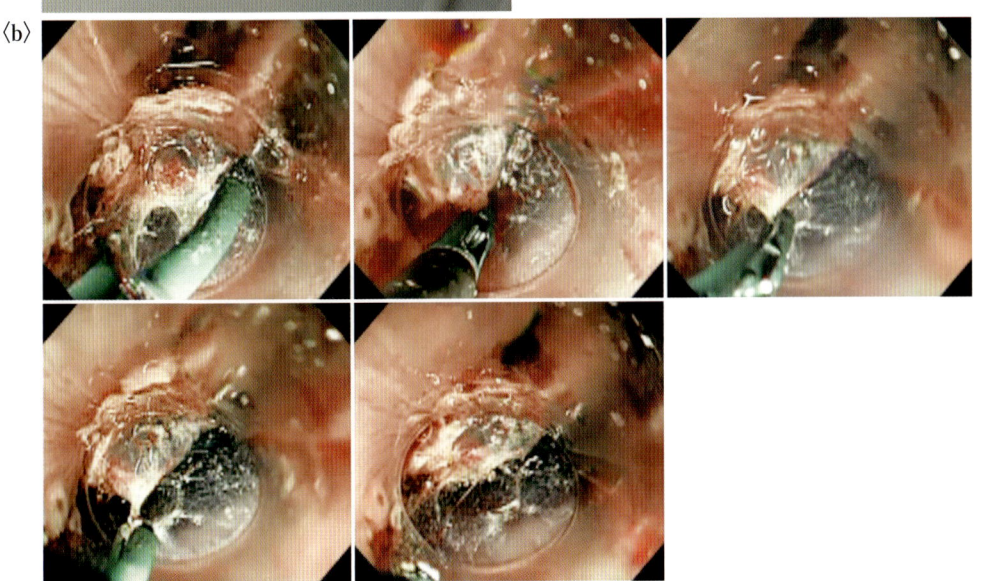

切離する．出血をきたした場合は出血源を把持してソフト凝固で止血を試みるが，ピンポイントでの把持が難しい場合は止血鉗子に切り替えてこれを行う．なお当科では，ウォータジェットを用いる際，洗浄液 500 ml 程度に 1% エピネフリン 1 ml を混ぜて使用しており，微小な出血はこれのみで止血を得られる場合も少なくない．また，刃先の湾曲を上方に向けた際，左の刃先に滑り止めのフックが位置するため左から右方向に向けて剥離操作を繰り返すと効率性が向上する．

II　SBナイフ GX タイプを用いた胃 ESD

　胃 ESD は基本的に IT ナイフ 2 を用いて行うことが多いが，胃病変などにおける強固な瘢痕を伴う部分の切離操作には SB ナイフ GX タイプ（**図2a**）が有用である．もともと GX タイプは海外医師の提案から，胃病変でも後述する大腸病変のようにトンネル法を行いやすくするため開発した．パルスカットファースト 30 W で操作を加えるが，先端部の湾曲した形状から切離深度をコントロールしやすく，鋭利な切れ味から瘢痕部の強固な線維を切離するのにも有効であった．また，大きな開き幅でありながら把持

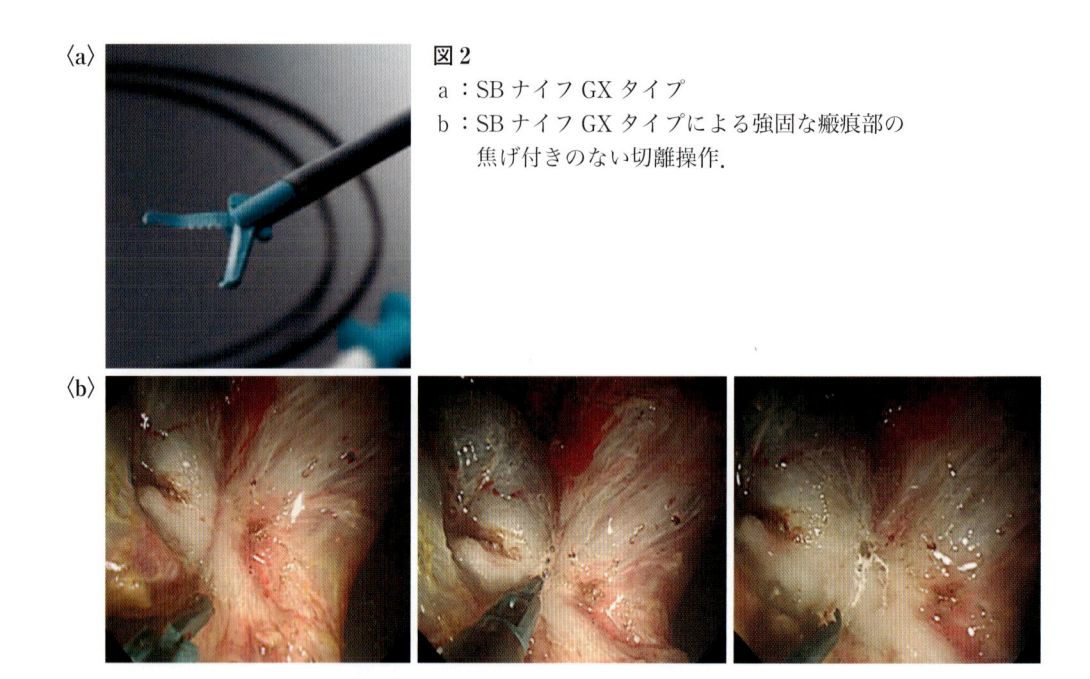

〈a〉

図 2
a：SB ナイフ GX タイプ
b：SB ナイフ GX タイプによる強固な瘢痕部の
　　焦げ付きのない切離操作.

〈b〉

部を確認しながら切離できるため，安全性を確保しながら効率性も高かった（**図 2b**）．

Ⅲ　SB ナイフ Jr タイプを用いた大腸・十二指腸 ESD

　SB ナイフ Jr タイプ（**図 3a**）は，粘膜切開・粘膜下層剥離を単一ナイフで操作できるように開発された小型のハサミ型ナイフである．二つの刃先は交差して対象を把持するため，剪断する力も加わり鋭利に切離操作を加えられる．粘膜切開・粘膜下層剥離操作ともにパルスカットファースト 30 W で行っている．また，短い刃先のためピンポイントで出血源を把持することも難しくなく，止血操作（ソフト凝固 40 W）も含めてすべてを単一ナイフで操作しうる．

　大腸 ESD を行う場合：基本的にトンネル法（**図 4**）を多用している．遠位側を横方向に粘膜切開した後，近位側も横方向に粘膜切開し，粘膜下層に潜り込んで近位側から遠位側に向けて剥離操作を加える．内視鏡先端部を大きく左右

に振らなくとも切離操作を加えられる SB ナイフの特徴を十分に生かしながら，粘膜挙上が大きく得られないような laterally spreading tumor non-granular type〔LST-NG（PD type）〕病変でも粘膜下層にテンションを効率的にかけて筋層直上を確実に切離していくことが可能である．大腸病変ではとくに粘膜下層深部の評価が重要である場合も少なくないため，筋層直上の粘膜下層を把持した後，先端が粘膜下層に向かうことを視認できる程度にアングル操作を加えて，筋層から刃先を離しながら切離する（**図 3b**）など，安全性を確保しながら十分量の粘膜下層を切除するよう心がけている．なお，切除後潰瘍は基本的にクリップ縫縮することとしており，完全縫縮の得られた例では後出血を認めていない．

　十二指腸 ESD を行う場合：後出血や遅発性穿孔の原因となりうる消化液の曝露から人工潰瘍面を保護する目的で，切除後のクリップ縫縮に加えて蛋白分解酵素阻害薬投与（術 1 週間前から内服し，術当日から翌日まで経静脈投与）

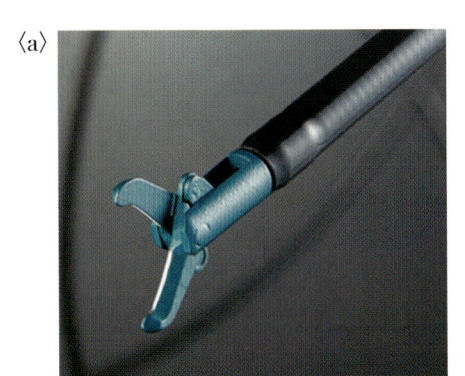

〈a〉

図3
a：SBナイフ Jr タイプ
b：SBナイフ Jr タイプによる大腸粘膜下層の剥離操
　　作．粘膜下層を把持した後に，画面上方の筋層側
　　から大腸内腔中心側にダウンアングルをかけて通
　　電を加える．
c：SBナイフ Jr タイプによる十二指腸粘膜下層の剥
　　離操作．画面上方の筋層側に，血管の豊富な粘膜
　　下層を残しながら腫瘍直下を剥離していく．

〈b〉

〈c〉

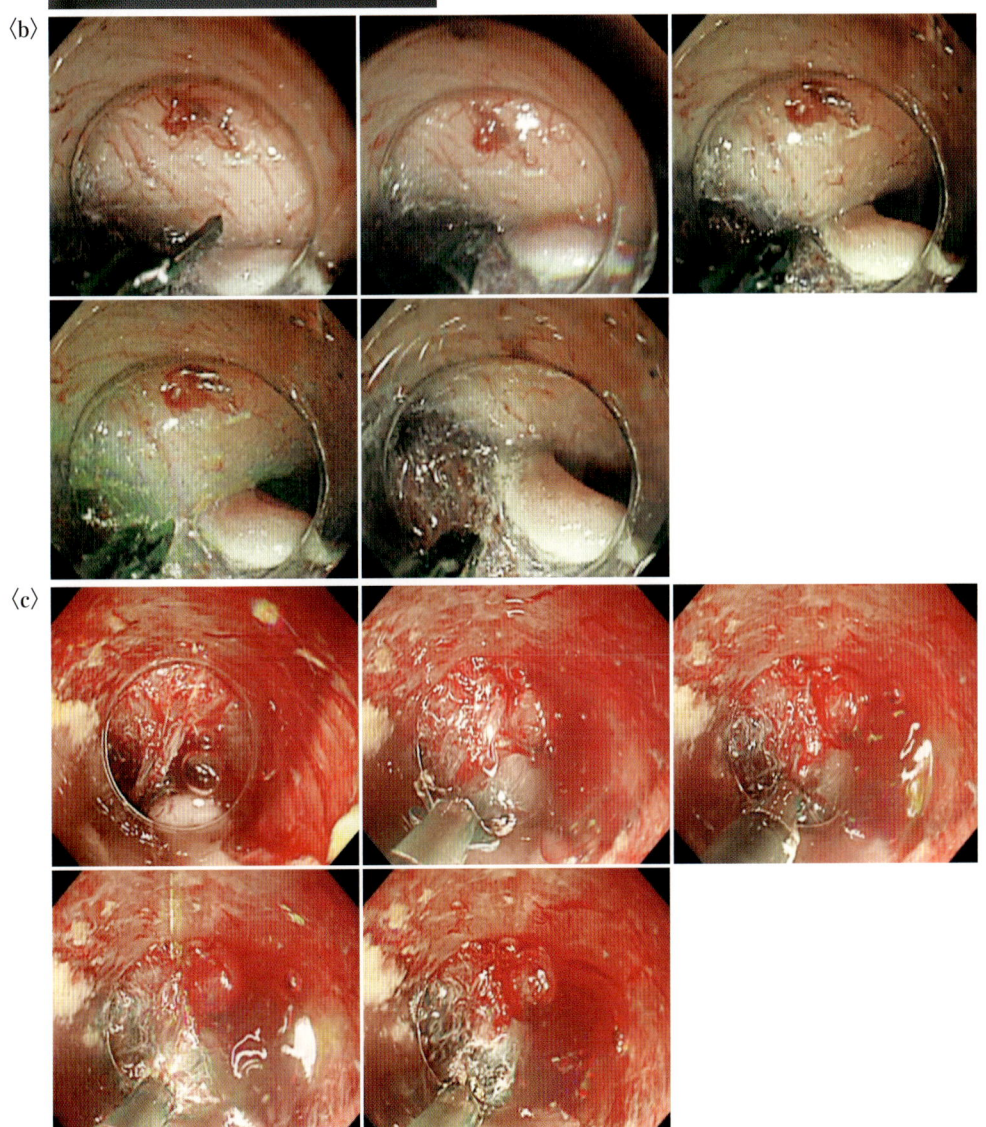

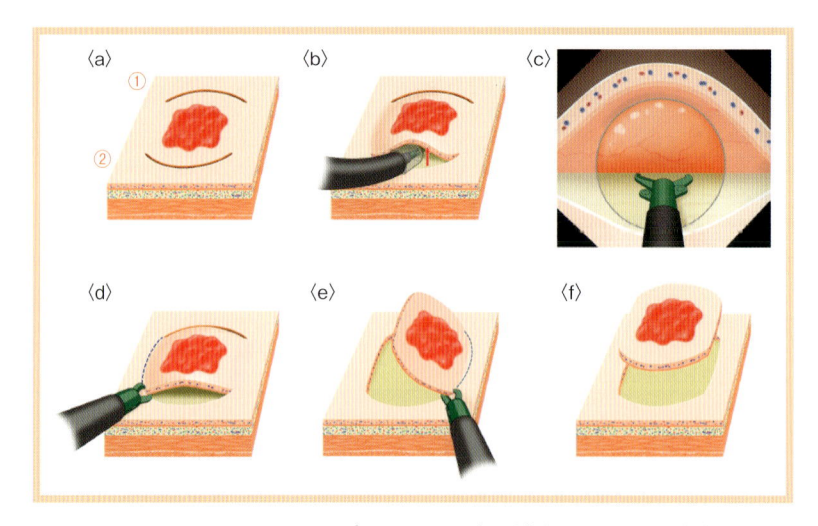

図 4　SB ナイフ Jr タイプによるトンネル法を用いた ESD 操作
a：遠位側を横方向に粘膜切開（①）した後，近位側を粘膜切開（②）．
b：粘膜下層に潜り込み近位側から奥へ向けて剥離操作を進める．
c：フード先端を押し当ててテンションを形成する．
d：粘膜下層にトンネル形成後，縦方向の粘膜切開を加える．
e：フラップ状になった残存粘膜を切開する（十二指腸ではここで糸付き
　　クリップを利用するとテンションをかけやすく小腸へ脱落しない）．
f：病変の切除完了．

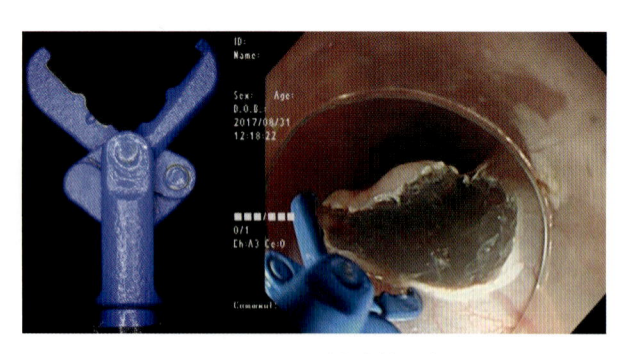

図 5　SB ナイフ Jr2 タイプと生体豚内の ESD 操作

を行っている．球部は hybrid ESD を選択する
ことが多いが，下行脚より肛門側は大腸と同様
にトンネル法（図 4）を多用している．その際の
剥離深度は，薄い筋層により配慮していること
から，他の臓器と異なり浅めに切離するように
している（**図 3c**）．同層にはこまかな血管も多い
ため，深部を剥離するよりも出血の懸念が多く
なるが，止血鉗子としても使用できる SB ナイ

フの特徴を生かして安定した操作を行うことが
可能である．

おわりに

操作性の制限される状況下で安定した切離を
行うことは，安全性の確保と効率性の向上に対
して重要な要素となる．操作に難渋する場合は

無理せず次の手を考慮すべきであるが，SB ナイフもそのようなななかでの選択肢の一つとなりうるものと考えている．

また現在，咽喉頭部における内視鏡治療にも応用できるよう，細径内視鏡でも使用可能な新たな SB ナイフ[4]や，Jr タイプの機能をさらに向上させた Jr2 タイプ(**図5**)も検討中であり[4]，今後も幅広く ESD 操作が安定化していくことを期待している．

文　献

1）本間清明：IT ナイフ・SB ナイフを用いた安全な食道 ESD．消化器の臨床　14；625-629，2011
2）本間清明，大久保俊一，大滝雄造，他：ハサミ型モノポーラ ESD ナイフ「SB ナイフ Jr タイプ」．臨牀消化器内科　26；602-604，2011
3）Oka, S., Tanaka, S., Takata, S., et al.：Usefulness and safety of SB knife Jr in endoscopic submucosal dissection for colorectal tumors. Dig. Endosc. 24；90-95, 2012
4）松尾康正，土田知宏，石山晃世志，他：SB knife pico を用いた食道 ESD．Gastroenterol. Endosc. 55；1162, 2013

（本間　清明，名和田義高，三浦　友来，

小林　　真，土田　知宏）

（臨牀消化器内科　Vol. 29 No. 1，97-100，2014　改訂）

Splash M-Knife を用いた ESD

Topic

Key words : Splash M-Knife，ESD，送水機能

はじめに

　内視鏡的粘膜下層剥離術（endoscopic submucosal dissection；ESD）は 2006 年 4 月に早期胃癌に対する治療法として保険収載されて以来，徐々に適応が食道，大腸へと拡がり，近年では消化管の上皮性腫瘍に対する治療として本邦で広く行われるようになってきた．さまざまなデバイスの開発や処置具の改良に伴い，かつては一部の達人の技であった ESD も一般的な手技として普及しつつある．しかし手技的な難易度は依然として高く，時には偶発症を生じたり[1]，治療に長時間を要することもあり，さらなる処置具の改良が望まれる．Splash M-Knife（DN-D2718B，DN-D2722B）[2]は，すでに臨床使用されていた Splash Needle（DN-D2718A，DN-D2722A）[3,4]に改良を加えた ESD 用のナイフである．1 本でマーキングから局注，粘膜切開，粘膜下層剥離，止血まで幅広い処置に対応可能であり，術時間の短縮に寄与できる．本稿では Splash M-Knife の特徴と使用法について概説する．

I　Splash M-Knife の構造（表1，図1）

　Splash M-Knife は先端系デバイスであり，1 本でマーキングから粘膜切開，粘膜下層剥離ま

表1　Splash M-Knife と Splash Needle の比較

	Splash M-Knife	Splash Needle
外　観		
ナイフ長	2.0 mm（収納時：0.5 mm）	2.5 mm
ディスクチップ径	φ 0.8 mm	—
ナイフ外径	φ 0.3 mm	φ 0.3 mm
メタルプレート径	φ 1.8 mm	—
挿入部最大径	φ 2.7 mm	φ 2.7 mm
挿入部径	φ 2.3 mm	φ 2.5 mm
有効長	1,800 mm　2,200 mm	1,800 mm
送水機能	○	○

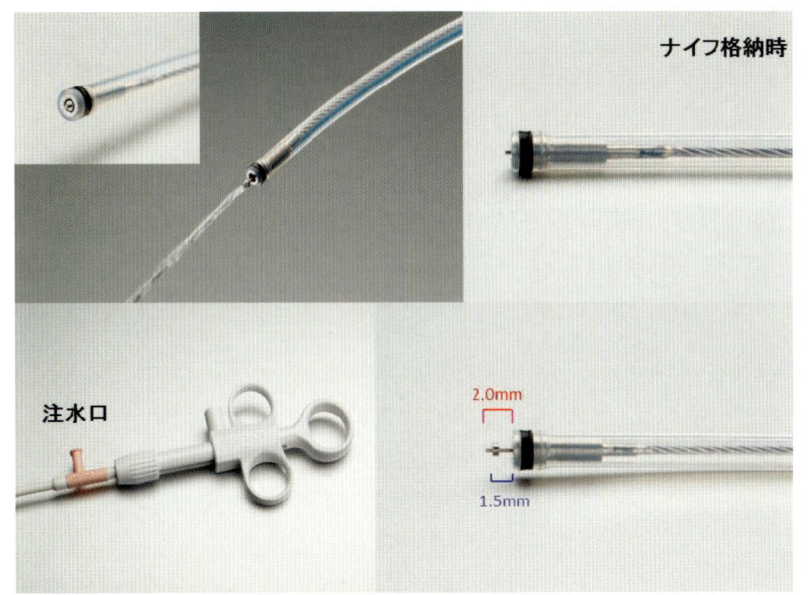

ナイフ格納時

注水口

2.0mm

1.5mm

図1 Splash M-Knife の構造

Splash M-Knife はシースからナイフ先端まで 2.0 mm であり，先端から 0.5 mm の部位に金属ディスクが存在する．シースの先端部分にも直径 1.8 mm の金属プレートが配置されている．注水口からの送水でナイフ先端から水が出る構造になっている．

〔PENTAX Medical 社より提供〕

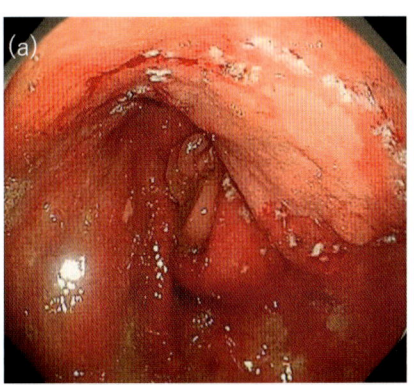
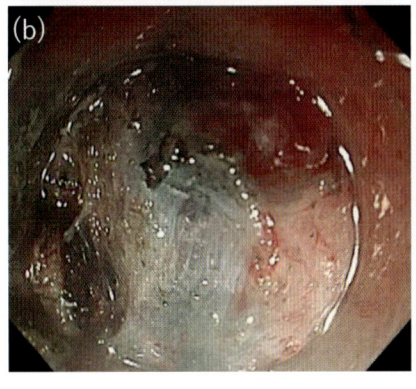
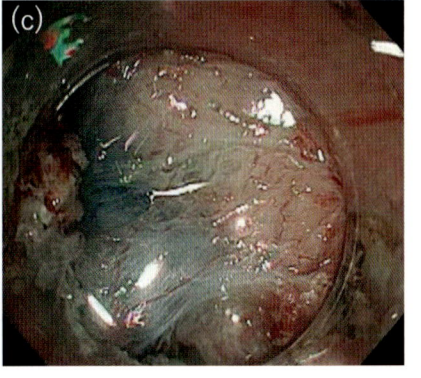

図2 Splash M-Knife での ESD の実際

a：シース先端部分に金属プレートが存在するため，ナイフを格納した状態で通電すると良好なマーキングが得られる．

b，c：粘膜下層剥離の最中にも，ナイフ先端からの送水により適宜局注を追加することができる（b：局注前，c：局注後）．

で対応可能である．Splash Needle の大きな特徴の一つであったナイフ先端部からの送水機能はそのまま踏襲し，シースの先端部と，ナイフの先端から 0.5 mm の部分に金属プレートを取り付けてある．シース先端部に金属プレートが存在することで，ナイフを格納した状態での通電によりクリアなマーキングを得ることができる（**図2a**）．また組織との接地面積が広いため，

術中出血に対しても大まかに出血点を把握できさえすれば容易にナイフでの止血が可能である．さらにナイフ先端の金属ディスクの存在により，広い剥離幅が得られると同時に剥離部のエッジに安定してナイフの先端を合わせることができるようになった．

ESD の最中はナイフの注水口にインジゴカルミン液を混注した生理食塩水入りのシリンジを接続し，適宜ナイフ先端から送水して粘膜下層への局注などに用いている．

 ## II 当院における Splash M-Knife を用いた ESD の実際

1．高周波装置の設定

東京大学医学部附属病院では高周波装置としておもに VIO300D(ERBE 社)を使用しており，概ね**表2**のような設定でESDを行っている．胃の粘膜下層剥離時には，もう少し Forced coag mode の出力を上げても良い場合があり，E3 50

W や E4 50 W など術者の好みに応じて適宜調整するのがよいと思われる．ESG-100(オリンパス社)での経験は少ないが，概ね表2のような設定を基本として，適宜術者の好みで変更するのがよいと思われる．

2．粘膜切開

Splash M-knife で粘膜切開を行う際には，ナイフを粘膜面にしっかりと押し当てて，ある程度テンションをかけて切ることが重要となる．粘膜筋板までしっかり切ることで，切開と同時に粘膜下層が広く展開するため，その後の粘膜下層の掘り込み・潜り込みが容易となる．Endo cut mode で連続通電する(フットペダルを踏み続ける)ことで，粘膜切開時の出血頻度を減らせる印象があるが，そのためには安定した内視鏡操作が必須であり，ある程度 ESD に習熟した術者が行うべきと考える．

表2　当院での高周波装置の設定

＜胃 ESD＞

	VIO300D(ERBE 社)		ESG-100(オリンパス社)	
Marking	Forced coag	E3 30 W	Forced coag 1	20 W
Mucosal incision	Endo cut I	E3-D3-I3	Pulse cut slow	30 W
Submucosal dissection	Endo cut I Forced coag	E3-D3-I3 E3 30 W	Pulse cut slow Forced coag 2	30 W 30 W
Minor oozing	Forced coag	E3 30 W	Forced coag 2	30 W

＜食道・大腸 ESD＞

	VIO300D(ERBE 社)		ESG-100(オリンパス社)	
Marking	Forced coag	E3 30 W	Forced coag 1	20 W
Mucosal incision	Endo cut I	E2-D2-I2	Pulse cut slow	25 W
Submucosal dissection	Endo cut I Forced coag	E2-D2-I2 E3 30 W	Pulse cut slow Forced coag 2	30 W 30 W
Minor oozing	Forced coag	E3 30 W	Forced coag 2	30 W

E : effect, D : duration, I : interval

3．粘膜下層剥離

　VIO300D を使用している場合には Endo cut mode 中心で粘膜下層剥離を行うが，この際にも連続通電により切開波の裏の soft 凝固波を最大限に利用することで，出血を減らしつつ効果的な剥離が可能である．食道や大腸の比較的細い血管に対しては，ナイフを血管に当てて Soft coag mode E5 100 W で血管を白色になるまで pre-coagulation した後に Forced coag mode でカットすることで，組織の焦げ付きを最小限に抑えつつ予防的止血が可能である[5]．胃の太い穿通枝や血管の多い部位では，Forced coag mode で連続通電しながら内視鏡をゆっくり操作し，あまりテンションをかけずに切ることで，比較的太い血管であっても出血させずに切ることができる．

　剥離の最中にはナイフ先端からの送水により適宜局注を追加することができる（**図 2b, c**）．粘膜下層局注から連続して剥離操作に移行できるので，視野を安定させるために右手を内視鏡から離せないような局面で非常に威力を発揮する．また局注追加のための処置具の入れ替え回数を減らすことができ，術時間の短縮につながる．ただし生理食塩水による局注はヒアルロン酸ほどの持続した膨隆効果は得られないので，確実に粘膜下層の膨隆を得たい部位や線維化のある部位，焦げ付いた部位などでは，局注針によるヒアルロン酸局注を用いたほうがよい局面もある．

　さらにナイフからの送水機能は，先端に付着した凝固組織を洗い流すことで，ナイフ先端の視認性の向上やナイフ切開能の低下を抑えることにも役立つ．またナイフ止血をする際に，出血点にナイフ先端を合わせるように視野を調整すると Water jet からの水流が出血点とずれてしまうことを時々経験するが，そのような際にもナイフ先端から送水することで，責任血管の

視認性を向上させることができる．

4．止　　血

　粘膜切開や粘膜下層剥離の際に出血が生じたときには，ナイフを格納した状態で出血点と思われる部位にナイフ先端をしっかり押し当て，やや長めに Forced coag mode にて通電する．Splash M-knife はシース先端部に金属プレートが存在することにより組織との接地面積が広くなっているため，ある程度の出血に対してはナイフ止血にて対応可能である．ただし焦げ付きの原因にもなるため，数回の通電で止血が得られない場合や激しい動脈性の出血の場合には止血鉗子での止血に切り替えたほうがよい．

おわりに

　以前は外科手術が選択されていたような大型病変や瘢痕病変など，治療に時間を要する病変に対しても近年は内視鏡治療が選択されるようになってきており，安全面を確保しつつ，同時に術時間の短縮も目指していく必要がある．従来は処置具の入れ替えを要していた局注や止血にもある程度対応可能である Splash M-knife はそのための選択肢の一つになると思われる．

文　　献

1) Park, Y. M., Cho, E., Kang, H. Y., et al.：The effectiveness and safety of endoscopic submucosal dissection compared with endoscopic mucosal resection for early gastric cancer：a systematic review and metaanalysis. Surg. Endosc.　25；2666-2677, 2011
2) Fujishiro, M. and Sugita, N.：Animal feasibility study of an innovated splash-needle for endoscopic submucosal dissection in the upper gastrointestinal tract. Dig. Endosc.　25；7-12, 2013
3) Fujishiro, M., Kodashima, S., Goto, O., et al.：Successful en bloc resection of superficial esopha-

geal cancer treated by endoscopic submucosal dissection with a splash-needle. Endoscopy 40 ; E81-E82, 2008

4) Fujishiro, M., Kodashima, S., Goto, O., et al. : Technical feasibility of endoscopic submucosal dissection of gastrointestinal epithelial neoplasms with a splash-needle. Surg. Laparosc. Endosc. Percutan. Tech. 18 ; 592-597, 2008

5) Tanaka, S., Toyonaga, T. and Morita, Y. : Endoscopic vessel sealing : A novel endoscopic precoagulation technique for blood vessels during endoscopic submucosal dissection. Dig. Endosc. 25 ; 341-342, 2013

（平山　慈子，辻　　陽介，藤城　光弘，
小田島慎也，山道　信毅，小池　和彦）

（臨牀消化器内科 Vol. 31 No. 1, 97-100, 2016　改訂）

糸付きクリップを用いた ESD

Key words：糸付きクリップ，トラクション，ESD

はじめに

　内視鏡的粘膜下層剥離術（endoscopic submucosal dissection；ESD）はあらゆる大きさ，形状の病変でも一括切除を可能にし，すでに本邦においては表在消化管癌に対する標準治療の一つとなっている．しかし，内視鏡的粘膜切除術（endoscopic mucosal resection；EMR）と比較して複雑な治療法であり，技術の習得には時間を要するのが現状である．そもそも通常のESDは，基本的に1本の腕で手術を行うような動作であり，きわめて不自然な作業である．そのため，ESDの開発当初から，いかに"外科医の左手"のようなトラクション効果を得ることができるかがESDの成否に大きく関わると考えられ，今日までトラクションをかけるためのさまざまな方法が開発されてきた．

　本稿では，数多く開発されてきたトラクション補助下ESDのなかでももっとも簡便で，広く普及している糸付きクリップを中心に，それぞれの消化管臓器での使い方のコツを概説する．

I　トラクション補助下 ESD の種類

　代表的なトラクション補助下ESDを**表**[1)~9)]に示す．それぞれの方法に良さがあるが，われわれは全消化管において，簡便に使用可能で安価な糸付きクリップを用いている．結腸では内視鏡をいったん抜去せずに糸付きクリップを使用できるTAC-ESD（traction assisted colorectal ESD using clip and thread）法を考案し，ほぼ全例で使用している．

II　基本的な糸付きクリップの準備手順

　小山らが報告しているオリジナルの作製法はあらかじめカセットからクリップを取り出して作り置きし，再度カセット内に収納しておく方法であるが[10)]，われわれは必要時にクリップをクリップ装置に装填してから糸付きクリップを作製して使用している．1~2分で作製可能である．以下に実際の手順を示す（**図1**）．

① ショートクリップ（図1a，HX-610-090；オリンパス社）をクリップ装置に装填する．先端角度90°のクリップがよく，135°のクリップは牽引した際に組織から外れることがある．

② クリップを半開きの状態にし，糸をクリップの腕の付け根に結ぶ（図1b，c）．糸は3-0ポリエステル糸（夏目製作所）を使用している．

③ クリップをクリップ装置に再収納する．

④ いったんスコープを抜去する．

⑤ クリップ装置を鉗子チャンネルに挿入する．

⑥ 内視鏡先端からクリップ装置が出たら糸を手繰り寄せ，糸全体をスコープの外側に引き出し，糸の先端にペアンなどの留め具をつけておく（図1d）．

⑦ いったん，クリップ装置先端を鉗子チャンネル内に戻し，スコープを再挿入する．このよ

	特　徴	スコープ抜去	適　応
糸付きクリップ[1]	もっとも代表的，簡便，安価．牽引のみ可能．牽引力調整可能．	必要	咽頭を含む全消化管
TAC-ESD[2,3]	スコープ抜去不要な糸付きクリップ法．結腸で有効．	不要	大腸（とくに結腸）
バネ（ゴム）付きクリップ[4]	任意の方向に牽引可能だが，牽引力調整には追加処置が必要．狭い管腔にはやや不向き．回収法がやや煩雑．	不要	胃，大腸
クリップフラップ法[5]	簡便．クリップでフラップを形成し，粘膜下層への潜り込みを補助する．牽引力調整はできない．	不要	（胃），大腸
把持鉗子[6,7]	把持鉗子の挿入法にはさまざまな方法あり．方法によっては特殊なデバイスが必要．押し引き可能だが，狭い管腔には不向き．	必要*	咽頭，胃，直腸
クリップスネア法[8]	牽引は押し引き可能．スネアのシースが腸管に干渉するので，深部結腸などではオーバーチューブが必要．	必要	胃，直腸
ダブルスコープ法[9]	任意の方向に牽引可能だが，術者2人，内視鏡・光源2台必要．狭い管腔には不向き．	不要．2本目の内視鏡を挿入	胃，直腸

＊：2チャンネル法などスコープ抜去不要な方法もあり．

うにしておくとクリップ装置先端は鉗子チャンネル内にあるので消化管粘膜を損傷する心配がない．挿入時には糸全体が体内に入らないように留意する．

⑧ 内視鏡を病変部まで挿入し，クリップを完全に展開させる．適切な部位にクリップをかけ，体外に出している糸を引いてトラクションをかける．

Ⅲ 糸付きクリップを用いたトラクション補助下 ESD の実際—臓器別のコツ

ESD において良好なトラクションを得ることは，安全で効率的な ESD に有用である．糸付きクリップによるトラクションは水平方向になることが多いが，先端透明フードを用いること

でトラクションの方向が調整可能となり，視野が展開され粘膜下層の視認性が良好になる．また，剝離面に適度なテンションをかけることにより組織に対するデバイスの接地面が小さくなり電流密度が高まるため，基本的にどのデバイスで剝離を行う場合でも有効である．以下に各臓器別の糸付きクリップ使用法のコツを紹介する．

1．食道 ESD

Koike らは無作為化比較試験を実施し，糸付きクリップが食道 ESD の治療時間短縮に有用であることを証明している[11]．

全周切開を行いその切開ラインを至適な深さまで剝離した後，いったん内視鏡を抜去し準備を整え病変側粘膜の口側辺縁を垂直に挟むように糸付きクリップを装着する．装着後，口から

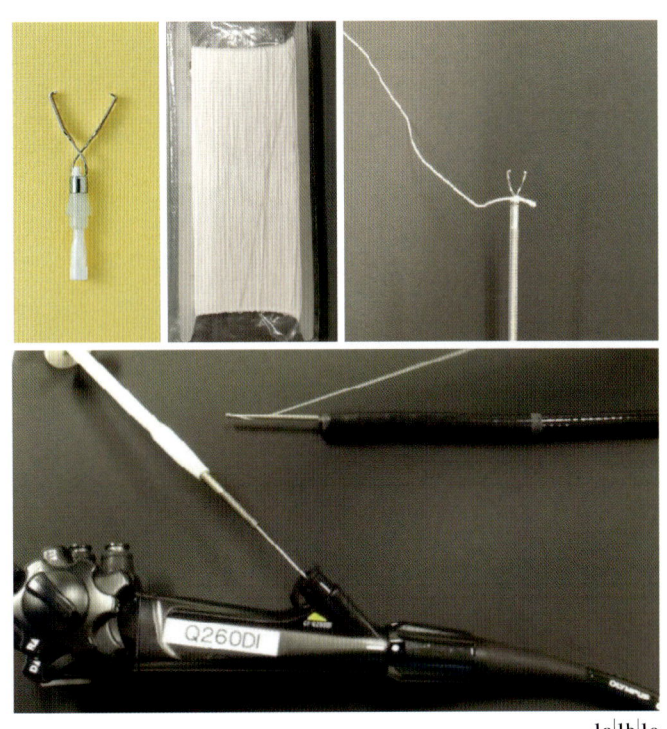

図1　糸付きクリップ

1a|1b|1c
1d

a：ショートクリップ（HX-610-090；オリンパス社）
b：3-0 ポリエステル糸（夏目製作所）
c：糸付きクリップ
d：糸付きクリップ使用法

出ている糸を軽く引くと良好なトラクションが得られる．糸は介助者が引くか，プラスチックペアンやクリップの空カートリッジを結んで垂らしておくと適度なテンションになる．クリップの下から粘膜下層に潜り込むと良好な視野が得られ，効率よく剥離できる．血管も直接視認できるため術中出血を減らす一助ともなる（**図2**）．

2．胃 ESD

前庭部など順方向で操作を行う病変では，全周切開後にいったん内視鏡を抜去し準備を整えた後，病変側粘膜の口側辺縁に糸付きクリップを装着する（**図3**）．体部や胃角部小彎などの反転で操作を行う病変では，病変側粘膜の肛門側辺縁に糸付きクリップを装着する．

瘢痕合併例などで剥離が困難な場合，1 本の糸付きクリップでは十分な牽引が得られないことがある．この場合は糸付きクリップを牽引が不十分な部位に追加し，瘢痕部位にアプローチしやすくなるように瘢痕の周囲を剥離し，瘢痕部位の剥離ラインが同定できるようにする．

3．大腸 ESD

直腸 ESD では食道や胃 ESD と同様に糸付きクリップが使用可能であり，全周切開後に内視鏡をいったん抜去して準備を整えた後，病変側粘膜の肛門側辺縁に糸付きクリップを装着する．結腸 ESD では内視鏡の抜去，再挿入に時間がかかるため，われわれ（大阪国際がんセン

糸付きクリップを用いた ESD

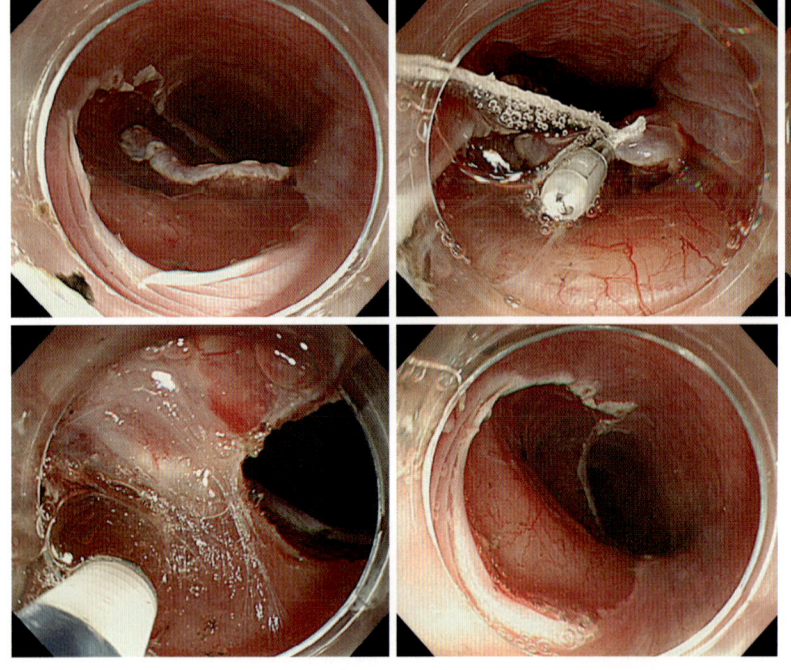
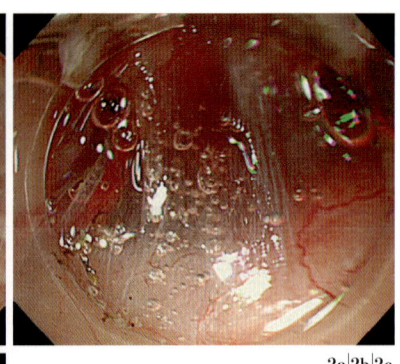

図2　食道 ESD

a：全周切開後

b：糸付きクリップを病変口側に装着.

c：粘膜下層の良好な視野が確保される.

d：剝離の終盤まで良好なトラクション
　　が持続.

e：切除後の創部

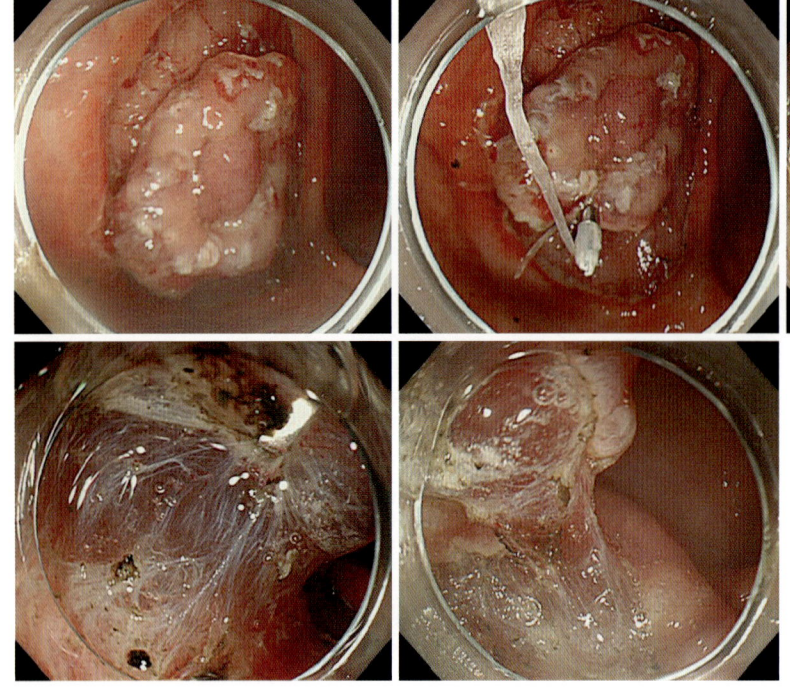
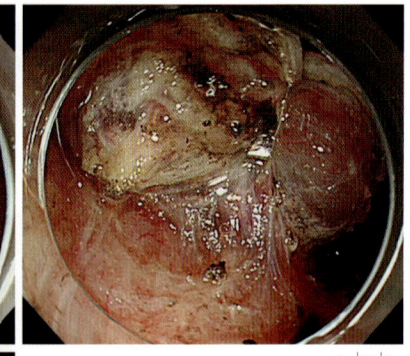

図3　胃 ESD（前庭部）

a：前庭部前壁の病変

b：糸付きクリップを病変口側に装着.

c：粘膜下層の良好な視野が確保される.

d：局注を追加すると，さらに粘膜下層
　　の視野が良好になる.

e：剝離終盤まで良好なトラクションが
　　持続する.

ター消化管内科）は内視鏡の抜去が不要な TAC-ESD を発案した．以下に TAC-ESD の手順を示す．なお，われわれは基本的に大腸 ESD を順方向からのアプローチで行っている．

① 内視鏡を挿入する前に，3 m 程度に切った3-0 ポリエステル糸の端を鉗子でつかみ，鉗子

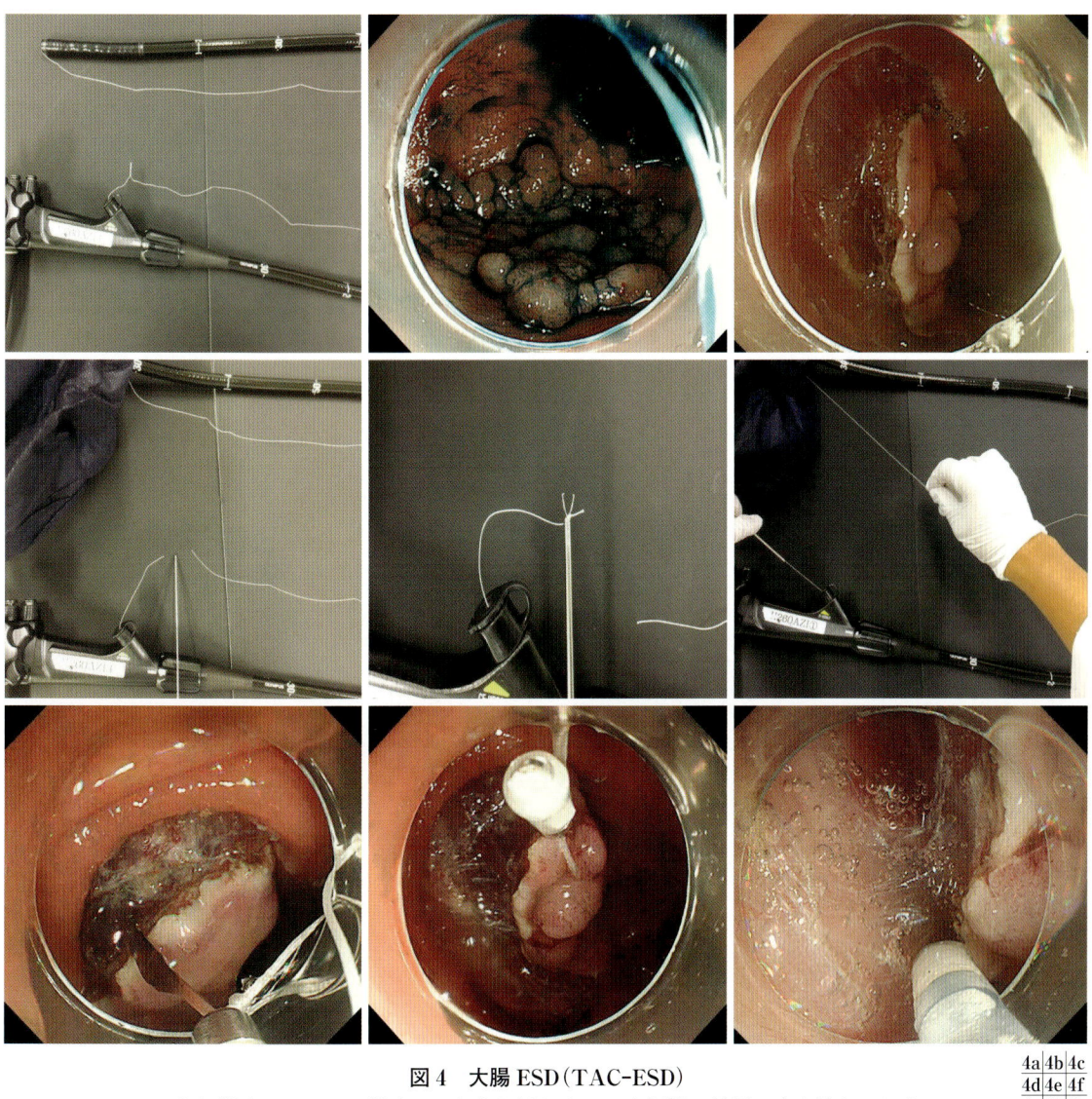

図 4　大腸 ESD（TAC-ESD）

4a	4b	4c
4d	4e	4f
4g	4h	4i

a：糸を鉗子でつかみ，鉗子口から糸を挿入する．内視鏡の外側で糸を結んでおく．

b：糸を鉗子口の中に通したままの状態で病変まで内視鏡を挿入する．

c：通常どおり，肛門側の切開を行う．

d：内視鏡を挿入したままの状態で，糸の結び目をはさみで切る．

e：クリップを半開きの状態にし，鉗子口側の糸をクリップの腕の付け根に結ぶ．

f：糸付きクリップをクリップ装置内に収納し，肛門から出ている糸を引っ張りながら
　鉗子口から挿入する．

g：糸付きクリップを完全に展開させ，切開した病変肛門側をつかむ．

h：肛門から出ている糸を軽く引くと良好な視野が得られる．

i：剥離終盤までトラクションが持続する．

糸付きクリップを用いた ESD

チャンネルに挿入する．内視鏡先端から出た糸を手繰り寄せて全体を引き出し，内視鏡の外側で糸の両端を結んでおく（**図4a**）．輪っか状になった糸の半周弱が鉗子チャンネルを通っている状態である．

② この状態で内視鏡を挿入する（**図4b**）．

③ 通常どおり粘膜下局注を行い，肛門側の粘膜切開を行う（**図4c**）．

④ 内視鏡を挿入したままの状態で，糸の結び目をはさみで切る（**図4d**）．

⑤ クリップ装置に装填したクリップ（HX-610-090）を半開きの状態にし，鉗子チャンネルから出ている糸の断端をクリップの腕の付け根に結んで糸付きクリップが完成する（**図4e**）．

⑥ 糸付きクリップをクリップ装置内に再収納し，肛門から出ている糸を引っ張りながら，クリップ装置を鉗子チャンネルに挿入する（**図4f**）．

⑦ クリップ装置が内視鏡先端から出たら糸付きクリップを完全に展開させ，切開した病変側粘膜の肛門側辺縁をつかむ（**図4g**）．

⑧ 肛門から出ている糸を軽く引くと粘膜下層の視認性が良好となり，粘膜下層への潜り込み，剝離が容易になる（**図4h**）．糸を強く引かなくても内視鏡との摩擦によって自然にトラクションがかかることが多く，また強く引くと糸が外れる危険性が高まるため，良好な視野が得られた時点で肛門から出ている糸は引かず，ペアンなどで把持して検査台に置いておく．

⑨ 粘膜下層の良好な視野が得られたことを確認後，全周切開を行う．

⑩ 病変の肛門側（糸付きクリップの下）から剝離を開始する．剝離が進むにつれて牽引が不十分になった場合は，再度肛門から出ている糸を軽く引くとよい．結腸では呼吸や心拍によって対象が動くこともしばしば処置を難し

くさせるが，糸付きクリップを用いると対象が固定される印象がある．また，剝離終盤まで牽引が維持されるため，病変側粘膜がブラブラになった状態でも剝離の継続が容易になる（**図4i**）．

TAC-ESD を用いることで，安全で効率的な大腸 ESD が単純な手順で可能となる．

おわりに

本稿では，糸付きクリップを使用した ESD を臓器別に紹介した．糸付きクリップの代表的な利点は五つあり，① 簡便，② 粘膜下層の視認性が良好になる，③ 剝離面に適度なテンションがかかるため通電効率がよくなり，剝離時間の短縮が期待できる，④ 終盤にブラブラになった状況でも剝離がしやすい，⑤ 全周切開を早めに行い手順を単純にできる，ことが挙げられる．さらに結腸では病変の固定にも効果が期待できる．これらの利点は ESD を安全で効率的な治療へと導く可能性がある．しかし，どのような手技でも習得には慣れが必要であり，難しい症例でいきなり用いてもその良さをすぐに実感することはできない．簡単な症例でも処置時間の短縮につながるため，手技に慣れる意味も含めて簡単な症例でも使用していただき，さらに難しい症例を克服するための補助として使っていただきたい．

文　献

1) Oyama, T. : Counter traction makes endoscopic submucosal dissection easier. Clin. Endosc. 45 ; 375-378, 2012

2) Yamasaki, Y., Takeuchi, Y., Hanaoka, N., et al. : A novel traction method using an endoclip attached to a nylon string during colonic endoscopic submucosal dissection. Endoscopy 47 ; E238-E239, 2015

3) Yamasaki, Y., Takeuchi, Y., Uedo, N., et al. : Trac-

tion-assisted colonic endoscopic submucosal dissection using clip and line：a feasibility study. Endosc. Int. Open 4；E51-E55, 2016

4）Sakamoto, N., Osada, T., Shibuya, T., et al.：Endoscopic submucosal dissection of large colorectal tumors by using a novel spring-action S-O clip for traction(with video). Gastrointest. Endosc. 69；1370-1374, 2009

5）Yamamoto, K., Hayashi, S., Saiki, H., et al.：Endoscopic submucosal dissection for large superficial colorectal tumors using the "clip-flap method". Endoscopy 47；262-265, 2015

6）Imaeda, H., Hosoe, N., Ida, Y., et al.：Novel technique of endoscopic submucosal dissection using an external grasping forceps for superficial gastric neoplasia. Dig. Endosc. 21；122-127, 2009

7）Yonezawa, J., Kaise, M., Sumiyama, K., et al.：A novel double-channel therapeutic endoscope ("R-scope")facilitates endoscopic submucosal dissection of superficial gastric neoplasms. Endoscopy 38；1011-1015, 2006

8）Yasuda, M., Naito, Y., Kokura, S., et al.：Newly developed ESD(CSL-ESD)for early gastric cancer using convenient and low-cost lifting method(lifting method using clips and snares) for lesions is clinically useful. Gastrointest. Endosc. 75；AB244, 2012

9）Higuchi, K., Tanabe, S., Azuma, M., et al.：Double-endoscope endoscopic submucosal dissection for the treatment of early gastric cancer accompanied by an ulcer scar with video). Gastrointest. Endosc. 78；266-273, 2013

10）小山恒男，菊池勇一，島谷茂樹，他：胃粘膜内癌EMR の適応拡大─大きさからみて．一括切除を目指した手技の工夫と成績(Hooking ナイフ法 with intra-gastric lesion lifting method)．胃と腸 37；1155-1161，2002

11）Koike, Y., Hirasawa, D., Fujita, N., et al.：Usefulness of the thread-traction method in esophageal endoscopic submucosal dissection：randomized controlled trial. Dig. Endosc. 27；303-309, 2015

（山崎　泰史，竹内　洋司，上堂　文也，

石原　　立，飯石　浩康）

（臨牀消化器内科 Vol. 32 No. 4, 451-458, 2017 改訂）

Topic

糸付きクリップを用いた ESD

ESD 後の粘膜縫縮

Key words：内視鏡的粘膜下層剥離術, 偶発症, 粘膜縫縮, 粘膜縫合

はじめに

　内視鏡的粘膜下層剥離術（endoscopic submucosal dissection；ESD）の主要な術後偶発症は術後出血と遅発性穿孔である．消化管腫瘍に対する ESD は本邦において広く普及しているが，その術後偶発症を完全に克服するには至っていない．さらに最近では，高齢化や脳・心血管疾患に対する抗血栓薬の有効性に関するエビデンスの確立に伴い抗血栓薬服用者が増加しており，ESD 術後出血の増加も危惧されている．本稿では，ESD 術後出血および遅発性穿孔の予防を目的とした ESD 後の粘膜縫縮に関して解説する．

I　ESD 後の粘膜縫縮法

　さまざまなデバイスや手技が報告されているが，本稿ではそれらの手技を，クリップ単独による縫縮，止血クリップとその他のデバイスとの併用による縫縮，針と糸を使用する縫合専用デバイスを用いた縫縮に分けて解説する．また，各縫縮法における臨床成績を**表**[1]に示す．

1．クリップ単独による粘膜縫縮法

　内視鏡切除後の粘膜欠損部に対して従来の止血クリップのみを使用した粘膜縫縮の報告が散見される．しかし，その完全縫縮の成功率は，結腸および直腸の 2 cm 以上の病変に対する内視鏡的粘膜切除術（endoscopic mucosal resection；EMR）後縫縮で 43%[2]，胃の EMR・ESD 後縫縮で 62%[3]と低く，ESD 後のような大きな粘膜欠損部を完全縫縮することは困難である．

　筆者らは，摑み直しが可能なクリップ QuickClip Pro[TM]（オリンパス社）を用いた縫縮法[4]（**図 1a**）を報告した．まず，同クリップで遠位側の粘膜辺縁を把持したまま内視鏡をプッシュし近位側の粘膜辺縁に近づける．次に，遠位側の粘膜辺縁にクリップの片側のアームをかけたまま，わずかにクリップを開き近位側の粘膜辺縁を同時に把持する．両者を把持していることを確認した後にクリップを留置することで遠位側と近位側の粘膜辺縁が大きく引き寄せられ，残りの粘膜欠損部を従来の止血クリップで縫縮することが可能となる．この方法は消化管壁が比較的自在に動かせる結腸で有用である．

　また，消化管の瘻孔や穿孔を閉鎖する目的に開発された over the scope clip system（OTSC[®] system；Ovesco Endoscopy AG）が ESD 後の粘膜縫縮に応用されている．OTSC system では，形状記憶合金で造られた bear trap のようなクリップが装塡されたキャップを内視鏡の先端に装着し，鉗子口を通した糸を引くことでその特殊なクリップが留置される．Mori ら[5]，Maekawa ら[6]はそれぞれ十二指腸 EMR/ESD，胃 ESD 後の OTSC system を用いた粘膜縫縮法を報告した．各々独立して把持できる 2 本のアームを備えた Twin Grasper[®]（Ovesco

表　内視鏡切除後の粘膜縫縮に関するおもな報告（動物実験および少数症例を除く）

	使用デバイス	報告者（報告年）	臓器	治療手技	症例数	完全縫縮率（%）	縫縮時間（分）	長　所	短　所
クリップ単独	止血クリップ	Liaquat ら[2] (2013)	結腸・直腸	EMR（病変長径2cm以上）	524	42.9	N/A	止血クリップのみ	縫縮成功率が低い
	止血クリップ	Choi ら[3] (2008)	胃	EMR/ESD	60	61.7	14	止血クリップのみ	縫縮成功率が低い
	摑み直し可能クリップ（QuickClip Pro™ : Olympus Optical Ltd）	Akimoto ら[4] (2016)	結腸	ESD	19	94.7	10.7	市販クリップ単独で可能. 高い縫縮成功率	内視鏡医に一定の技術と慣れが必要
	OTSC® system（Ovesco Endoscopy AG）	Mori ら[5] (2015)	十二指腸	EMR/ESD	7	100	9.7	比較的簡便. 強固な縫縮が可能	高価. ESD後縫縮は適応外
止血クリップとその他のデバイスの併用	OTSC® system（Ovesco Endoscopy AG）. 止血クリップ	Maekawa ら[6] (2015)	胃	ESD	12	91.7	15.1	比較的簡便. 強固な縫縮が可能	高価. ESD後縫縮は適応外
	止血クリップ. 留置スネア, 2チャンネルスコープ	Lee ら[7] (2011)	胃	ESD	26	61.5	14.4	一般に使用されているデバイスのみで実行可能	2チャンネルスコープへの入れ替えが必要
	止血クリップ. 8-リング	Fujii ら[9] (2007)	結腸	EMR/EPMR	10	100	N/A	シングルチャンネルスコープで可能. 高い縫縮成功率	デバイスの入手が困難
	止血クリップ. ループクリップ	Sakamoto ら[10] (2008)	結腸・直腸	ESD	14	100	N/A	シングルチャンネルスコープで可能. 高い縫縮成功率	ナイロンループをクリップにつけて準備する必要がある
	止血クリップ. ニードルナイフ	Otake ら[11] (2012)	結腸・直腸	ESD	10	100	15	ESDで用いるデバイスと止血クリップのみで可能. 高い縫縮成功率	クリップを掛ける前に粘膜小切開をつくる必要がある
	止血クリップ. ポリエステル製糸	Nishizawa ら[12] (2016)	結腸・直腸, 十二指腸	ESD	10	90	18.2	シングルチャンネルスコープで可能	ポリエステル製糸を"引き解け結び(slip knot)"して準備する必要がある
専用のデバイスを用いた縫縮	軟性内視鏡用の持針器. 吸収性縫合糸	Goto ら[17] (2016)	胃	ESD	8	100	19.7	強固な縫縮が可能	内視鏡医に一定の技術が必要
	OverStitch™（Apollo Endosurgery Inc.）	Kantsevoy ら[14] (2014)	直腸	ESD	12	100	10	比較的短時間で強固な縫縮が可能	高価. 本邦では薬機法未承認

N/A：not assessed

〔Akimoto, T., et al. : Dig. Endosc. 29 : 547-558, 2017[1] より引用・改変〕

Topic　ESD後の粘膜縫縮

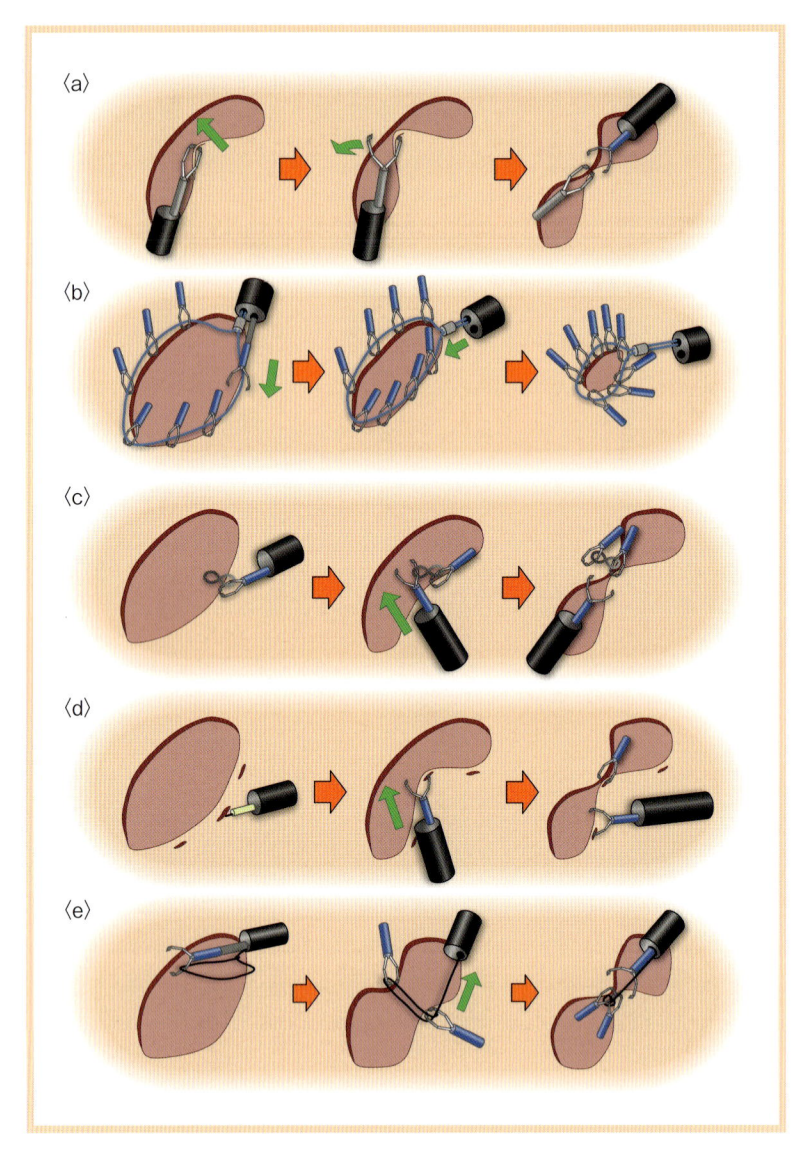

図 1　内視鏡切除後の粘膜縫縮法
a：掴み直しクリップを用いた粘膜縫縮，　b：留置スネアを用いた粘膜縫縮
c：8-リングを用いた粘膜縫縮，　d：粘膜小切開後の粘膜縫縮
e："引き解け結び(slip knot)"を用いた粘膜縫縮
〔Akimoto, T., et al.：Dig. Endosc. 29；547-558, 2017[1]より引用・改変〕

Endoscopy AG)で粘膜辺縁とその反対側の粘膜辺縁を同時に把持しキャップ内に引き込んだ後にOTSCを留置する．それにより潰瘍底は概ね閉鎖され，残りの粘膜欠損部に対しては従来の止血クリップを追加することで完全縫縮する

ことができる．表に示したとおり良好な成績が得られているが，OTSC system は高価であることに加えて，本邦での適応は消化管の瘻孔および穿孔の閉鎖となっているため，安易に使用できないのが難点である．

2. 止血クリップとその他のデバイスを併用した粘膜縫縮法

2チャンネルスコープと留置スネアを用いた縫縮法[7]が代表的である。まず，2チャンネルスコープを用いて留置スネアを挿入し，もう一方の鉗子口から止血クリップを挿入する。粘膜辺縁に留置スネアのループ部を引っかけるように止血クリップを留置し，さらに新たな止血クリップを反対側の粘膜辺縁に留置スネアの別のループ部を引っかけながら留置する。次に，留置スネアを閉じていくと，止血クリップが留置された粘膜辺縁が徐々に近接する。留置スネアをリリースした後に残りの粘膜欠損部を止血クリップで縫縮する。この縫縮法は日常診療で用いられるデバイスで行うことができ，大腸や十二指腸で有用な縫縮法である。しかし，2チャンネルスコープへの入れ替えが必要であることから深部結腸での使用は煩雑である。また，胃ESD後ではその完全縫縮率は約62％とやや困難であることが報告されている[7]。Abeら[8]は胃ESD後の粘膜欠損部に対して，それを応用した縫縮法を報告した。まず，2チャンネルスコープから挿入された留置スネアを粘膜辺縁の全周に止血クリップで固定する。次に，留置スネアを徐々に閉じていくことで縫縮する（**図1b**）。この縫縮法では複数の止血クリップが互いに干渉するため，わずかに粘膜欠損部が残存するものの，より簡便に縫縮ができると考えられる。

Fujiiら[9]は"8-リング"，Sakamotoら[10]は"ループクリップ"と呼ばれるデバイスを報告している。止血クリップにそれぞれ8の字状のステンレス製の輪とナイロン製の輪を取り付け，これらのクリップをまず粘膜辺縁に留置，その輪に別の止血クリップのアームをかけ，対側の粘膜辺縁まで運び留置することで縫縮する（**図1c**）。いずれもシングルチャンネルスコープで

実行可能である。Otakeら[11]は，病変切除後の粘膜辺縁にニードルナイフを用いて小さな粘膜切開を行い，同部に止血クリップのアームを掛けて対側まで引き寄せ，対側の粘膜辺縁にクリップを留置する縫縮法（**図1d**）を報告した。これらの縫縮法は大腸ESD後の粘膜欠損部に対して有用性が示されている。

Nishizawaら[12]は"引き解け結び（slip knot）"したポリエステル製糸を用いて，2チャンネルスコープが必要であった留置スネアを用いた縫縮法をシングルチャンネルスコープで可能とした（**図1e**）。止血クリップをクリップ回転装置からわずかに出し，その先端に引き解け結びした糸を掛け鉗子口を通して管腔内でクリップを展開する。留置スネアを用いた縫縮法と同様に，粘膜辺縁と対側の粘膜辺縁にその糸と一緒に二つの止血クリップを留置する。次に鉗子口から出た手元の糸を引くことでその粘膜辺縁同士が近接する。糸はESDデバイスによる通電，またはハサミ鉗子でカットし，残った粘膜欠損部を止血クリップで閉鎖する。Yahagiら[13]はこれを簡便化した縫縮法（string clip suturing method）（**図2**）を報告した。止血クリップをクリップ回転装置からわずかに出し，その先端にポリエステル製糸を結び，鉗子口を通して管腔内でクリップを展開する。その後は"引き解け結び（slip knot）"を用いた粘膜縫縮と同様の手順で縫縮する。当院（慶應義塾大学医学部腫瘍センター低侵襲療法研究開発部門）ではこれらの縫縮法をおもに大腸ESD・十二指腸ESD後の粘膜縫縮に用いている。

3. 針と糸を使用する縫合専用デバイスを用いた粘膜縫縮法

海外で開発された代表的な内視鏡的縫合器としてOverStitch[TM]（Apollo Endosurgery Inc.）が挙げられる。内視鏡の先端に針を備えた縫合

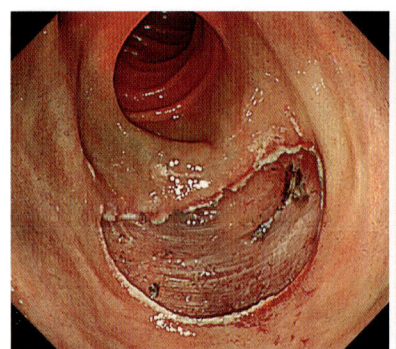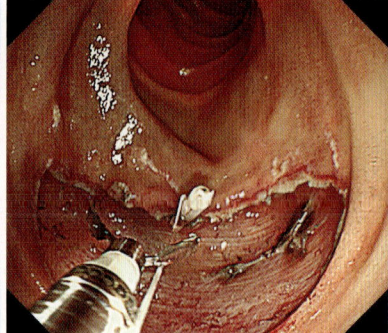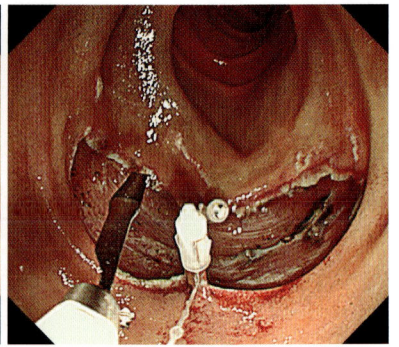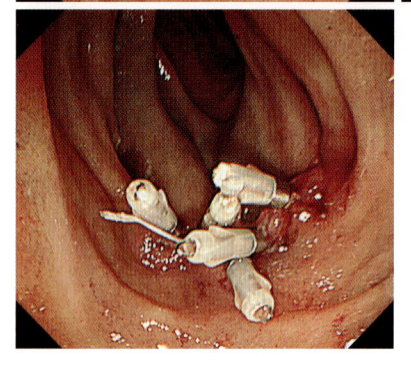

2a|2b|2c
2d

図2　String clip suturing method
a：十二指腸下行部の ESD 後潰瘍
b：ポリエステル製糸を結んだ止血クリップを鉗子口から挿入し，肛門側の粘膜辺縁に留置する．続いて，口側の粘膜辺縁にも糸をクリップで固定する．
c：鉗子口から出ている糸を手元で引き，徐々に粘膜を寄せながら，さらにクリップで粘膜欠損部を閉じる．
d：完全縫縮が得られた．

器を取り付け，専用デバイスを用いて縫合糸を鉗子口から挿入し針の先端に装着する．針と糸はこの専用デバイスにより着脱が可能な構造となっている．糸が装着された針を粘膜に刺入し，粘膜の裏面から糸を回収した後，再び針に装着することで連続した縫合を可能にしている．Kantsevoy ら[14]，Kobayashi ら[15]は Over-Stitch を用いて，それぞれ直腸 ESD 後，生体ブタにおける胃 ESD 後の粘膜縫合が可能であることを報告した．しかしながら，OverStitch は非常に高価であり，かつ本邦では薬機法において未承認であるため，本法の実臨床への応用は現時点では難しい．

　Goto ら[16]はブタの切除胃モデルにおける軟性内視鏡用の持針器と逆戻り防止弁付き吸収性縫合糸を用いた内視鏡的手縫い縫合法(endoscopic hand suturing)を考案した．鉗子口から挿入された軟性内視鏡用の持針器を用いて針付き縫合糸(V-loc[TM] 180；Covidien)を胃内へ挿入する．胃内で針を把持し直し，外科縫合と同様に粘膜を直線状に連続縫合する．縫合糸にはバーブ(返し)がついており，糸が逆戻りすることなくスムーズに連続縫合を行うことができる．当院では，倫理委員会での承認を得て臨床試験を実施し，胃 ESD 後の粘膜欠損部に対する endoscopic hand suturing を用いた粘膜縫縮(**図3**)を報告した[17]．さらなる症例の蓄積と有用性の評価が望まれる．

Ⅱ　ESD 後の粘膜縫縮の有効性

　ESD 後の粘膜縫縮法に関する報告は多いが，ESD 術後出血や遅発性穿孔の頻度はそれほど高くないため，ESD 後の粘膜縫縮の術後偶発症に対する有効性を単施設の限られた症例数で示すことは難しい．また，食道では粘膜縫縮により狭窄をきたすおそれがあること，胃では粘膜が厚いため従来の処置具のみでは縫縮が比較的困難であることなどの理由から，実際に粘膜縫縮が試みられる状況が限られていることもエビ

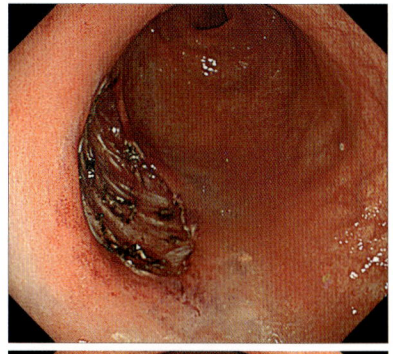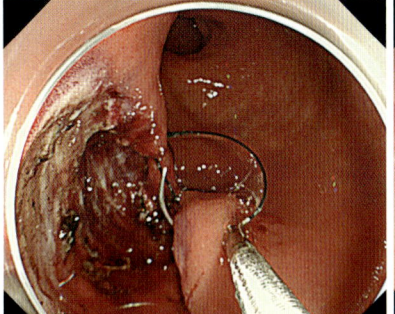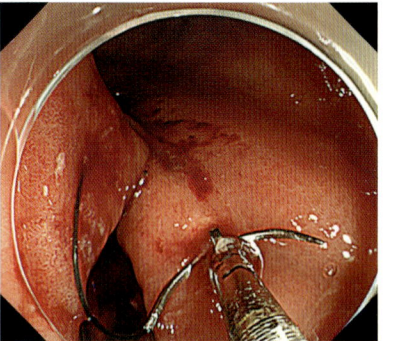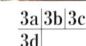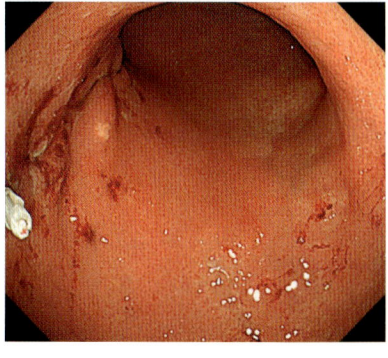

図3　内視鏡的手縫い縫合（endoscopic hand suturing）
a：胃角前壁の ESD 後潰瘍
b：軟性内視鏡用の持針器で針を把持し，外科縫合の要領で
　　針を刺入する．
c：針を持ち替えながら連続縫合する．
d：完全縫縮が得られた．

デンスの少ない理由の一つであると考えられる．

大腸ポリープ切除後の予防的クリップ止血が術後出血を予防しないという報告[18),19)]があるが，より大型の大腸病変（長径 2 cm 以上または長径1〜4 cm）を対象とした研究[1),20)]では内視鏡切除後の止血クリップによる粘膜欠損部の縫縮が術後出血を有意に減少させたとの報告があり，ESD 後のような比較的大きな粘膜欠損部の縫縮は術後出血の予防に有効であると推測される．さらに，最近増加している抗血栓薬服用者に対する胃 ESD 術後出血率は 22〜27% と報告[21),22)]されており，粘膜縫縮による ESD 後出血予防の効果が期待されるところである．

おわりに

費用対効果の点から全例を縫縮すべきかどうか議論の余地はあるが，術後出血リスクが高い症例において ESD 後の粘膜縫縮は非常に有用であると考えられる．また，縫縮法に関しての報告は多くあるものの，日常診療で縫縮に使用できるデバイスは限られる．今後，より簡便かつ確実な縫縮法を確立したうえで，その臨床的有用性を検証する取り組みが必要である．一方，ESD 後の粘膜縫縮法の開発は，内視鏡的全層切除などさらなる内視鏡手技開発の礎になる可能性も秘めている．治療内視鏡のポテンシャルを高める手段の一つとして大いに注目される分野であるといえよう．

文　献

1) Akimoto, T., Goto, O., Nishizawa, T., et al.：Endoscopic closure after intraluminal surgery. Dig. Endosc.　29；547-558, 2017

2) Liaquat, H., Rohn, E., Rex, D. K., et al.：Prophylactic clip closure reduced the risk of delayed postpolypectomy hemorrhage：experience in 277 clipped large sessile or flat colorectal lesions and 247 control lesions. Gastrointest. Endosc.　77；401-407, 2013

3) Choi, K. D., Jung, H. Y., Lee, G. H., et al.：Application of metal hemoclips for closure of endoscopic mucosal resection-induced ulcers of the stomach to prevent delayed bleeding. Surg. Endosc.　22；1882-1886, 2008

4) Akimoto, T., Goto, O., Sasaki, M., et al.："Hold-and-

drag" closure technique using repositionable clips for large mucosal defects after colonic endoscopic submucosal dissection. Endsc. Int. Open 4 ; E1068-E1072, 2016

5) Mori, H., Ayaki, M., Kobara, H., et al. : Suitable closure for post-duodenal endoscopic resection taking medical costs into consideration. World J. Gastroenterol. 21 ; 5281-5286, 2015

6) Maekawa, S., Nomura, R., Murase, T., et al. : Complete closure of artificial gastric ulcer after endoscopic submucosal dissection by combined use of a single over-the-scope clip and through-the-scope clips (with videos). Surg. Endosc. 29 ; 500-504, 2015

7) Lee, B. I., Kim, B. W., Kim, H. K., et al. : Routine mucosal closure with a detachable snare and clips after endoscopic submucosal dissection for gastric epithelial neoplasms : a randomized controlled trial. Gut Liver 5 ; 454-459, 2011

8) Abe, S., Oda, I., Mori, G., et al. : Complete endoscopic closure of a large gastric defect with endoloop and endoclips after complex endoscopic submucosal dissection. Endoscopy 47 ; E374-E375, 2015

9) Fujii, T., Ono, A., Fu, K. I., et al. : A novel endoscopic suturing technique using a specially designed so-called "8-ring" in combination with resolution clips (with videos). Gastrointest. Endosc. 66 ; 1215-1220, 2007

10) Sakamoto, N., Beppu, K., Matsumoto, T., et al. : "Loop Clip", a new closure device for large mucosal defects after EMR and ESD. Endoscopy 40 ; E97-E98, 2008

11) Otake, Y., Saito, Y., Sakamoto, T., et al. : New closure technique for large mucosal defects after endoscopic submucosal dissection of colorectal tumors (with video). Gastrointest. Endosc. 75 ; 663-667, 2012

12) Nishizawa, T., Ochiai, Y., Uraoka, T., et al. : Endoscopic slip knot clip suturing method : A prospective pilot study (with video). Gastrointest. Endosc. 2016 (Epub ahead of print)

13) Yahagi, N., Nishizawa, T., Akimoto, T., et al. : Endoscopic suturing method : string clip suturing method. Gastrointest. Endosc. 84 ; 1064-1065, 2016

14) Kantsevoy, S. V., Bitner, M., Mitrakov, A. A., et al. : Endoscopic suturing closure of large mucosal defects after endoscopic submucosal dissection is technically feasible, fast, and eliminates the need for hospitalization (with videos). Gastrointest. Endosc. 79 ; 503-507, 2014

15) Kobayashi, M., Sumiyama, K., Ban, Y., et al. : Closure of iatrogenic large mucosal and full-thickness defects of the stomach with endoscopic interrupted sutures in in vivo porcine models : are they durable enough? BMC Gastroenterol. 15 ; 5, 2015

16) Goto, O., Sasaki, M., Ishii, H., et al. : A new endoscopic closure method for gastric mucosal defects : feasibility of endoscopic hand suturing in an ex vivo porcine model (with video). Endosc. Int. Open 2 ; E111-E116, 2014

17) Goto, O., Sasaki, M., Mitsunaga, Y., et al. : Endoscopic hand suturing for mucosal defect closure after gastric endoscopic submucosal dissection in in vivo animal models and clinical cases. United European Gastroenterol. J. 4 ; A195, 2016

18) Shioji, K., Suzuki, Y., Kobayashi, M., et al. : Prophylactic clip application does not decrease delayed bleeding after colonoscopic polypectomy. Gastrointest. Endosc. 57 ; 691-694, 2003

19) Feagins, L. A., Nguyen, A. D., Iqbal, R., et al. : The prophylactic placement of hemoclips to prevent delayed post-polypectomy bleeding : an unnecessary practice? A case control study. Dig. Dis. Sci. 59 ; 823-828, 2014

20) Zhang, Q. S., Han, B., Xu, J. H., et al. : Clip closure of defect after endoscopic resection in patients with larger colorectal tumors decreased the adverse events. Gastrointest. Endosc. 82 ; 904-909, 2015

21) Ono, S., Fujishiro, M., Yoshida, N., et al. : Thienopyridine deriveatives as risk factors for bleeding following high risk endoscopic treatments : Safe Treatment on Antiplatelets (STRAP) study. Endoscopy 47 ; 632-637, 2015

22) Tounou, S., Morita, Y. and Hosono, T. : Continuous aspirin use does not increase post-endoscopic dissection bleeding risk for gastric neoplasms in patients on antiplatelet therapy. Endosc. Int. Open 3 ; E307-E310, 2015

（飽本　哲兵，後藤　　修，佐々木　基，
　前畑　忠輝，西澤　俊宏，矢作　直久）

（臨牀消化器内科 Vol. 32 No. 4, 465-471, 2017　改訂）

食道癌に対する PDT

Key words：食道癌，光線力学的療法（PDT），化学放射線療法後遺残再発，フォトフリン，レザフィリン

はじめに

食道癌に対する化学放射線療法（chemoradio-therapy；CRT）後の遺残再発例に対するサルベージ治療としては，外科手術が一般的であるが，高い周術期死亡率も報告されている．われわれは，これまでCRTまたは放射線療法（radiotherapy；RT）後の局所遺残再発例に対するサルベージ治療として，光線力学的療法（photodynamic therapy；PDT）を導入し良好な治療成績を報告してきた．2015年からは，より低侵襲かつ簡便な新世代PDTが実臨床に導入されており，今後の食道癌治療に貢献することが期待される．

本稿では，PDTの概要，CRT/RT後遺残再発食道癌に対するサルベージ治療としてのPDT，新世代PDTを用いた今後の治療の展望を概説する．

I PDT の概要

PDTとは，腫瘍親和性光感受性物質（photo-sensitizer；PS）とレーザ光照射による光化学反応を利用し，腫瘍組織を特異的に死滅させる治療法である．PSは投与後一定時間が経過すると，腫瘍組織に集積するという特徴をもつ．その組織にレーザ光を照射すると，PSによる光化学反応が惹起され，一重項酸素が発生する．

一重項酸素は強い酸化作用をもつ活性酸素の一種で，組織を変性・壊死させることができるが，一重項酸素の寿命は短いため拡散範囲が狭い．そのため，選択的に腫瘍組織を治療することができる一方，正常組織への障害が少ない低侵襲な治療法である．

1980年にHayataらが，早期肺癌を対象としてPDTを初めて成功させた．その後，1990年から行われた食道表在癌に対するPDTの治験では，90％（10例中9例）で完全奏効（complete response；CR）が得られた[1]．その有効性が認められ，1994年にポルフィマーナトリウム（フォトフリン®，ファイザー）とエキシマダイレーザー（浜松ホトニクス）を用いたPDTが薬事承認され，1996年に早期肺癌，早期胃癌，子宮頸部初期癌とともに食道表在癌に対して保険適用となった．

II CRT 後遺残再発食道癌に対するサルベージ治療

食道癌に対するCRTは，非外科的治療を行う場合の標準的な治療として位置づけられており，耐術能の乏しい高齢者や他臓器浸潤のある局所進行癌などに対して適応が考慮される．CRTは高い腫瘍縮小効果を示す一方で，手術と比較すると局所遺残および再発を起こすことが多い[2]．とくに，食道原発巣の遺残再発率が高いことが知られており，その大部分は治療開始

から1〜2年以内である．さらに，CRT/RT後遺残再発病変は急速に増大することも知られており[3]，内視鏡検査を含めた慎重な経過観察が求められる．

CRT後遺残再発食道癌に対するサルベージ治療としては，外科手術が一般的である．サルベージ手術後の5年生存率は25〜35％と報告されている一方で[4),5)]，非治癒切除率が12〜50％と高く，その場合は予後不良である．手術関連有害事象および在院死亡率も高く[6),7)]，手術適応については十分検討したうえで施行すべきである．また，局所的なサルベージ治療として内視鏡的粘膜切除術（endoscopic mucosal resection；EMR）や内視鏡的粘膜下層剝離術（endoscopic submucosal dissection；ESD）も選択肢である．われわれは，EMRによる局所遺残再発病変の治癒切除に成功した場合，良好な長期成績を得られることを報告した[8)]．ただし，粘膜下層深部以深の病変やCRT/RT後の高度な線維化を伴う病変に関しては，ESDであっても完全切除は困難な場合があると考えられる．

Ⅲ サルベージ治療へのPDTの応用

フォトフリンPDTは，約1/3から1/2周で2×2 cm以内の内視鏡的に一視野で捉えられる範囲内にあり，かつEMRが不可能な粘膜下層までの食道表在癌が適応とされている．しかし，ESDの普及とその適応拡大により，PDTの適応病変であれば技術的にはほぼ確実に一括切除できるようになった．また，病理学的診断の結果に応じて外科手術やCRTなどの追加治療を検討するため，内視鏡的な一括切除は望ましい治療法といえる．一方，PDTでは病変を切除せずに治療してしまうため，詳細な病理学的評価は不可能となる欠点がある．そのため，腫瘍選択的治療が可能なPDTも，粘膜挙上不能例

や出血傾向のある症例といった内視鏡的切除困難例に適応が限られてしまい，施行症例は数少ない状況が続いていた．

PDTの特徴として，内視鏡的切除術と比較してより深部まで腫瘍組織を選択的に治療することが可能であることが挙げられる．また，レーザ光照射を用いるため，高度線維化も治療のうえで支障をきたすことがない．そこでわれわれは，CRT/RT後遺残再発食道癌のうち，とくに粘膜下層深部浸潤や高度線維化のため内視鏡的切除が困難な病変がPDTの良い適応と考え，サルベージ治療の経験を積み重ねてきた．当院にてフォトフリンPDTを施行した113例の症例において，CR率58.4％，5年無増悪生存率22.1％，全生存率35.9％という良好な治療成績であった[9)]．

Ⅳ レザフィリンPDTの特徴

従来PDTに用いていたPSのフォトフリンは遮光期間が4〜6週間と長く，光線過敏症も20〜40％と高頻度であったため，患者のQOLを大きく損ねる問題があった．第2世代のPSであるタラポルフィンナトリウム（レザフィリン®，Meiji Seikaファルマ，**図1a**）は，排泄速度が速いため遮光期間が2週間に大幅に短縮され，光線過敏症の合併も10％未満と少なくなっている．また，エキシマダイレーザが製造販売中止された一方，レザフィリンと併用するレーザであるPDT半導体レーザ（PDレーザ，パナソニックヘルスケア，**図1b**）はビデオデッキ程度と大幅に小型化され，メンテナンスが容易なうえ価格も安価となっている．

2012年より行われた医師主導治験にて，レザフィリンPDTのCRT/RT後局所遺残再発食道癌に対する有効性および安全性が検討された[10)]．対象患者となった26例は全例男性，年齢

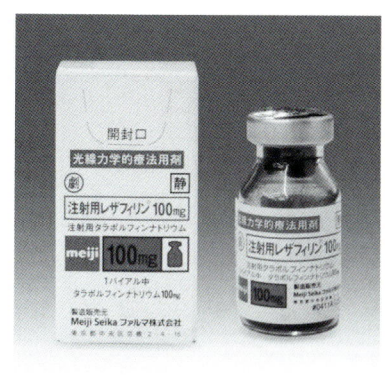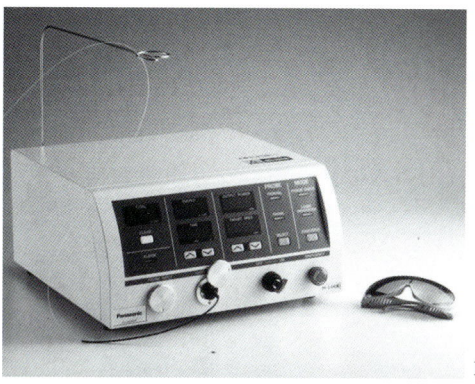

図 1
a：タラポルフィンナトリウム（レザフィリン®，Meiji Seika ファルマ）
b：PDT 半導体レーザ（PD レーザ，パナソニックヘルスケア）

中央値は 71.5（51〜86）歳と高齢であった．主要評価項目である CR は，88.5％（26 例中 23 例）で得ることができた．おもな副作用として食道痛を 53.8％（14 例），発熱を 30.8％（8 例）で認めたがいずれも軽微で，保存的治療で対処可能であった．光線過敏症を含め，重篤な非血液学的毒性や治療関連死は認めなかった．良好な治療成績であったことを踏まえ，2015 年 5 月適応追加が承認され，同 10 月保険適用となり，以降実臨床に導入されている．治験結果を踏まえ，外科的切除または内視鏡的治療（EMR/ESD）などの根治的治療が不可能な CRT/RT 後局所遺残再発食道癌のうち，周在性 1/2 周以下で長径 3 cm 以下の深達度 T2 以下と判断される病変がレザフィリン PDT の良い適応と考える．

 V 症例提示

国立がん研究センター東病院にて CRT 後局所遺残再発食道癌に対し，レザフィリン PDT を施行した症例を提示する．

【症 例】
　患　者：70 歳代，男性．
　胸部中部食道癌（cT1bN0M0，cStage I ）に対

して 5-FU＋CDDP を 2 コースおよび放射線照射 70 Gy による CRT を施行されたが，4 年後時点で局所再発を指摘され，PDT によるサルベージ治療目的で当院紹介となった．治療前の内視鏡検査では，切歯列 35 cm 前壁に 1/4 周性で 20 mm 大の厚みのある陥凹性病変を認め，深達度 SM2/3 と診断した（**図 2a**）．レザフィリン PDT の適応と考え，病変部に対して計 300 J レーザ照射を施行した（**図 2b**）．治療後は重篤な合併症もなく，第 9 病日に退院となった．PDT 3 週間後の内視鏡検査では，分厚い白苔が付着した治療後潰瘍を認めた（**図 2c**）．PDT 2 カ月後，潰瘍の瘢痕化を認めた（**図 2d**）．生検でも癌陰性を確認できたため，CR と評価した．

ま と め

CRT/RT 後局所遺残再発食道癌に対するサルベージ治療を中心とし，PDT の現状について解説した．サルベージ手術はハイリスクな治療であるため，提示した症例のような高齢者における局所遺残再発病変に対しても，PDT は有効かつ安全な治療であると考える．さらに，低侵襲で簡便となったレザフィリン PDT は，今後いっそうの貢献が期待される．

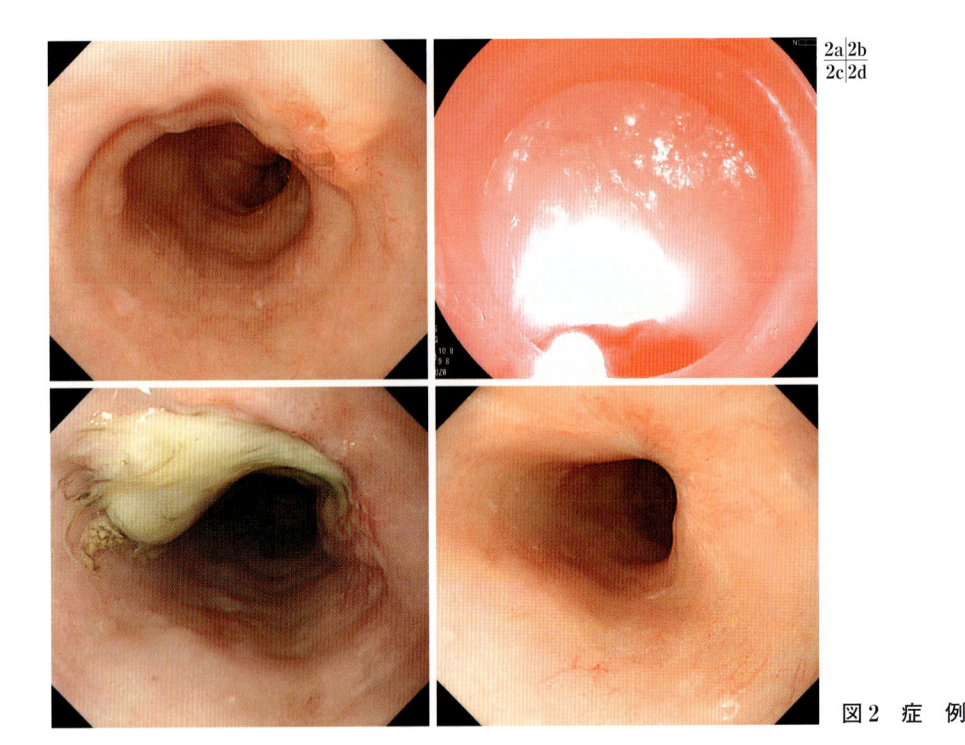

図2 症 例

| | 2a | 2b |
| | 2c | 2d |

文　献

1) 吉田一成, 鈴木　茂, 三村征征四郎, 他：PHE（Porfimer Sodium）およびエキシマダイレーザー（PDTEDL-1）による食道表在癌に対する Photodynamic therapy（PDT）の臨床第Ⅱ相試験. 癌と化療　20；2063-2066, 1993

2) Hironaka, S., Ohtsu, A., Boku, N., et al.：Nonrandomized comparison between definitive chemoradiotherapy and radical surgery in patients with T (2-3) N (any) M (0) squamous cell carcinoma of the esophagus. Int. J. Radiat. Oncol. Biol. Phys.　57；425-433, 2003

3) Zenda, S., Hironaka, S., Taku, K., et al.：Optimal timing of endoscopic evaluation of the primary site of esophageal cancer after chemoradiotherapy or radiotherapy：a retrospective analysis. Dig. Endosc.　21；245-251, 2009

4) Swisher, S. G., Wynn, P., Putnam, J. B., et al.：Salvage esophagectomy for recurrent tumors after definitive chemotherapy and radiotherapy. J. Thorac. Cardiovasc. Surg.　123；175-183, 2002

5) D'Journo, X. B., Michelet, P., Dahan, L., et al.：Indications and outcome of salvage surgery for oesophageal cancer. Eur. J. Cardiothorac. Surg.　33；1117-1123, 2008

6) Tachimori, Y., Kanamori, N., Uemura, N., et al.：Salvage esophagectomy after high-dose chemoradiotherapy for esophageal squamous cell carcinoma. J. Thorac. Cardiovasc. Surg.　137；49-54, 2009

7) Miyata, H., Yamasaki, M., Takiguchi, S., et al.：Salvage esophagectomy after definitive chemoradiotherapy for thoracic esophageal cancer. J. Surg. Oncol.　100；442-446, 2009

8) Yano, T., Muto, M., Hattori, S., et al.：Long-term results of salvage endoscopic mucosal resection in patients with local failure after definitive chemoradiotherapy for esophageal squamous cell carcinoma. Endoscopy　40；717-721, 2008

9) Hatogai, K., Yano, T., Kojima, T., et al：Salvage photodynamic therapy for local failure after chemoradiotherapy for esophageal squamous cell carcinoma. Gastrointest. Endosc.　83；1130-1139, 2016

10) Yano, T., Kasai, H., Horimatsu, T., et al.：A multicenter phase Ⅱ study of salvage photodynamic therapy using talaporfin sodium （ME2906） and a diode laser （PNL6405EPG） for local failure after chemoradiotherapy or radiotherapy for esophageal cancer. Oncotarget　8；22135-22144, 2017

（南出　竜典，矢野　友規）

（臨牀消化器内科　Vol. 32 No. 6, 667-671, 2017　改訂）

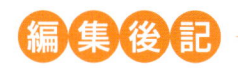

　編集後記を執筆するにあたり，本書に掲載の 26 論文を読み終えて，正直その内容に圧倒された．

　一冊の本を読み終えることを，「通読」「完読」「読了」などと表現するが，私の自然な読後感では「読破」がもっとも適切な表現である．通常，「読破」とは難解かつ長編の書物を読み終えたときの表現である．しかしながら本書のタイトル「ESD 手技ダイジェスト」の「ダイジェスト」とは一般的には「わかりやすく要約したもの」という名詞の意味で用いられる．

　私自身 10 年以上 ESD 手技に携わっており，それなりの経験を積んできたつもりであるが，そのような内視鏡医が「読破」したと感じる本のタイトルが「ダイジェスト」でよいのか，とふと疑問に思い辞書を調べてみた．

　「ダイジェスト」は「digest」であり，名詞としての「要約」の他に，動詞としては消化器内視鏡医になじみ深い食物を「消化する」と，もう一つ「理解する」に近い意味が記載されていた．その説明文は「Digest : to read or hear new information and take the necessary time to understand it」と記載されている（引用 : 「Cambridge Dictionary」）．この「Digest」の意味は，まさに私の「読破した」という感想を表しており，改めて本書のタイトルは言い得て妙であると感じた．

　本書は，食道，胃，大腸だけでなく，咽頭，十二指腸まで ESD の対象となるすべての臓器を網羅しており，またその内容も，ESD 前に十分に検討すべきである適応と根治基準，抗血栓薬，併存疾患，鎮静薬とモニタリングに始まり，各臓器の ESD でおもに使用されるナイフを中心とした手技の工夫と解説，さらに偶発症を中心とした周術期管理，術後の長期的なフォローアップ方法，ESD の教育プログラム，最先端の内容を含んだトピックと，ESD 手技に関する標準的な手技から最新の知見まで，手技全体の流れに沿ってこの一冊で学ぶことができるものである．もちろん各自が必要とする情報を効率よく学ぶための，名詞としての「ダイジェスト」本としても，初学者からベテランまで十二分に活用できる内容である．

　本書を「読破」した私の一番の感想は，各臓器の ESD における現時点での共通する到達点が見えてきたことである．ESD の適応は，超高齢社会を反映して相対適応が拡大され，それに伴い術前・術後管理の重要性が増しており，また各々の治療デバイスに必要とされる機能（洗浄機能など）や治療戦略（手技手順，トラクション，縫縮などを含む）には共通点が多く，その教育も画一的に行わず疾患構成によって変えてよいこと，フォローアップが重要でありそのプログラムが確立されつつあること，などである．

　本書は月刊誌『臨牀消化器内科』に掲載された論文（一部新規論文を含む）を，各執筆者に加筆・修正していただき再編集したものであるが，書籍化したことで各論文が有機的につながり，さらなる相乗効果が生まれている．

　改めて本書を監修された田尻久雄先生，五十嵐正広先生には，その慧眼に感服するとともに，共同編集者の藤城光弘先生，各論文の執筆者の先生方，日本メディカルセンターの

方々にも，本書の編集という貴重な経験をさせていただいたことを，この場をお借りして感謝申し上げたい．

　本書が ESD 手技に携わる多くの先生方によってしっかりと「ダイジェスト」されることを期待している．

　　2017 年 10 月

昭和大学藤が丘病院消化器内科

山本　頼正

索引

数字・欧文

ESD 手技ダイジェスト

2017 年 10 月 25 日　第 1 版 1 刷発行

監　修　田尻　久雄, 五十嵐正広
編　集　藤城　光弘, 山本　頼正
発行者　増永　和也
発行所　株式会社 日本メディカルセンター
　　　　東京都千代田区神田神保町 1-64（神保町協和ビル）
　　　　〒 101-0051　TEL 03（3291）3901（代）
印刷所　三報社印刷株式会社

ISBN978-4-88875-301-2